中医民间行动 系列图书

中医人沙龙

CHINESE TRADITIONAL MEDICINE CULTURE SALON

〇年元月　第八辑

古中医绝学 专号

中国医药科技出版社

内容提要

本书为"田原寻访中医"品牌图书中的一个系列，以中医文化传播人田原女士与国医大师、民间奇医的最新现场访谈为蓝本创编而成，真实、原味、语言通俗易懂。

本系列图书将陆续推出怀有绝技、秘方、绝学的传奇中医人，讲出他们用大半辈子的人生、体悟、实践得到的经验精华和生命感悟，旨在为国人身心健康问题、疑难重病的医治问题，提供更多元化的视角和解答；关注中医现状，深入探索中国传统生命文化的精髓，弘扬中医文化，使读者跟随我们一起，发现不一样的中医，发现"中医原来是这样"。

图书在版编目（CIP）数据

中医人沙龙.8，古中医绝学专号／田原，赵中月主编. —— 北京：中国医药科技出版社，2013.2（2024.9重印）

ISBN 978-7-5067-5903-8

Ⅰ.①中… Ⅱ.①田…②赵… Ⅲ.①中医学－临床医学－经验－中国 Ⅳ.①R24

中国版本图书馆 CIP 数据核字 (2013) 第 007939 号

出版	中国医药科技出版社
地址	北京市海淀区文慧园北路甲 22 号
邮编	100082
电话	发行：010-62227427 邮购：010-62236938
网址	www.cmstp.com
规格	710×1020mm $\frac{1}{16}$
印张	17
字数	290 千字
初版	2013 年 2 月第 1 版
印次	2024 年 9 月第 4 次印刷
印刷	大厂回族自治县彩虹印刷有限公司
经销	全国各地新华书店
书号	ISBN 978-7-5067-5903-8
定价	35.00 元

出品人　　吴少祯
策划人　　赵中月

主　编　　田　原　赵中月

编　委　　沈　生　吴　佳
　　　　　谢震铨　王　洋

主编热线　010-62261976
主编邮箱　zhzyml@126.com
官方博客　http://blog.sina.com.cn/
　　　　　tianyuanfangtan

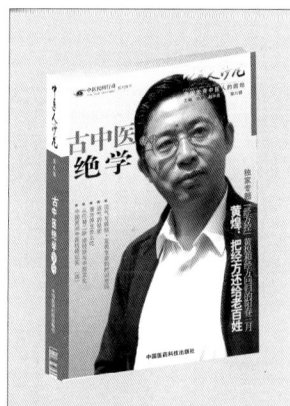

中医人沙龙
第八辑 | 古中医绝学专号

夏至

少阴太阴开

厥阴阖

少阴枢

冬至

顾氏三阴三阳太极时相图

田原与五运六气专家、龙砂医派传人顾植山教授跟诊现场

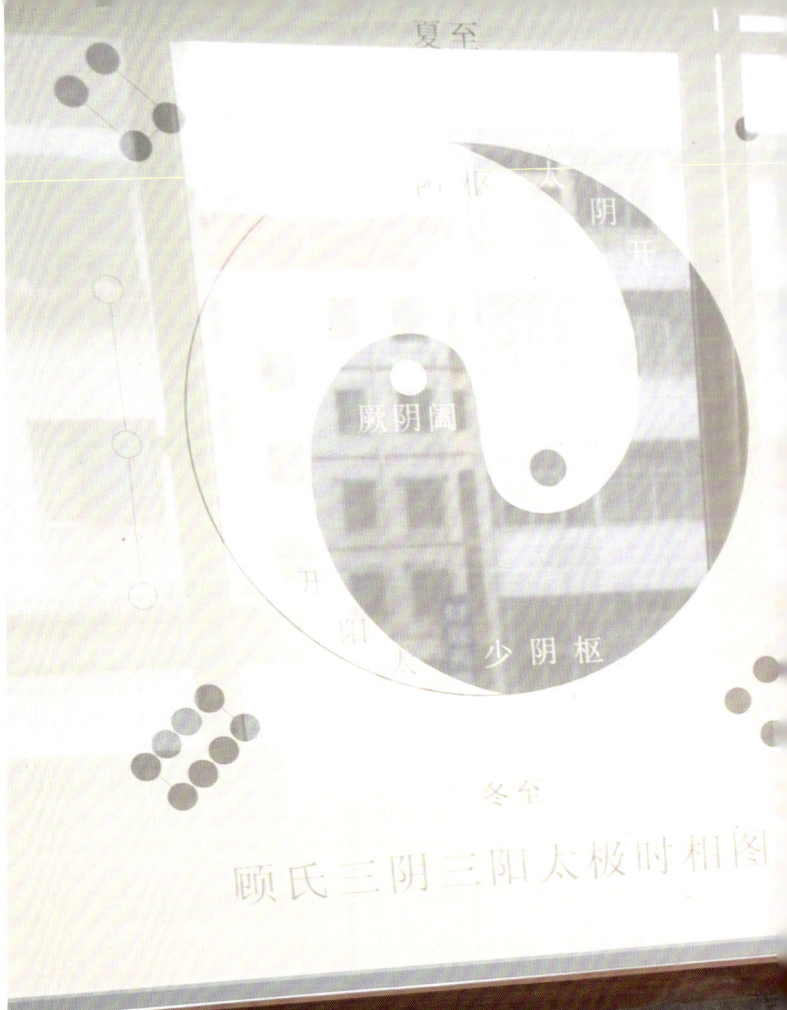

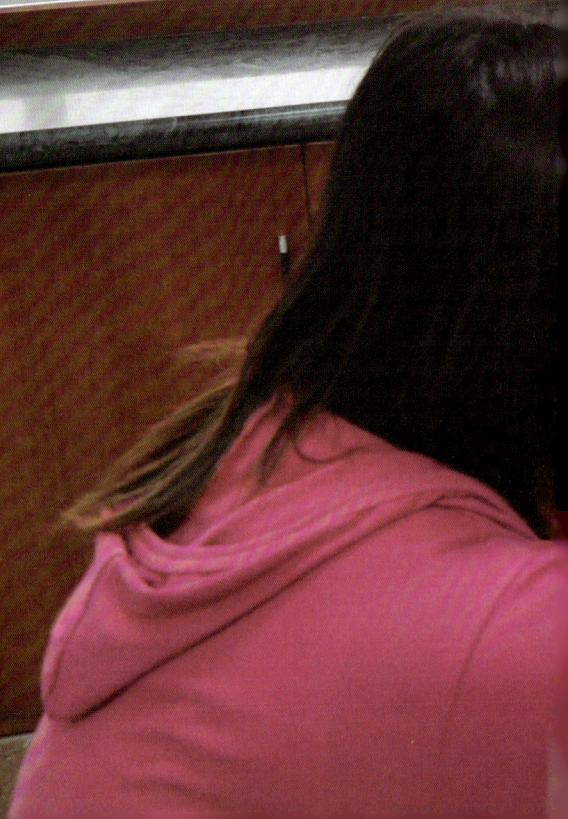

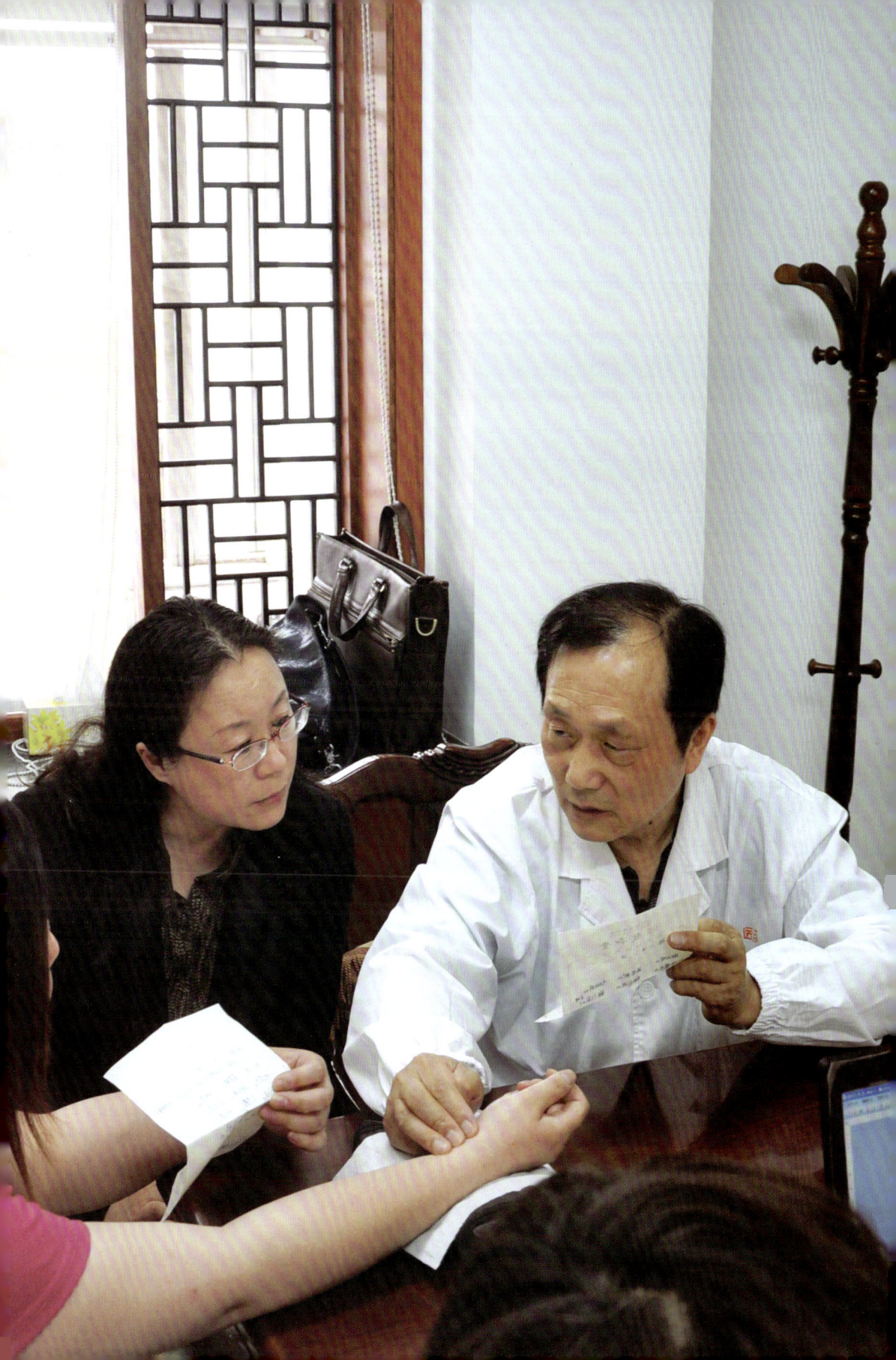

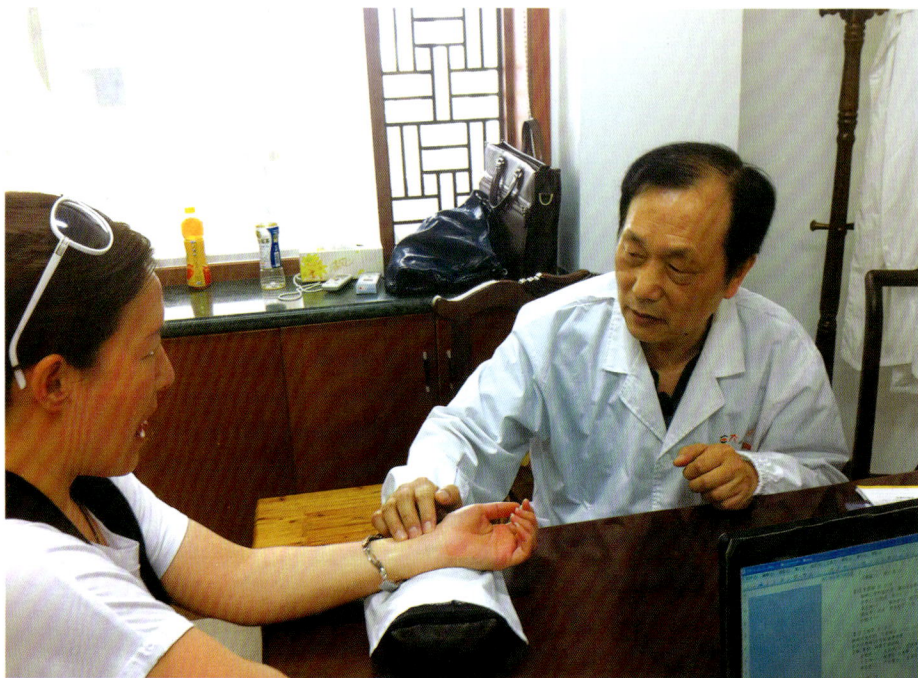

顾植山在江苏江阴致和堂出诊现场

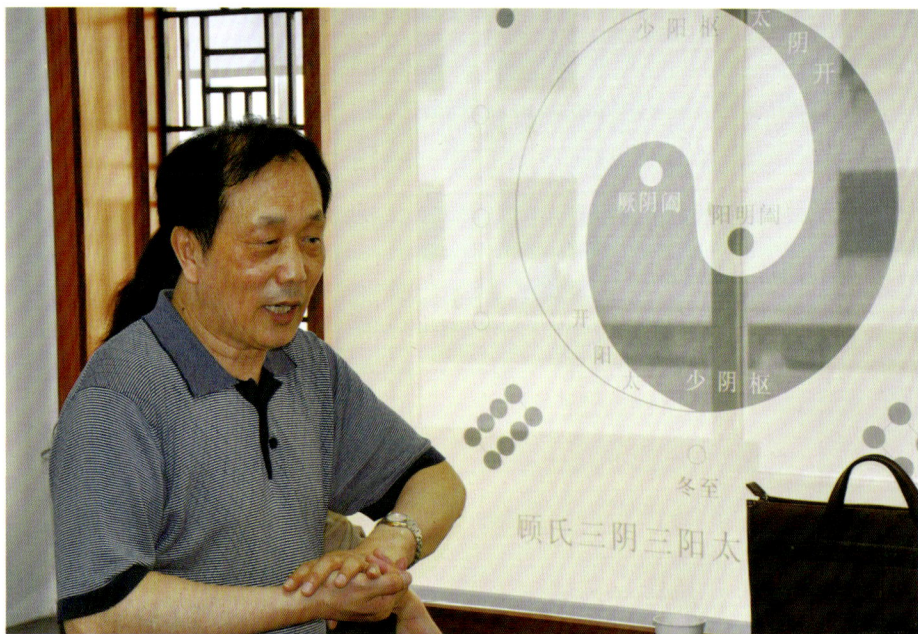

顾植山现场讲解太极中的六经开阖枢

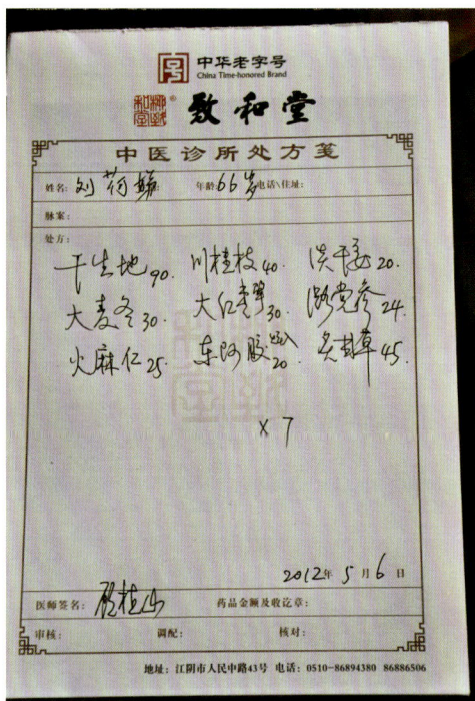

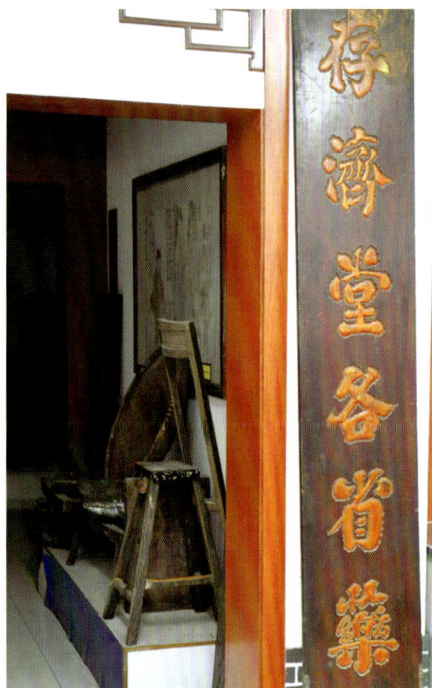

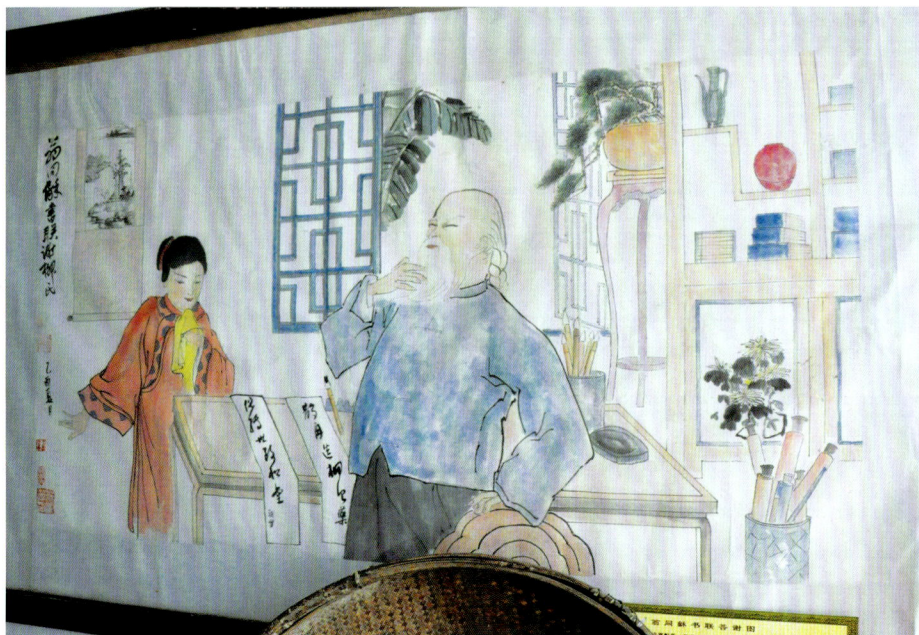

悬挂于致和堂的《翁同龢书联谢柳氏》图

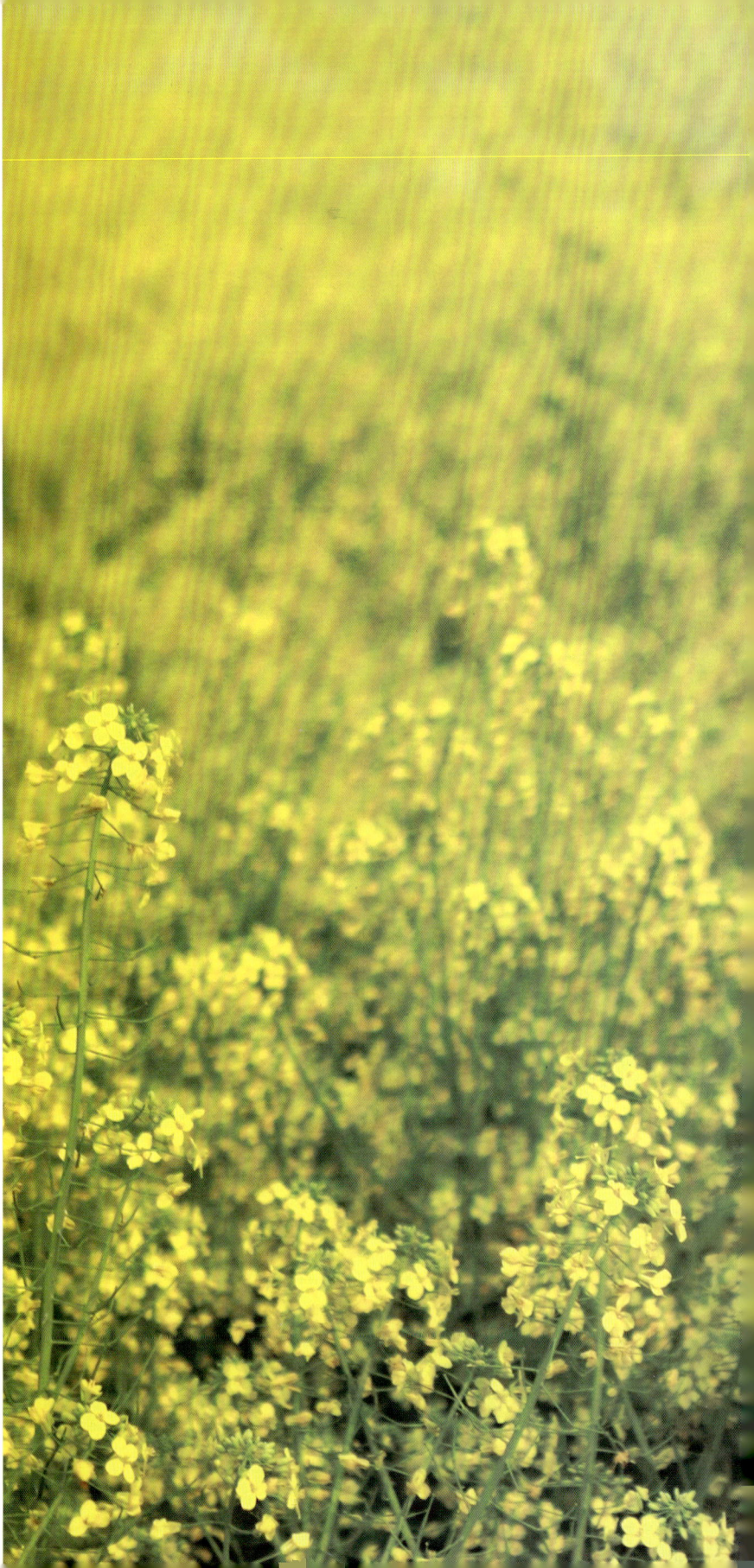

今天回江阴，一路上是金黄的油菜花，连风里也是那淡淡的花香。这是个钓鱼的季节，儿时的我经常拿钓竿，趴在池塘边，钓鱼玩。油菜花开的时候，鲫鱼是最好钓的。春天河塘里的鲫鱼最肥，鳞片发着金黄色的光，掉在地上，上下蹦跳……后来，我长大了，也很少有机会回老家了，但还是想着钓鱼。在南京，也曾在玄武湖畔钓过鱼，甚至去赛虹桥外的野河塘里去钓过，也有过大米虾和菜花甲鱼的收获，但总没有儿时垂钓的乐趣。故乡之所以让人思念，儿时的乐趣之所以回味无穷，是因为过去的岁月不可能再有。热爱生活，就要珍惜当下。

——黄煌医话

著名经方医家、龙砂医派传人黄煌

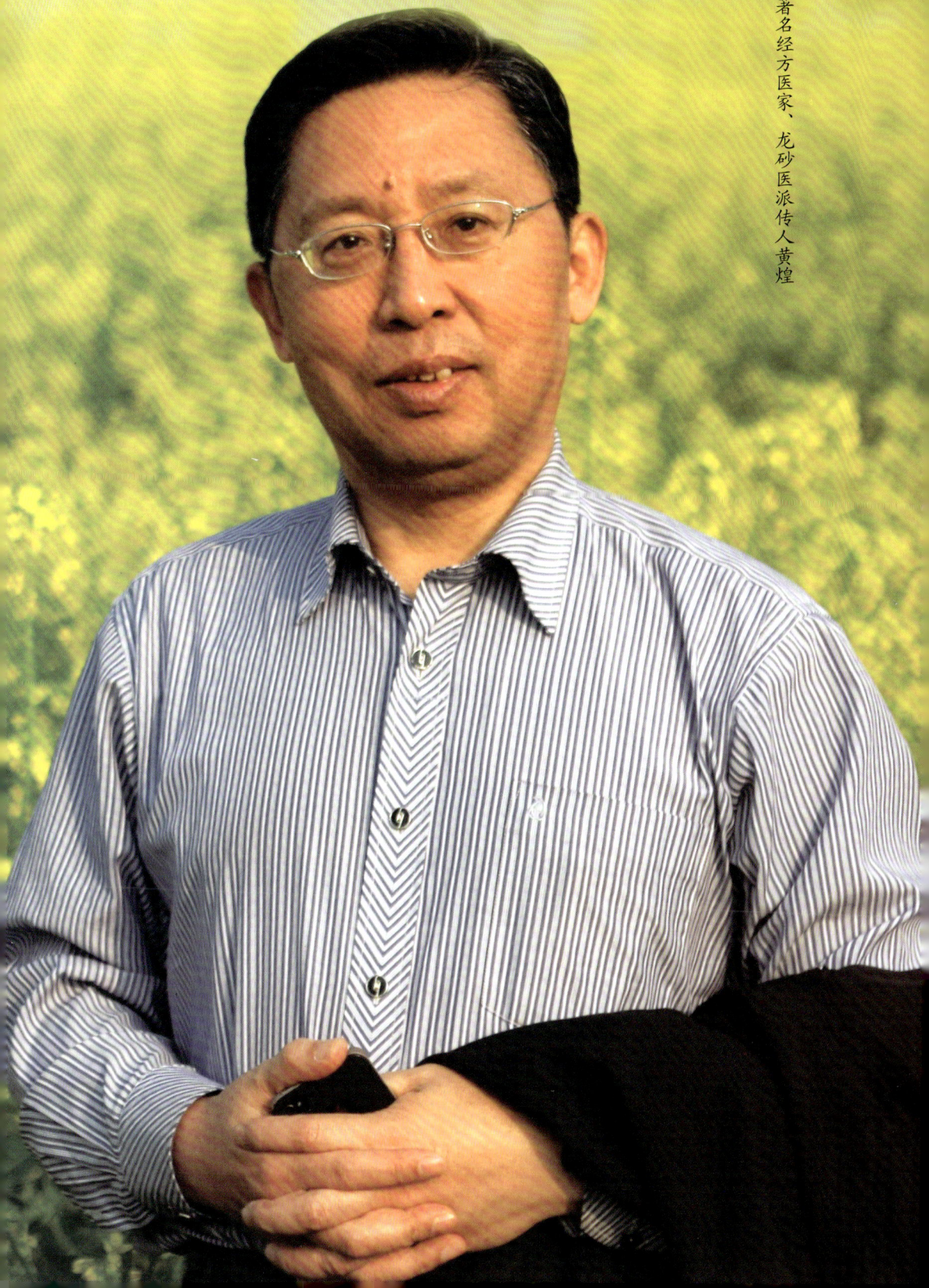

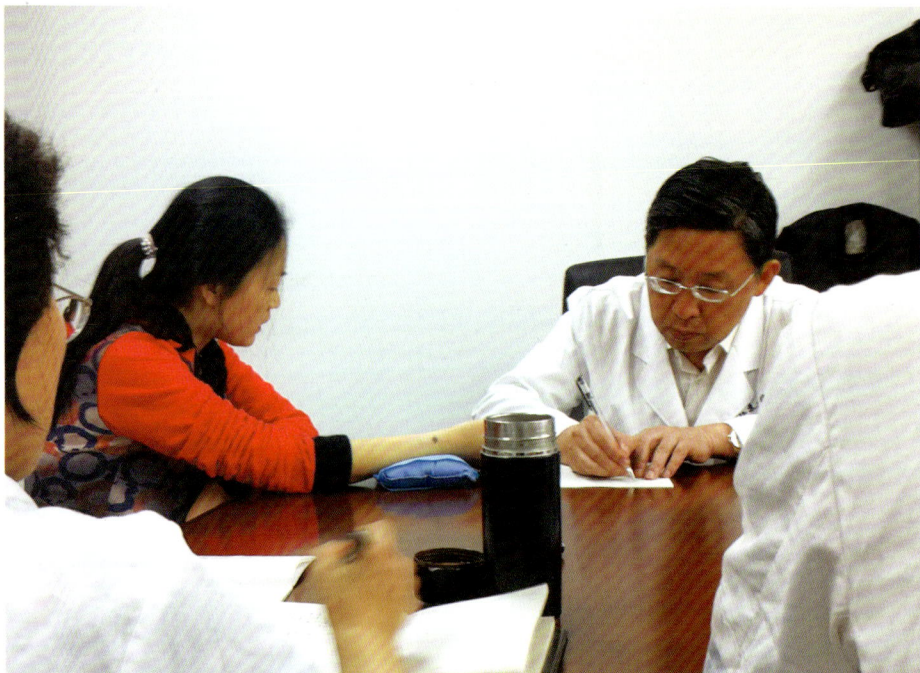

黄煌出诊现场

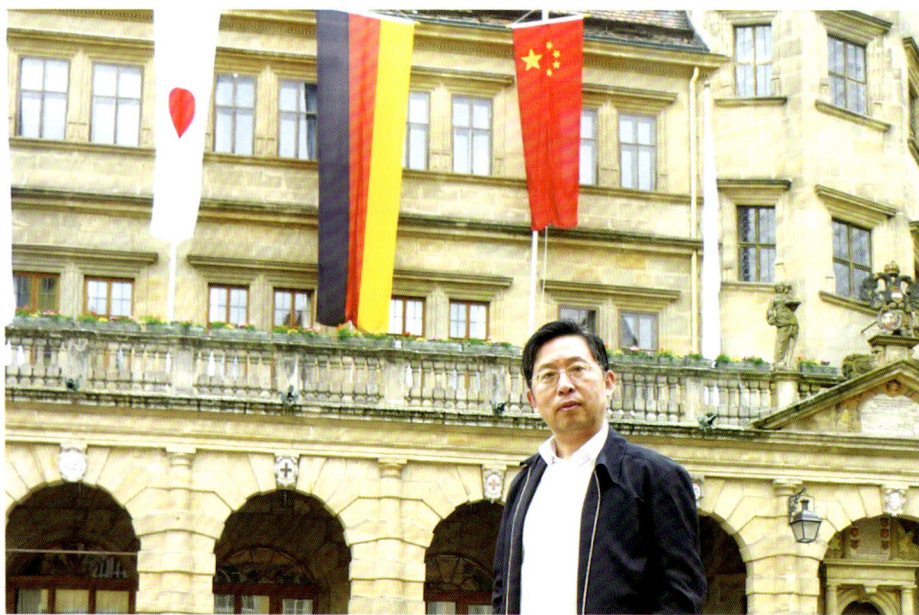

黄煌 2010 年参加德国全欧中医药大会讲学，在国旗下留影

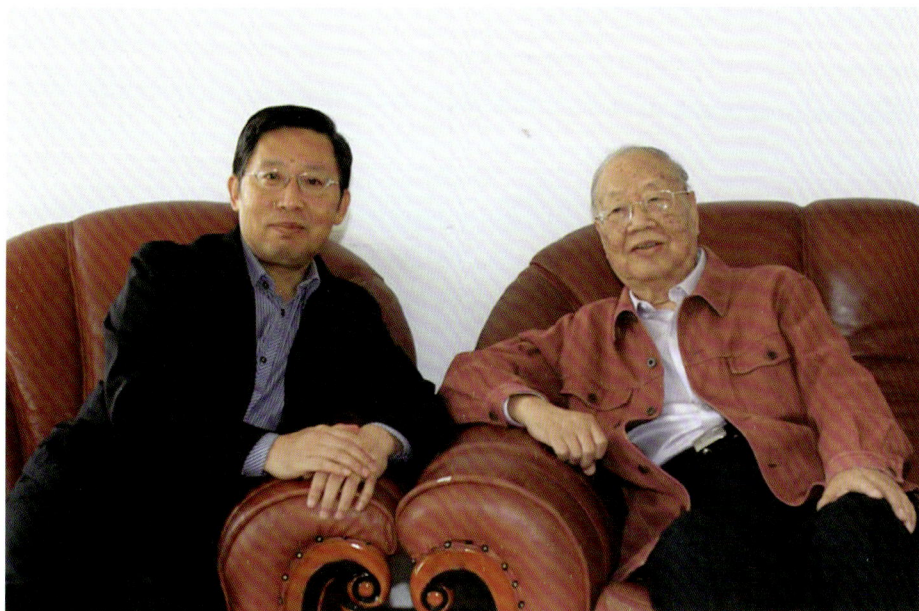

黄煌与国医大师朱良春先生在一起

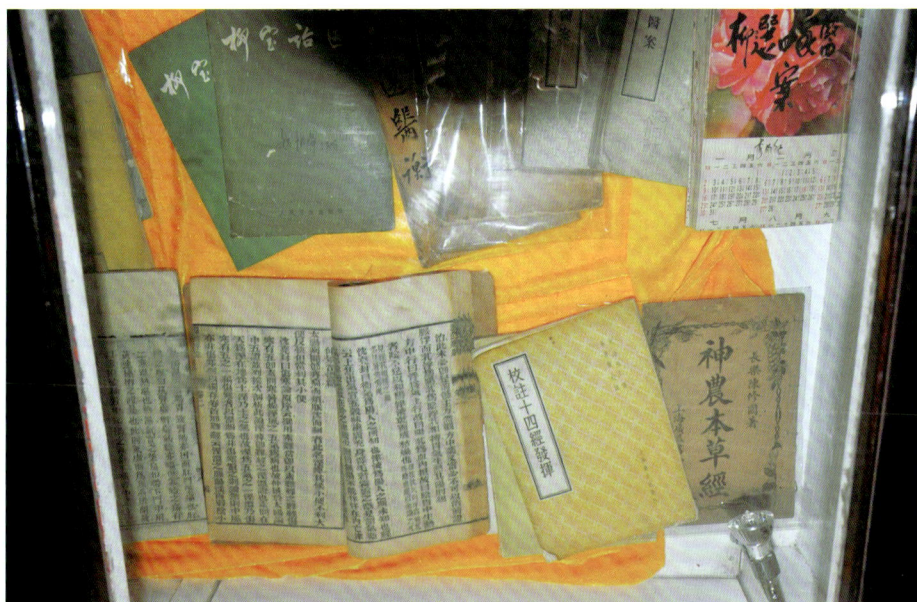

致和堂珍藏的古医籍

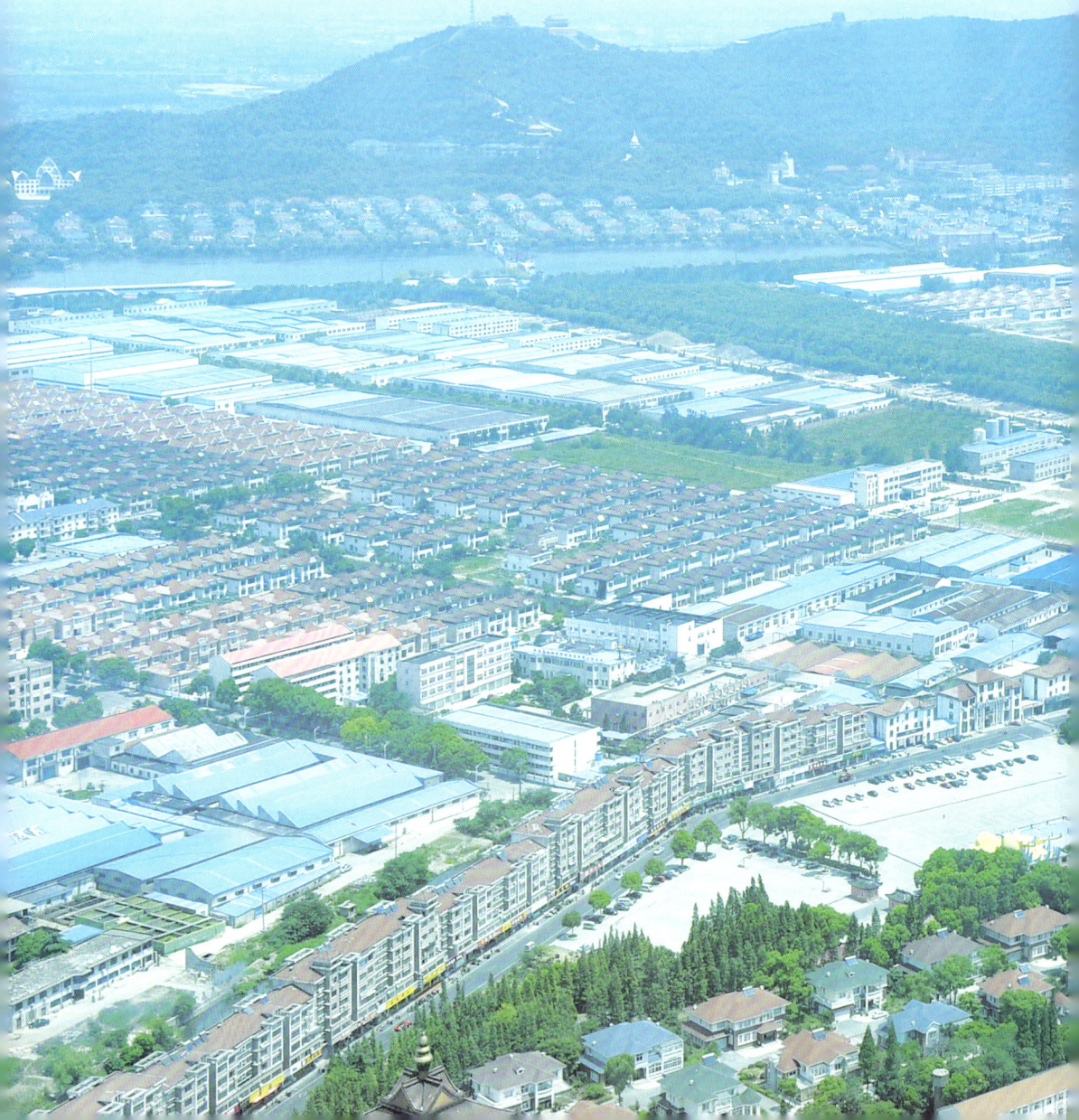
"龙砂医派"发源地——江苏省江阴市华士镇龙砂山远眺（山下为华西村别墅区）

龙砂医派起源:

"龙砂医学"形成于宋末元初,发源于江苏江阴的龙山和砂山,是为"龙砂"。宋亡后,当时的大文学家陆文圭先生隐居城东华士,讲学传道50年,培养了大批文人和医者,为龙砂医脉的形成奠定了基础。乾嘉时期,龙砂已经是医家汇萃,形成规模:"华墅在邑东五十里,龙、砂两山屏障于后,泰清一水襟带于前,其山川之秀,代产良医。迄今大江南北延医者,都于华墅。"

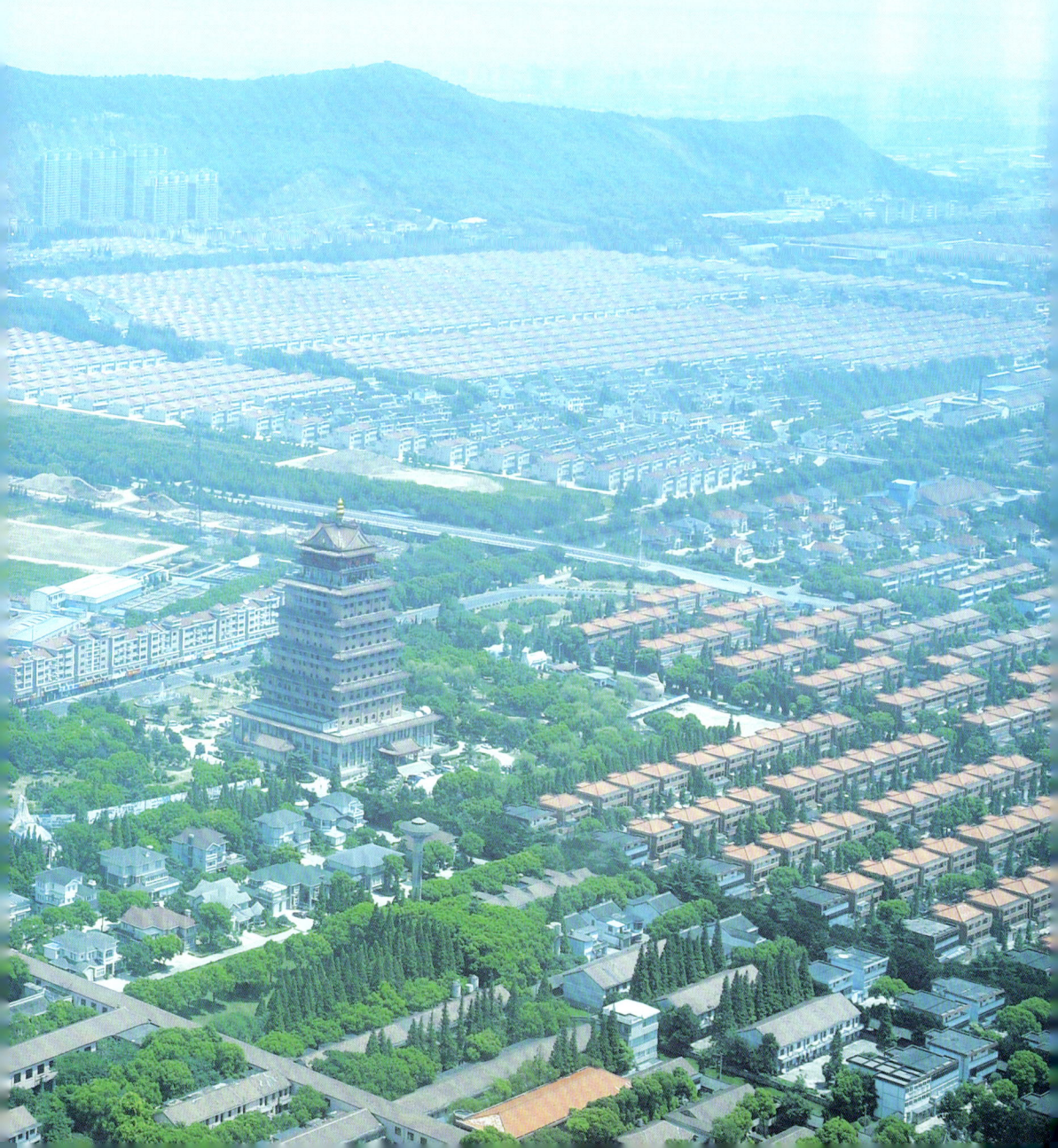

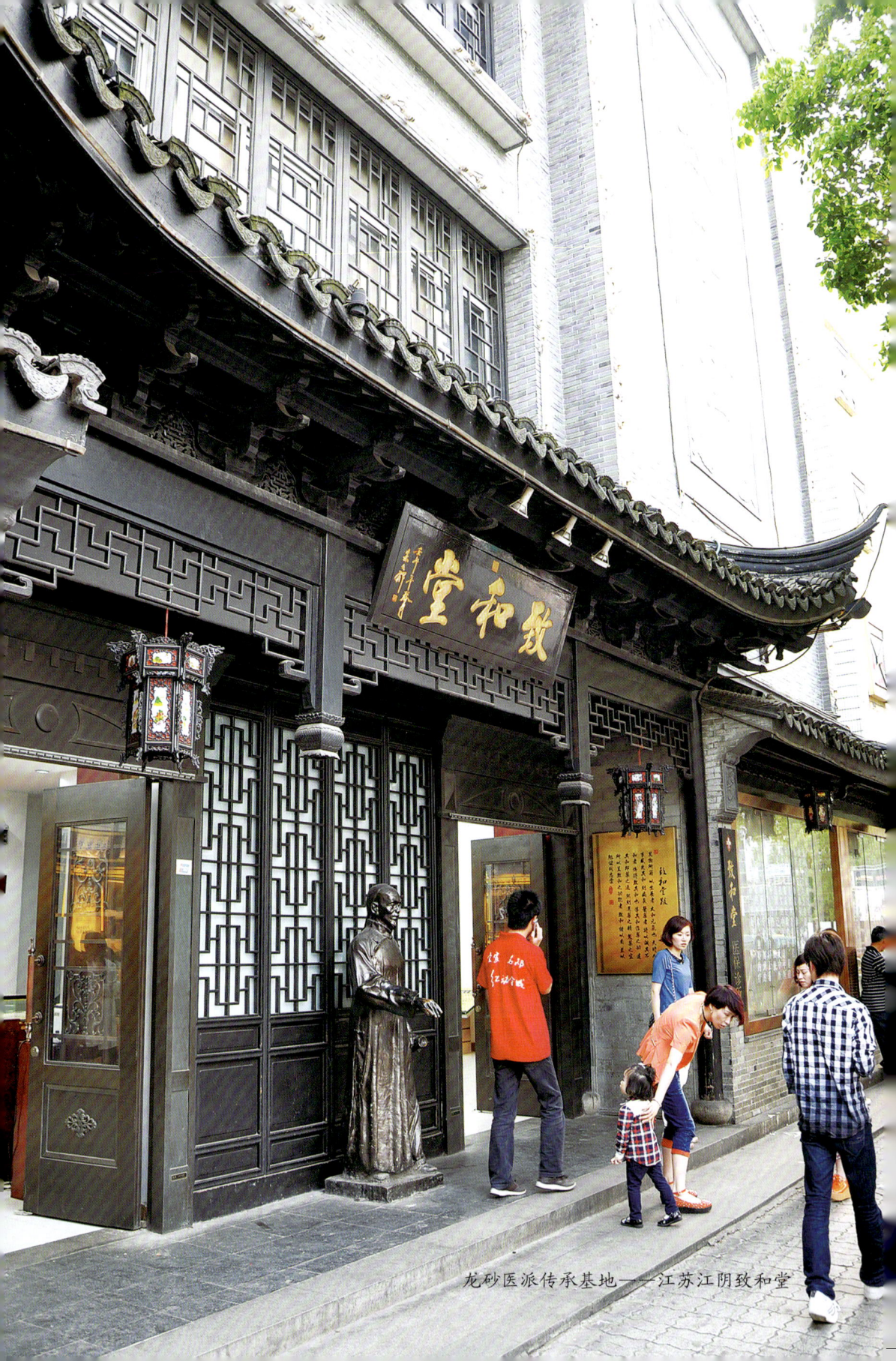

龙砂医派传承基地——江苏江阴致和堂

弘扬中医文化　参与民间行动

经过一年的努力，《中医人沙龙》新五卷本，出版面世了。

它们是：第5辑"乡土中医绝学专号"，第6辑"传奇中医绝学专号"，第7辑"海外中医绝学专号"，第8辑"古中医绝学专号"，第9辑"国医大师绝学专号"。

这期间，我们奔波于城乡田野，在中医天地里索隐钩沉，访医问道，有恒久如一的动容，亦有沮丧的"踏空"时刻，但我们能否说：您手中这一书系，展示出了当下中医的真实水平，体现了中医本身所具有的深度、广度和高度？这取决于您的检阅。

谓之"乡土"，欲问自然原址处。这是再往前踏实一步的家园。民间，作为一种文化土壤，中医在这里草长莺飞，蓬勃之势叫人惊喜，尽管一直少有关注，但坚忍的中医人没有离开土地，各自在一方水土中把握着民生疾苦，承传乡俗智识，各有"一招制胜"的绝活儿——驭天火急救脑瘫娃的合江火医，用灵感洞悉杂病的江西土医……他们的学习对象和医理原素，是乡土间的草木虫豸，之间千丝万缕的感应，以及亟待人类识别与珍爱的生命启示。源于此，一种"返本开新"的期望，驱使我们不断深入地走近他们，走进——这养育着国人的必然田野。

谓之"传奇"，则更多成全于岁月，那些沉淀在时人身上的故事，如朝霞珠露，折射着中医在时代间隙里闪耀的醒世风华。我们每每惊叹：原来还可以有这般潇洒硬气的中医人，这般不羁的中医范儿！

这一年里，更多声音漂洋过海，与我们对话，美国、香港、澳门、台湾……一脉是开枝散叶之后的中医游子，当年背井离乡，愈加流恋和谨守家乡风俗仪礼，中医原貌在海外得以保留；一脉是他山之玉，几经磨砺之后，今日还乡，别具异采。

中医最早的发生及原创之萌芽，一直是我们追寻的内核。"通天下一气耳"，"五运六气学说"应运而至，将古中医图谱尽呈眼底。

天道与地理的机密，万物化生的机理，生灵们殊途同归的命运生息，都在"炁"这个原点上相遇了……

一路挂心的，还有令人忧虑的现实：一些高龄的国宝级中医大师，作为不可再生的珍稀资源，他们的经验，他们的医术医道，传承如何？如何传承？

——所谓"绝学"，固然是指"独家绝活儿"，但更蕴涵着一个严肃的现实：风华绝代，亟需关怀，急需抢救。

《中医人沙龙》将陆续推出新的专号，跟踪报导行动成果。我们有两个出发点：一是让更多的人关注中医，关注中医生态，加入到发现中医遗产、探索中医民智的行列中来；二是透过主流之外的"第三只眼"，来对体制内的中医学术和现象进行再发现和再认识。通过这两方面工作，为我们的生活建立新的、更具生态价值的坐标参照系。

本书系不仅仅就"中医"说中医，而是打开视野，探寻中医的整体生态意义。诸如，当下中医药的国情现状如何？在哲学层面上如何看待中医的"道"？作为传统文化的杰出代表——中医的原创性对于文化创新具有何等作用？诸多看似貌离神合的话题，都在中医的视角中得以交融，一切尘嚣因之得以落地为安——文化为本，唯有返本，才能开新。

令人着迷的是：在发现中医，发现他者的同时，也是一个自我发现的愉快旅程。不夸张地讲，每个人都能通过中医，重新发现自我，发现生命真相，与生命"对话"，——这是《内经》开启的中医传承方式，也是人类经验叙事的主要方式。中医作为中国人的创造物，其背后，隐含着一套可供人类共享与调谐的意义系统，这是其"文化价值"所在；因之，需要我们挖掘和弘扬，需要我们从生物和文化的双重视角，道术兼顾，把中医的"对话"持续不断进行下去。

还要说明的是：如果您及亲友知道身怀绝技的民间隐医线索，或拥有中医孤本、珍本、相关书稿，请与我们联系。

地址：北京市海淀区文慧园北路甲22号中国医药科技出版社602室

邮编：100082／电话：010—62261976

祝开卷有益！

《中医人沙龙》编辑部

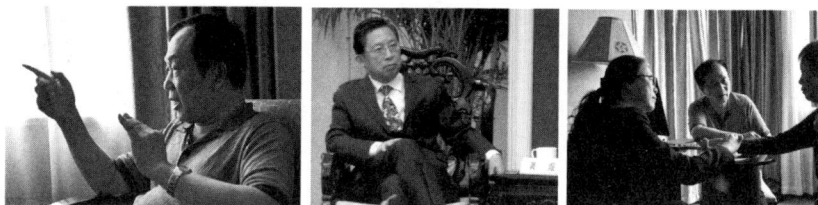

目录
CONTENTS

A 专题

运气与疾病 · 发现生命的时间密码 / 001
中医"五运六气"权威专家顾植山 解读生命与宇宙的同步规律

导读：运气不好，点儿背，走背字，走霉
运……等等，细分析，都和运气紧密相关。
老百姓常说"运气"，其实是包含在五运
六气学说之内的，只不过代代相传，化繁
为简了。究竟什么是运气？

002 〔编者前言〕时间与疾病有什么关系

003 〔人物档案〕顾植山

004 〔访问缘起〕江阴有个"龙砂医派"

007 1. 太阳和地球的时空运转，成就了"甲流"的爆发？

012 2. 瘟疫大爆发：你和老天爷都"虚"了
　　　虚人不等于老弱病残之人
　　　甲流发热，退烧不治本，清寒是关键

017 3. 五运——宇宙物质运行"五"的时序规律
　　　五运学说，是轩辕黄帝确立的治国纲领
　　　《黄帝内经》真是春秋之人借"黄帝"炮制的畅销书？
　　　阴阳与五行合璧，华夏文明才有了基调

023 4. 六气——阴阳"离合"运动的六个时段
　　　阳气，多时应多，少时宜少
　　　把握阳气和阴气开合的时机

027 5. "洛书"里阴阳数的秘密

028   6. 不是宋人杜撰的"河图"

032   7. 号脉——感受人体的运气韵律

　　　　春脉, 如鱼之游在波
　　　　从开阖枢的时空方位, 才能看清"欲解时"

038   8. 七损八益——《黄帝内经》"调阴阳"的惟一大法

　　　　当"七损八益"用于经营身体和人生
　　　　辨证论治抓的是"后机"
　　　　木、火、土、金、水发病, 各有运气破解之法

045   9. "运气"也有"变"数在

046   10. 膏方, 给冬日里收藏的"阳气"积点肥

　　　　过多干预人体的"自动化", 结果把人变成"死"的机器
　　　　阳气降, 需要"软着陆"
　　　　膏方治未病, "八益"是时机

053   11. 龙山与砂山——明清膏方经学的那些事儿

057   〔顾植山观点辑要〕

061   附一: 对当前手足口病的五运六气分析
065   附二: 阴阳离合之道——中医阴阳学说中一个被忽视的基本原理

B 专题　　**把经方还给老百姓 / 071**
　　　　　"经方控"黄煌 与经方回归的"阳春三月"

　　　　导读: 伤寒大家郭生白看到"人体五大本
　　　　能"; 大医李可看到"脾胃中轴"、"人
　　　　体阳气"; 五运六气学家顾植山看到了"六
　　　　经传变"思想背后, 宇宙行星对地球, 对
　　　　人体产生的"潜作用"; "经方医"黄煌,
　　　　则抓牢了一个"证"字, 借了张仲景的慧
　　　　眼, 看透皮肤、神色、语气间, 疾病变化
　　　　的蛛丝马迹……

072   〔编者前言〕《伤寒论》, 穿越千年去爱你

073   〔经方始祖档案〕伊尹 张仲景

074   〔人物档案〕黄煌

075   〔访问缘起〕"龙砂"一脉有个"潮派"中医

078   经方传奇一: 空桑弃子

079　　　第一回　厨房里消失的那缕中药香

　　　　　1.经典，源于天道
　　　　　2.会治病的不一定是医生，也可能是厨子
　　　　　3."温胆汤"——轻轻擦去惊恐的痕迹
　　　　　4.忧郁的心情需要下场雨
　　　　　5.是医生也是"牧师"

096　　　经方传奇二：厨子伊尹

097　　　第二回　经方里的"老人汤"

　　　　　1.老年人指标"非正常"不等于不健康
　　　　　2.百病皆生于气
　　　　　3."树老虫多，人老病多"，老年人要看老年科

105　　　经方传奇三：说"汤"

107　　　第三回　经方里的"靓女汤"

　　　　　1.柴归汤——"黄脸婆"的焕容汤
　　　　　2.美人儿来一碗温经汤
　　　　　3.每个女人都是一朵坟塸花

116　　　经方传奇四：仲景"拾汤"

117　　　第四回　犀利解读《伤寒论》

　　　　　1.一张经方就是一个人
　　　　　2.我们应该跪下来读《伤寒论》
　　　　　3.疾病也是身体的"本能"
　　　　　4."张仲景不找病因"
　　　　　5.我们需要对身体宽容
　　　　　6.《伤寒杂病论》原来是一本军医看的书

140　　　经方传奇五：三国之灾
141　　　经方传奇六：图解汤液

沙龙直播室　　　**"运气"的秘密/143**
　　　　　　　　"五运六气"重要研究成果及观点

导读：本期沙龙从研讨会发表论文中，甄选出三位在各自领域有独特建树的专家，将他们的最新研究成果及重要观点一一呈现，从考古、文献、物候等学科领域，多视角、多维度地探讨"五运六气"与宇宙运行周期性规律，与大气候变化及人类疾病谱变化之间的关系。解读"运气"的秘密。

144　**第一篇　宇宙的"运气"**

　　1.宇宙的年龄
　　2.太阳系遭受银河的"周期性毁灭打击"？
　　3.星际物质稀薄，造就稳定的"生物宇宙环境"
　　4.太阳黑子影响地球"运气"
　　5."冰期"出现，其地球轨道有配置

　　附：地球史上的N大冰期

150　**第二篇　天灾·物候中的疫病密码**

　　1.瘟疫，成就中医大家
　　2.《黄帝内经》早已说过：物候变迁是瘟疫流行的重要原因
　　3."古"中医物候学
　　4.六气，强烈影响宇宙万物的繁育差异
　　5.郁发，是自然界气候的自稳调节

　　附：二十四节气——地球随太阳的律动节奏

164　**第三篇　养生，需以"运气"为首要准则**

　　1.五运"主"病，六气"为"病
　　2.从"气化论"推导中医学"周期表"
　　3.病"机"——自然神妙之情理
　　4.顺天之运气，可尽天年

中医广角　**膏方养生怎么吃 / 171**
　　　　　　五大膏方专家——全面解析膏方养生误区

171　南京中医药大学专家：
　　　　找准体质，才能吃对你的膏方

　　1.温经膏——女人美丽方
　　2.黄连阿胶加味膏——调理"烦躁身热"体质
　　3.薯蓣膏——调理"血虚－神疲乏力"体质
　　4.炙甘草膏——调理"羸瘦－大便干结"体质
　　5.小建中加味膏——调理"神经性肠胃炎"体质

174　上海中医药大学中医文献研究所专家：
　　　　孩子们吃什么膏方好

　　1.少年儿童能用膏方进补吗
　　2.什么体质的少年儿童适合服用膏方
　　3.小儿膏方与成人膏方有何不同
　　4.案例：过敏性鼻炎的孩子
　　5.案例：支气管扩张、咳嗽的孩子

177 江阴市致和堂中医药研究所专家：
阿胶真假有讲究，贵药不等于好药

　　1.补药一定很贵吗
　　2.把一种药当成了三种药
　　3.什么样的阿胶是真的

179 南京中医药大学江阴附属医院、江阴市中医院专家：
"高血脂"的人怎么"补"

　　1.高血脂人，体内多"痰湿"
　　2.用膏方改善"血脂质"

181 南通大学附属医院、广东省中医院专家：
治疑难重症的"虫药膏方"

　　1.案例：关节痹痛案
　　2.案例：颅脑动静脉畸形术后失明、痴呆案
　　3.虫类药膏方配制要点

中医哲学沙龙　**从任督二脉 谈经络与中国文化 / 187**

　　导读：由针灸过渡到任督和经络，是一种自然的逻辑顺延，是不是应合了古代经络发生的自然过程？经络是连通着人体组织的一张网，任督二脉就是这个网的纲纪，也是人体接通宇宙能量的主要通道，而穴位呢，就是时空在人体上一个具体的交汇点，无数个交汇点构成的人体气血循坏，全在于任督二脉的纲举目张，甚至可以说是经天纬地，这个并不夸大。

长篇纪实文学选载　**中国民间中医抗癌纪实（四）/ 219**
之四："癌症楼"里的见闻

　　导读：我已经几次提出要求，要尽快住进癌症楼里去，晚饭后，总务告诉我，已经在住院楼里准备好了房间。我可以住进去了……嗅嗅枕头，也散发着不健康的、一种腐败，甚或接近死亡的气味……我数了数亮着灯光的房间，是28个。也是说，此刻有28位癌症病人住在这里，各自演绎着生命与死亡、绝望与希望的活报剧。

运气与疾病·发现生命的时间密码

—— 中医「五运六气」权威专家顾植山 解读生命与宇宙的同步规律

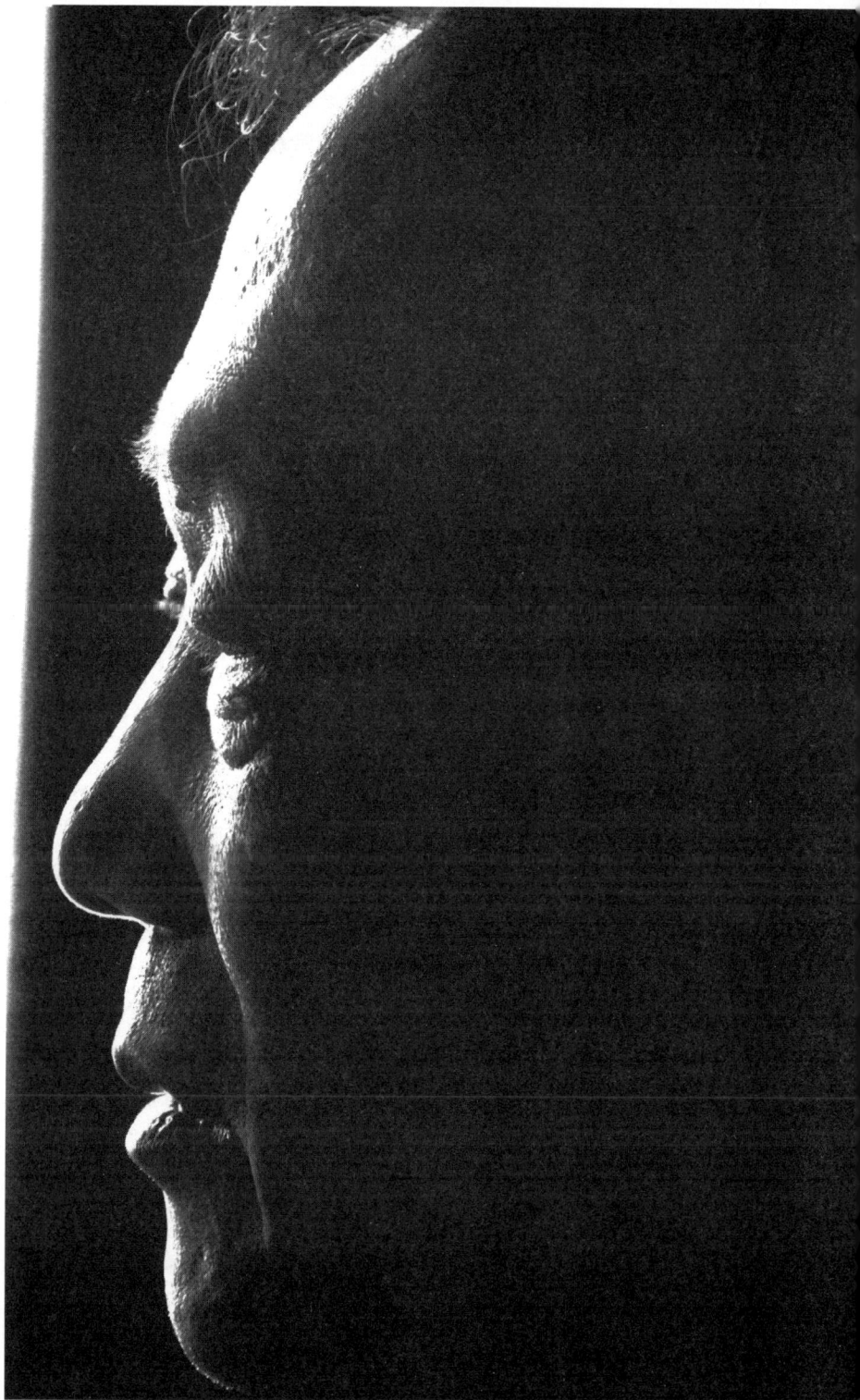

时间与疾病有什么关系

SARS 的流行，源于 3 年前一场大旱？

古人号脉，号的不仅仅是"病"，也是"时间"！

为什么中医是五脏六腑，不是四脏七腑，三脏八腑？它与五运六气又有何联系？

WHO 不明白"虚"和"弱"的区别，也就不明白，为什么"甲流"爆发之时，老、幼、孕、弱往往不得病，而貌似强大的青壮年，却成了被"甲流"攻击的主力军？

不要把所有的"异常"，都看作是"病"。

过多地干预人体"自动化"的调节机制，会把人体变成"生锈"的机器。

冬季膏方进补，须待时机。

中医的方方面面，都与五运六气，与宇宙的时序直接钩连；离开了五运六气，中医理论许多都走了样、变了形。

……

从一片新抽枝条的叶芽儿，预测它凋零的准确时间，或许是个迷信，但从新年第一气的天象，去推断重大疫病的发生和凋亡，却是种智慧。

有人说，这是现代的"医学气象学"，从大量的统计资料中找到气候与疾病的联系，也有人说它开创了疾病防治的新时代，可这的确是五千年前轩辕黄帝时代，被后人渐渐遗忘的人类智慧之光。

如果说，疾病是一座活火山，它发作起来常常定时定点，为什么有的人一到子时就出汗？为什么有的人到了午后就腹泻、拉肚？为什么还有的人每过半夜就胃疼，白天却跟没事人似的？

如果将"命"用时间代替，那么疾病便也有了"生命"的时间方程，它们出没起伏各具规律，它们同样需要休息，更需要能量的供给，这其间密藏着宇宙"生"命的天机。

参透了"运气"的奥秘，便掌握了生命的密码，终能让疾病随时间陨落。

倾听"五运六气"权威专家顾植山，揭开宇宙的生"命"机制之秘，帮助现代人寻回古人"七损八益"的养生新理念。

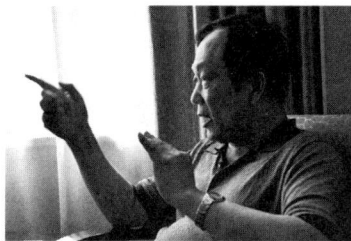

〔人物档案〕顾植山，中医世家，安徽中医学院教授。国家科技重大专项"中医疫病预测预警的理论、方法和应用研究"课题组组长；出版有学术专著《疫病钩沉》，发表有《三年化疫说"非典"》、《重评〈黄帝内经素问遗篇〉》、《伏燥论——对 SARS 病机的五运六气分析》、《运气学说对中医药辨治 SARS 的启示》等重要论文 60 余篇。

江阴有个"龙砂医派"

2012 年 5 月，"中医民间寻访行动"采访组正在江苏采访，中国社科院中医药国情调研组的张超中教授，热切地向我们推荐，到江阴去，采访一下顾植山教授。不知一向稳重、内敛的张教授，态度因何如此热切，想必其中自有道理。

2012 年 5 月 8 日，我们从南通辗转到了江阴。

江阴城坐落在长江南岸，是历来战略枢机之地，黄山古炮台在此，扼守着长江天堑，现已辟成一处旅游公园。

江阴同时也是江南繁华的富庶之地，但奇怪的是，这个紧挨着长江大桥的城市，居然没有火车站，也就是说，想去江阴，必须从陆上辗转过江，坐汽车才能到达；如果走空中，只能到南边的无锡市，或者到西边的常州，再转汽车。

顾植山教授在致和堂出诊，每周一次，大老远从安徽合肥赶来，这令我们有些不解。后来经了解得知，江阴是顾教授的家乡，虽然他现在是安徽中医学院的教授，但仍然不舍家乡情怀。另外一个原因，顾植山教授出诊的致和堂，是中医史中著名的龙砂医派代表医家柳宝诒先生创办的。龙砂医学流派发源于江阴城东五十里的华士镇，而顾教授，又是"龙砂医派"柳宝诒先生的第四代传人。

这个"龙砂医派"，一向以深厚的文化底蕴、独特的绝学传承闻名于世，譬如古中医的"五运六气学说"，别具特色的"经方学说"，以及柳宝诒的膏方等等，堪称中医学的重镇。

等待采访的过程较为熬人，顾教授来此坐诊，只有一天时间，患者多，很难有空闲，我们只能在宾馆里等。等了一天半之后至第二天，下午三点钟才开始采访：这个时间不是他的出诊时间，而是他预计返回合肥的时间。

访谈进行得很愉快，一气竟然谈到晚上 9 点，6 个多小时就过去了。因为，我们意识到这次访谈的重要性，也就是说：从五运六气这里，能打开一片认知古中医的新天地。五运六气，以前在我们头脑之中只是一个概念，只知一个运气学说，是古中医用于预测疾病发生规律的一种方法，但接触不多。我们之前采访的各路医家，关于五运六气，所传递出信息亦不多。而顾植山教授，是国内研究五运六气的专家，用朱良春老先生的话讲，这个人很了不起，多少年来就是埋头做学问，不计名利，以他为代表的这个团队，承担着国家科技重大专项的课题。五运六气的研究，是不好做的，你研究三五个月，一年半载，是很难进去的，非常吃功夫。

鉴于这个话题的重要性，此后，我们陆续又在北京的广西大厦、北京大学，以及江苏的华西村等地，进行了多次跟踪采访、体验和考察。那么，研究这样一门古老、深奥学问的顾植山教授，又是怎样的一个人呢？

由于诊务繁忙，又常飞往全国各地讲座、参会，访谈初稿完成后，顾教授一直没能抽出时间审阅稿件，这一期的《中医人沙龙》出版时间又很紧张。

2012年11月，恰逢顾教授到北京参加一个学术会议。我们约好，会后共同审读稿件，就地解决稿件中存在的一些问题。

最后一次请顾植山教授审稿，已经是深夜子时，晚上7点，我等在他来北京开会的一家宾馆附近，6个小时的等待类似警察"蹲坑"。开了一天又半夜会议的顾教授，仍然精神，严谨。满怀对学问的深情与厚爱。原来一直以为这是一位有些枯燥的学究型长者，这次深夜审稿，让我敬意油生，并感动着中医人的坚守与可敬！凌晨2点，审稿完毕，没有寒暄，我即刻赶回社里，顾教授早七点飞机飞往南京……

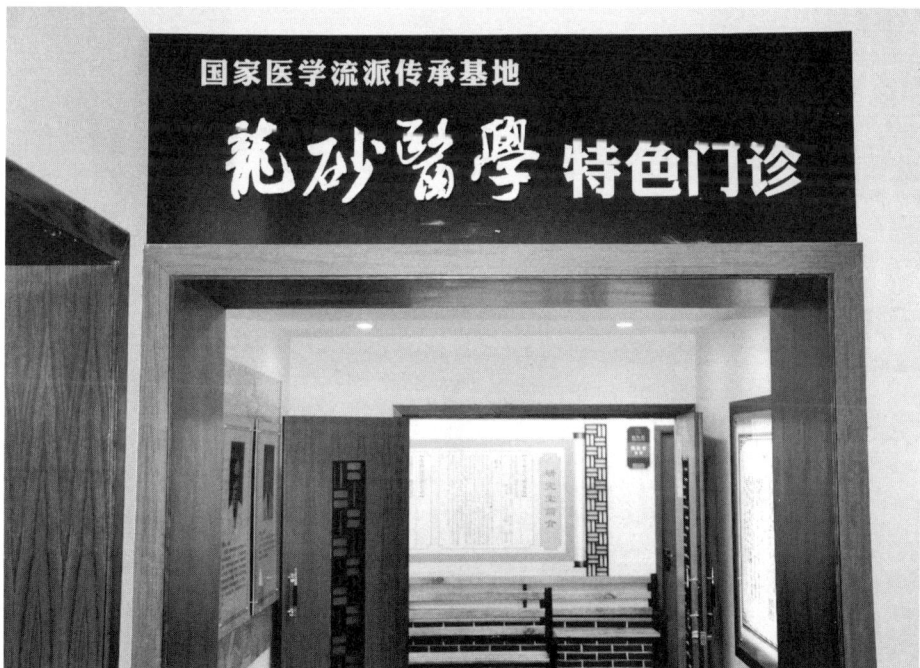

"致和堂"龙砂医派传承基地

采访时间 2012 年 5 月～8 月

采访地点 江苏省江阴市致和堂，华西村，北京大学等地

参加人员

顾植山（著名中医学家，安徽中医学院教授，国家 973 计划项目首席专家）

田　原（中国医药科技出版社，中医文化传播人）

沈　生（策划人，摄影师）

黄　星（致和堂经理人）

宛泓菁（顾植山教授助理）

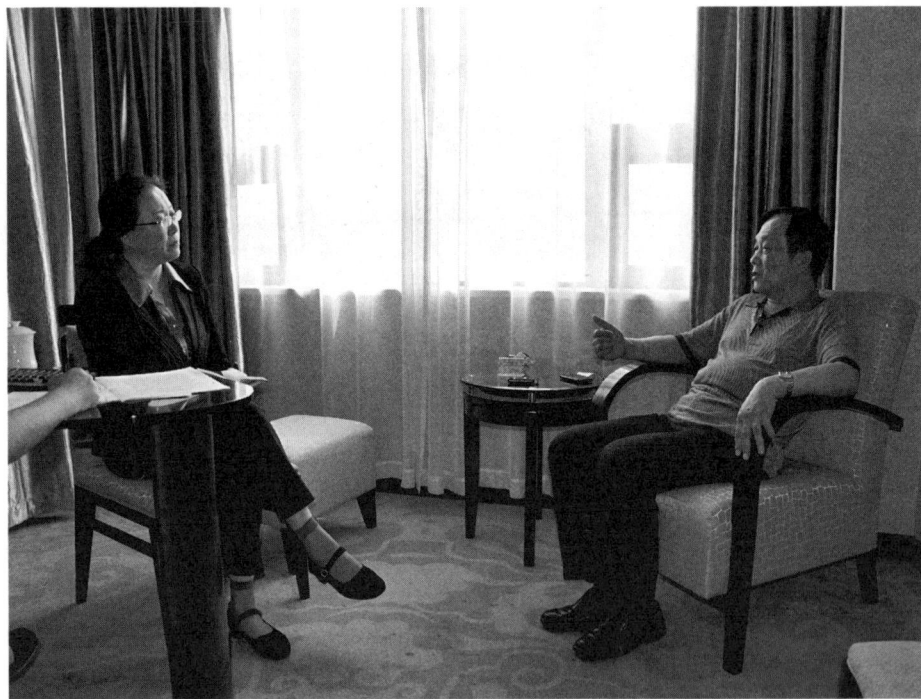

田原与顾植山访谈现场

1. 太阳和地球的时空运转，成就了"甲流"的爆发？

什么是运气？举个例子，昨天你们看到的那个人，好几年拉肚子，慢性肠炎，老是治不好。第一次用的是痛泻要方，痛泻要方用了之后有所减轻，但大便还是不成形，一问，泄泻主要时间在下午三点钟以后，上午不拉的，好的，马上加的是大黄厚朴枳实，就是"小承气"，这些都是通大便的药，通下去了以后，反而大便成形了。

这根据的就是五运六气的理论。

——顾植山

田　原：运气不好，点儿背，走背字，走霉运……等等吧，细分析一下，都和运气紧密相关，在民间，也都化成了大家的日常口语。老百姓常说的"运气"，其实是包含在五运六气学说之内的，代代相传，已经化繁为简了。只不过老百姓不知道真正的运气是什么而已。究竟什么是运气呢？这个问题显然是一个不是问题的大问题。

顾植山："运气"讲的是什么呢？是时间的变化。应该说，五运六气这个体系，深藏在古老的医学文化之中，深藏在中医典籍的传承之中。与此同时并存的，就在国人民间口语中。这个历史也是非常的久远，虽然现在很多人日用而不知，我们不否认也是一种智慧的表达，甚至比咱们有史料记载的运气学说还要早。

我国著名气象学和物候学家竺可桢教授就曾说过，夏商周之前，人人都观天文，因为那时候没有国家的历法，今天究竟是个什么日子，他必须看天文来决定他的农事，不看天文，怎么能知道到了哪个时段了？

田　原：这个历史脉络一直没有断过，所以今天我们大家经常还会谈到运气等等，而且每个人对运气的运用、理解和感悟也大体相同。不同的是，您是中医专家，您研究的是一门具体的学问，您用五运六气的体系，去研究和预测国家每一年重大疫病的发生发展规律，抑或每个人健康与疾病的规律。

顾植山：我们承担的研究课题每年都会对当年的疫情作出预测，从2003年至今所作各次预测基本都能符合，事实说明五运六气理论只要能正确地运用，对疫病预测的准确性还是很高的。

田　　原：2009 年的甲流感预测到了吗?

顾植山：根据 2009 年的运气特点和该年年初的实际天气情况，我们在 2009 年 3 月 5 日就发出了《2009 年需加强对疫情的警惕》的第一次预测预警报告，认为"2009 年是疫病多发年"，建议"有关领导部门加强对疫情的警惕，发扬中医'治未病'的精神，尽快展开对疫情的预警和防治研究"。

2009 年 3 月 24 日课题组又提交了《2009 年需加强对疫情警惕的补充意见》，报告分析了 2009 年疫情与 2003 年 SARS 的区别，认为"疫情的强度应比 2003 年轻"，"规模可达中等"，但"在下半年还将延续"。

2009 年 4 月 13 日再次提交了《重申对 2009 年疫情的预测预警意见》报告，针对当时蔓延的手足口病，报告中专题讨论了"对目前手足口病的预测意见"，认为手足口病不是 2009 年的主疫情。针对当时国家疾控中心发出的手足口病 5～7 月将出现高峰的预警，我们做出了"5 月后可望缓解，不必担心 5～7 月会出现高峰"的预测意见。

田　　原：那 2009 年的运气特点是什么呢?

顾植山：2009 年的运气是太阴湿土司天，太阳寒水在泉，中运又是土，故其病机总与寒湿相关。现在人们一见流感就清热，效果并不好。

田　　原：2009 年夏天中伏不热，冬天的大雪也为历史所罕见，寒、湿的特征确实很明显。可是，甲流感在发热，中医辨证不是应该算热证吗?

顾植山：讲热证是从症状分析，讲湿和寒是从病因病机分析，《黄帝内经》讲："今夫热病者，皆伤寒之类也"；"人之伤于寒也，则为病热"。故症状的热和病机的寒是不矛盾的。

知道了 2009 年五运六气的主要特点是寒和湿，才能理解为什么患甲流感的以青少年为多?看看吃冷饮的多是青少年就明白了；也才能明白为什么美国人得病最多?美国人不知道避寒，喝冷水，还要加冰块。

田　　原：很多人不理解，同处一室，为什么偏偏我得了流感而别人没事，分析一下还是事出有因的。说到冰块，记得年轻的时候吃冰棍，一气可以吃几根，可吃多了以后，心脏的位置就冰得难受，就是"拔凉拔凉"的感觉。

顾植山：中医讲寒邪是最为"杀厉之气"，是致病因素。可是美国人讲了，我敲出一个冰窟窿去冬泳，可也不生病啊。受寒气侵袭不会使人弱，但会产生"虚"，

"虚"不等于"弱"，被邪乘虚而袭的人未必"弱"。"世卫组织"强调老弱病幼者加强预防，是防"弱"不防"虚"。

田　原：当时不生病。

顾植山：对，但是你损耗了元气以后，它会在一段时间内影响你的抗病能力。你第二年，如果碰到瘟疫的时候，"冬伤于寒，春必温病"。就不好说了。

田　原：现在冬泳的人还不少，这实际上也是个误区。说到这里，想起一句俗语：好了伤疤忘了疼。我们有些人不太在意自己身体的"规律"，其实万事万物都是事出有因，留意观察，不仅了解了自己身体，把握了健康，还在不经意间懂得了看似高深的五运六气。

顾植山：按照中医理论是不提倡冬泳的。冬天伤于寒，春天没有碰到瘟疫可能没关系，但是碰到瘟疫以后，得病的几率就要比别人高。"春必病温"，这个"必"，不是"一定"，读经文的时候，不要抠字面意思，不能翻译成"一定"。"必"是说在碰到温病的时候，你受病的几率增高，应该这样来翻译。

《黄帝内经》里还有一句话，叫"藏于精者，春不病温"。什么意思？因为冬天很冷，人的阳气，元气，很大一部分要去对抗冬天的寒气，搞不好就受了寒气，当时不得病，第二年春天容易得病，这种影响需要很长时间。

这时候怎么办？打个比方，我们可以用膏方的方法，或是其他方法，增强他的藏精功能，这个"藏于精者"，我们绝不是像现代教科书讲的，冬天少一些性生活，这样把它庸俗化了。

服膏方以后，一是抗了寒，可抵御寒邪的侵犯；二是增强了藏精的功能，这样你的免疫功能就会明显地增强。

田　原："受寒"这个概念，很多年轻人没有，但是这种寒会影响身体很长时间，甚至很多人影响了寿命。在这里给大家提个醒，经典的意义也和读者普及一下。膏方这个话题咱们暂且放下，谈一谈手足口病，那年您是怎样预测手足口病的？

顾植山：手足口病是发疹性传染病，中医的名称叫做"疫疹"。中医学认为："火者疹之根，疹者火之苗。"我们发现，手足口病高峰大多发生在客气与主气两火迭加时段，尤其在两个都是君火或两个都是相火迭加时更为显著。我们可以看这个图，这是2009年我们国家手足口病实际发病人数的统计图，这是4月底，最高峰，到5月初就开始转折，后来逐步下降，到七月份有个反复小坡的时候，国家中医药管理局的领导跟我讲："前边你讲五月份消退很对，但是现在又起来了。"我讲又起来没有关系，不会超过前边高峰的，实际上也是这个样子，逐波下降。

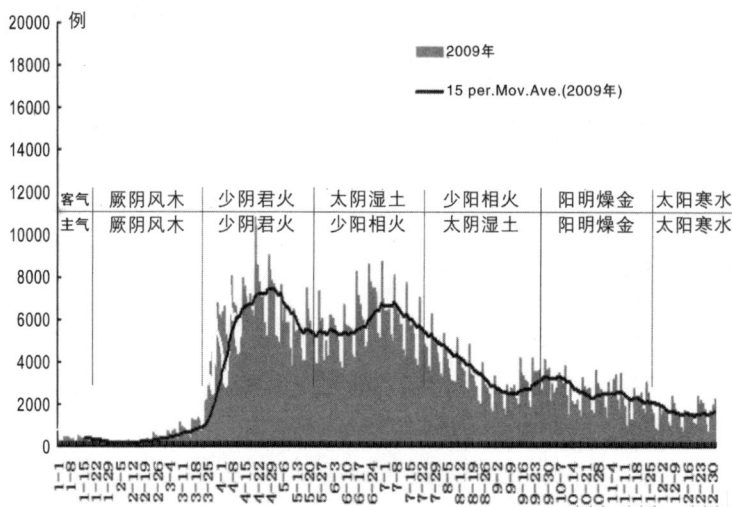

2009 年手足口病与五运六气关系分析图

　　田　原：这个图很明确呀。是不是所有的流行疾病，都有这么一个波段性的规律。

　　顾植山：大多是这样。就像一年中气温的上升，上半年不可能是直线上升；到了秋天，温度下降的时候也是逐波下降，这很正常。疫病的发展过程，还是有规律可寻的。

　　田　原：再回到甲流感来。2009 年的时候，美国"甲流"不是来得最多，也最早么？美国的甲流感也与"寒"有关吗？

　　顾植山：这一年春天，美国的气候呢就特别凉。我们从美国回来的朋友，都讲这一年的美国春天比每一年都凉。美国人都觉得天气很不寻常。中国气象报报道，美国国家气象局气象学专家卡斯卓说："纽约市今年（2009 年）6 月的天气很不寻常，从 6 月 1 日～ 18 日几乎天天都下雨，只有 3 天的气温是正常的。如果这种情况持续下去，纽约市可能创下历史上 6 月份气候最潮湿和最寒冷的纪录。"后来我们又去收集美国最著名的气象台——米尔顿蓝山气象台的资料，他们提供的数据是，6月1日至7月14日的44天时间里边，最高气温没有超过27℃，这是他们从1885年建台以来第一次出现这种情况。

田　原：2009年是己丑年，如果60年是一个轮回，是不是己丑年就会出现这种气候？

顾植山：这倒不一定。《黄帝内经》说：运气有常有变，"时有常位，气无必也！"五运六气主什么，不一定来的气候就一定是这样。所以我们在运用五运六气理论进行疫病预测时，要分析实际气候的变化情况。

田　原：那您怎样分析2009年气候的实际变化？如何进行疫病预测？

顾植山：该年2月份（农历年初）较早出现接连的阴雨天，不符合"一之气"，"雨乃后"的运气常规，属太阴湿土气来偏早。《内经》认为："未至而至，来气有余也"；"未至而至者病"。立春后的天气出现了较剧烈的寒热交替，这样的气候特征，在《素问遗篇》中记述为"丑、未之岁，少阳升天，主室天蓬"，"升之不前，即寒雾反布，凛洌如冬，水复涸，冰再结，喧暖乍作，冷复布之，寒暄不时"；"民病伏阳在内，烦热生中"；"少阴不退位……民病膈热、咽干……丹瘤疹疮疡留毒。""升降失常"就增加了发生疫情的可能性。

又如该年运气虽然以湿为主，但又因"入夏以来，我国华北、黄淮、江淮等地出现了罕见灾害性强对流天气"，由强飑线引起的风灾，按照运气理论叫做"风胜湿"，湿的因素会相应减弱，但这是由湿气太过引起的非正常的运气变化，故对下半年疫情程度的影响则有增无减！

田　原：下半年不湿了？

顾植山：不是不湿，只是减弱。大暑以后的整个中伏时段，全国还是出现了大范围和长时间的连阴雨天气。例如安徽气象台报告："从7月22日至8月12日，全省平均气温为26.2℃，较常年同期异常偏低2.2℃，为历史同期最低值。全省平均降水量为214mm，较常年同期异常偏多1.3倍，创历史同期新高。"

田　原：冬天的寒湿我感受很深，北京11月1日就下了大雪，报道说这是京城近22年来最早的初雪；紧接着10日、12日连续下大雪，12天连降3场大雪至暴雪为京城气象史上罕见。

顾植山：其他地方也是这样子。所以那一年，夏天特别寒湿，冬天寒流来得早，就构成了那一年的气候特点。

田　原：这样讲，真是很清晰了，也是完全可以防范的。从气候的角度来说，五运六气可以预测整个世界？

顾植山：应该都有关系。但《黄帝内经》描述的气象物候是针对我国中原地区的，北半球纬度和地理条件相近的地区也许差别不大，其他地区则需根据不同的气候环境重新总结规律，比如南半球的季节就与北半球完全相反。

但五运六气，不仅仅是地球上的"演出"，这是我要谈的另一个话题。

2009年这一年，是太阳黑子活动的低值期，260天没有太阳黑子出现。甚至那一年前三个月，87%的时间都没有太阳黑子出现，这些都是历史罕见的。一直到了12月，太阳黑子活动才开始慢慢复苏。（太阳黑子是太阳表面因温度相对较低而显得"黑"的局部区域。）

还有那一年的7月22日，出现了一次日全食，是两千多年来时间最长的一次日全食，达到5～6分钟。日全食发生时温度突然下降，湿度突然增大，又造成了一个突发的寒湿条件。

所以，现实气象中有那么多寒湿的因素，我们分析"甲流感"病机的时候，有些专家只字不提寒湿。怎样体现中医"天人相应"的原则？

田　原：这个甲流感的"导演"还是在天上啊。要换个角度理解天人相应了。

2. 瘟疫大爆发：你和老天爷都"虚"了

田　原：2003年的SARS也是一场大疫啊。也是自然消退了。

顾植山：所以西方的"病因学"，强调的是直接致病源。他们认为，现代医学的优点，是能够看清、讲清这个病是怎么发生的。其实，他们并没有搞清楚！只有直接致病源在，不足以产生大疫。历史上一些大疫的自然消退就是例证。

2003年SARS到现在，我们和世界疾控权威、和世界卫生组织的预测，每一次有重大分歧的时候，都证明我们五运六气对了，他们不对。譬如说，SARS 的时候，他们预测 SARS 下半年会卷土重来，我们预测不会。

田　原：他们认为 SARS 卷土重来的理由是什么？

顾植山：根据西医的理论，这个 SARS 为什么夏天没有？因为冠状病毒在 25℃ 以上不复制，完全用气温的理论来讲的。假如这个理论成立，那么到秋天的时候，温度回到 25℃ 以下，就要重新来了嘛。所以国家就担心了，国务院 9 月 1 号恢复了日报制度，每天都要报告有没有 SARS 病例的发生。结果，下半年有没有？没有！

2005 年禽流感来的时候，世界卫生组织某负责人预测要发生全球性大流行，要有 500 万～1.5 亿人死亡。国家当时很紧张，国务院开了紧急会议。国家中医药管理局也开了紧急会议，11 月 10 号晚上，已经下班了，通知我做对禽流感疫情的预测。

那年冬天，是要产生疫情的，我们前一年的预测报告里就已经讲了；2005 年 8 月份的一次报告中又再次提到了"六之气（一年中的最后一个时段）再见疫情"。接到通知后，我们的预测报告中明确了二点：第一，疫情的级别是小疫情，"不必担心有大的疫情"；第二，这个疫情是短时间的，到第二年的二之气，也就是四月份以后就会结束的。10 号通知我做预测，我 12 号就把报告交上去了。

结果第一个病人是 16 号出现的，最后一个病人是 4 月中旬，完全按照运气规律。

田　原：好像仍有人认为，到 2006 年春天禽流感要大流行。

顾植山：因为疾控专家讲了，春天的时候，候鸟北飞，禽流感就要大规模爆发，重点要防范春天候鸟北飞的时候，可是候鸟北飞的时候，疫情没有了。为什么？运气条件没了。

所以，实践是检验真理的唯一标准。古人的理论，你不管它科学程度怎么样，先看它能不能得到应验，有没有实用性。为什么我们的研究能进入国家科技重大专项，就是因为历次的预报基本上都准确。

像 2008 年奥运会，世界卫生组织发出通知，做好应对新一步大流感的准备。国务院都提到了。我们 3 月份预测，11 月之前基本没有疫情。奥运会期间就没有疫情，证明我们五运六气又对了。

2009 年手足口病的时候，国家疾控中心讲，5～7 月会出现高峰，我们预测

5月份后缓解，"不必担心5～7月出现高峰"，结果又证明运气理论对了。

所以大疫的发生往往需要相应的运气条件。

田　原："天虚而人虚也，神游失守其位，即有五尸鬼干人，令人暴亡也。"《黄帝内经·素问遗篇》里面，有这样一段话，很难理解。如果用通俗易懂的说法，您能否跟我们解释一下，什么情况下会出现大的疫情？大家应该如何学习防范？

顾植山：简单地说，就是"三虚致疫"。

"三虚"，是《黄帝内经·素问遗篇》里的内容，天虚、人虚，又遇上了虚邪，于是产生了瘟疫。这个是比西方的传染病病因学说明显要高级的智慧。

所谓"虚"，你可以把它理解为一种"空隙"的状态，就像墙上裂了一条缝，不密实了。

"天虚"，按照古人的说法，是天气"乖戾"而有隙的一种状态。"乖戾"是不按正常的规律运行，不和谐了，就有了"隙"，就会产生致病因子。

在同样的环境中，为什么有的人得了瘟疫？有的人却不会？瘟疫的产生还需要一个重要条件——人虚！

人体的气血阴阳运行不和谐了，有了"缝隙"，就容易受到病邪的侵袭。

田　原：讲得好啊！《黄帝内经》说"正气存内，邪不可干"，"邪之所凑，其气必虚"。这两句话就可以通俗易懂了。

虚人不等于老弱病残之人

顾植山：这里需要注意一点，邪之所凑，其气必"虚"，不是说邪之所凑，其气必"弱"，"虚"和"弱"，是两个内涵截然不同的概念。这样才能理解，甲流感为什么青少年多，为什么在美国发病的多，这是世界卫生组织始终也搞不清楚的问题。

2009年的甲流感跟寒湿关系密切，这个刚才已经分析过了。美国人是最不注意防寒的，他们习惯喝凉水，不喝热水，而且还要加冰块。现代医学搞不懂的是，我加了冰块，我很有劲啊，我没有得病啊。他不知道，吃了这个冰块以后，它不是使你变弱，你不要用"弱"的标准去衡量它，而是使你变"虚"了。

就是这个冰，到了你的身体里边，它是寒邪，影响了身体的抗病能力，使你产生"虚"。所以，"虚"和"弱"是两个概念，防"虚"不等于防"弱"。

田　原：这句话说得好，防"虚"不等于防"弱"，这个"虚"比"弱"更可怕。虚弱，可以放在一起用，但真正的意义是不同的。也可以说，致虚之后才有功能弱化。

顾植山：这就像什么？打个比方，有的国家虽然弱小，但是他们内部没有矛盾，大家很团结，你不一定灭得了他；你国家虽然强大，但你在搞内斗，有空子被人家钻，人家就可以"乘虚而入"打败你，一样的道理。

田　原：老百姓讲得好，苍蝇不叮无缝的蛋。那"虚邪"又是什么意思呢？

顾植山："虚邪"是说因天虚、天气乖戾产生的致病因子，故又叫"戾气"；也可指乘虚袭人的邪气。

现在教科书讲中医的"戾气"相当于西医的致病微生物，与西医的微生物学比，"戾气"说就太原始落后了。若从产生疫病的运气条件来看古人的戾气说，恰恰能弥补西医在传染病的病因学方面单讲直接致病源的不足。所以用中医学的长处去弥补西医学的不足，才能彰显中医的价值，而不是讲西医有这个，我们也有啊，多少年前就有了，那么中医在大家眼里永远是落后的、粗浅的了。

甲流发热，退烧不治本，清寒是关键

田　原：对甲流感的病因认识得如此清晰，那么治疗起来是不是就很容易了？

顾植山：所以治疗甲流感，用"麻杏石甘汤"取得了较好疗效。

在《伤寒论》里边，麻杏石甘汤是治疗寒邪郁肺的方。如果用了清热解毒的药，强行将热退下来，反而会使寒邪郁闭于内，聚在肺的位置。外边好像是退了烧，里边的肺呢，却因为寒邪郁闭而咳嗽了。

所以临床报道中医药治疗"甲流感"效果比较好的 "莲花清瘟胶囊"和"金花清感方"，这两个方里边都用了麻杏石甘汤。用其他清热的药，像"痰热清"啊，"双黄连"啊，治疗"甲流感"的效果就没那么好。

报道四川第一例甲流感病人，开始用了"银黄"，用了"痰热清"，一天半，病人退烧了，但咳嗽变厉害了。后来改服"麻杏石甘汤"，咳嗽就好了。

麻杏石甘汤的作用，麻黄、杏仁、石膏、甘草，清代名医尤在泾解释说："肺中之邪，非麻黄、杏仁不能发"，因为它是寒邪，所以要用麻黄，而"寒郁之热，非石膏不能除"。所以甲流感的治疗，基本上已经形成了规律。我们合肥市政府

有一个大姐，有一次，她单位有个同事的小孩发烧，到医院去挂水，她就跟同事讲了，你现在去挂水，体温正常了，但是后天你小孩就要咳嗽了，咳嗽又要到医院去了。结果就是，挂了水，第二天体温正常了，第三天，咳嗽厉害了。她同事说，大姐您神了，其实就是这个规律。手足口病也是这样，你去挂水，当天退烧了，第二天，热又起来了，再到医院去，第二次、或者第三次，就有可能是心肌炎了，也是一样的道理。

田　原：麻黄、杏仁、石膏、甘草，仅四味。"肺中之邪，非麻黄、杏仁不能发"，因为它是寒邪，所以要用麻黄，而"寒郁之热，非石膏不能除"。惊赞！在此感谢医圣张仲景，感谢经方！

　　麻杏石甘法辛凉，四药组合有专长，麻石相配清宣剂，肺热炎炎喘汗尝。

——《汤头歌诀》

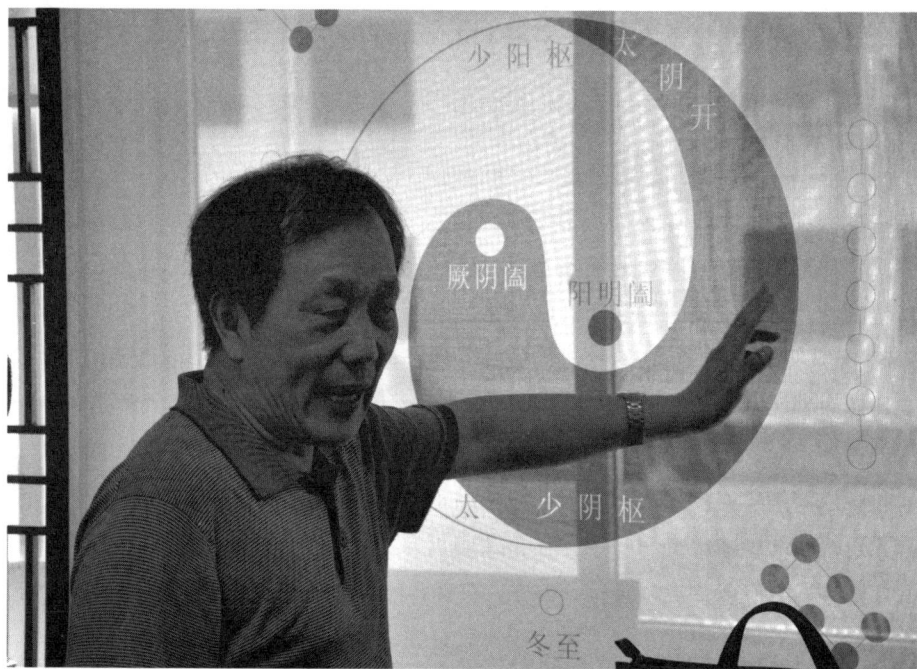

现场讲解太极里的六经"开、阖、枢"

3. 五运——宇宙物质运行 "五" 的时序规律

我一个学生，潍坊一家医院的副院长，高级职称，他看到我用乌梅丸，很是奇怪——有的胃病突发很厉害的，都在下半夜厉害的，用乌梅丸。本来吐酸的，乌梅用到 30g，酸水就没有了；后来把乌梅减到 10g，酸水又发生了；后来加到 20g，酸水就止住了。你用现代医学的原理能解释得通吗？治吐酸，乌梅还那么酸。

——顾植山

田　原：顾教授，您跟我们说一下，跟所有关注五运六气的中医爱好者说一下，当下中医界对五运六气是一个怎样的认识？

顾植山：可以说从五四以后，西方的思想进来了以后，当时一些五四运动的精英，由于受了西方思想的影响，全面否定中国的传统文化，包括 "阴阳五行"。"五运六气" 那就更不用说了，几乎是处于全面否定的态度，包括当时梁启超、冯友兰这些大学者们，对五行学说都是持否定态度的。所以不是建国以后，而是建国以前，就已经是把它作为封建迷信的东西，作为要打倒的东西。所以解放以后，整个中医教材就不讲五运六气了，所以凡是解放以后从中医院校毕业的学生，几乎都不懂五运六气了。

假如五运六气它只是中医理论的一小部分，你少了一小部分，也无伤大雅。问题是什么呢？中医里边方方面面，都是跟五运六气结合在一起的，离开了五运六气，你许多问题都讲不通了。

田　原：这是我听到的比较重的一句话，离开了 "五运六气"，中医就没有根了，是这个意思吗？

顾植山：是的，已故著名中医学家方药中先生生前讲：五运六气是中医基本理论的基础和渊源！我们最简单的一个问题，中医讲 "五脏六腑"，为什么是 "五脏六腑"？为什么不是四脏七腑，三脏八腑？

田　原："五脏六腑" 和 "五运六气"，一脉相承？

顾植山：有了五运六气，才有五脏六腑啊。

田　原：五运六气和五脏六腑，怎样落实它们之间的关系呢？

顾植山：一个最基本的思想，古人认为自然界的运动规律，它是以"五运"的形式变化的。所以，"五行"是什么？"五行"跟"五运"其实是一个意思。

讲"五行"是构成世界的五种基本物质，这是现代教科书给它的定位。结果你这样一定位，所有学生都不要去学"五行"学说了。这根本就太不符合科学道理了！构成世界的哪是这五种简单的物质啊？在胡说什么物质啊？肯定是不成立的。五行最古老的道理是什么？它代表的是气化运动五个基本状态。

我们回到一年中来：一年之间，最开始的时候是"生"，春天的时候气是要生的，叫做"生气"。气生了以后，就"长"。

自然界的植物来讲，生发之后长大，长长；长大以后，开花结果要转化，不往上长了，就"化"了；化了以后，就掉叶子了，要"收"了；收了以后，变成种子要藏起来了，第二个周期又准备好开始了。这样不断地生、长、化、收、藏，年复一年，形成整个儿一个周期。

古人是以这种周期，分成五个阶段，产生了"五气更立"，就是这五种"气"的更立，"各以其气命其藏"，这样才有了五脏（藏）。

田　原："各以其气命其藏"，这样才有了五脏（藏）。记住了，这是天人相应的道理。可是，这个五行的起源在哪里呢？

五运学说，是轩辕黄帝确立的治国纲领

顾植山：我们考古，查阅历史文献，最早可以考古至夏代，那时候已经把五行的思想作为了治国大纲。

田　原：我国历史上的第一个朝代，距今 4000 多年……

顾植山：我们现在的科技史、思想史有一个误区，都把"阴阳五行"学说，认为产生于春秋战国时期，这给整个考古界、思想界、哲学界的一些推论带来了极大的误导。甚至很多权威的思想家、哲学家、历史学家都是这样认为的。

其实，"五行学说"是黄帝的时候确立下来的。不是什么春秋战国时候定的，这在《史记》上讲得很清楚，"黄帝考定星历，建立五行。"假如五行是构成世界的五种物质的话，他为什么要考定星历呢？五种物质看看地球上的东西就够了，为什么要去考定天上的星呢？其实考定星历就是定时间。看星是定时间的，所以

五行代表的是五个不同的时段。不同的时段产生五种不同的自然气象，叫"五气"。这个"五气"在不断地变化，所以叫做"五气更立"。

按照"天人相应"的思想，人体也在随着"五气"不断地变化。这个"天人相应"，现代的教科书，是抽象地肯定"天人相应"，没有哪个人反对它；可是一到运用的时候，一谈具体问题，就不"天人相应"了。

回到五脏问题，这五脏是怎么来的么？《黄帝内经》讲得很清楚，既然天有这五气，人体的生命周期，必然也是按照这样的五气在那运行。这个五气运行的时候，不同的气对不同脏腑的影响就会不一样，所以他要把自然界的五气，在人体之中找关系最密切的脏器对应。所以"各以其气命其藏"，身体哪个脏跟"生"气最为密切？找到了肝，将肝和春天之气对应，但不等于"生"气就是肝一个脏器产生的，但是肝到了春天的时候，它是班长，是安理会的执行主席，它来主持事务。到了夏天的时候，换执行主席了，就到了心，就是这么个概念。

所以讲某一气的时候，不要简单地认为只与某一个脏器有关系，一定是五脏六腑共同作用的结果，只不过得拎出个班长来。所以讲五脏的时候，代表的是五气在身体里边的反应。反过来说是不行的，不是说古人通晓解剖，找到了五脏，然后用五脏来配属五行。应该用气的功能来联系脏，联系经络，联系脉象。

田　原：一定是先有天的"五气"现象，然后才有人"五脏"的生成规律。"人法地，地法天，天法道，道法自然。"

顾植山：对。因为自然界它是五气在那运行，所以这个五脏的模式，是不能去改变它的。现在有些人，觉得脑子很重要，就加上大脑变成六脏说。这样就会将古人建立起来的基于天人相应的对人体的认识系统全部打乱掉，这是不符合中医学的传统规律的。

《黄帝内经》真是春秋之人借"黄帝"炮制的畅销书？

顾植山：现代教科书一谈到《黄帝内经》，都说它形成于春秋战国时期，包括这个"五行"，也说是那时候形成的观念。英国剑桥大学的李约瑟教授，在他的《中国科技史》里都这样讲。这就导致了一个观念：《黄帝内经》是春秋战国以后的医家写的，书名称《黄帝内经》是因为黄帝名气大，只是一个托名。他们都忽略一个史实，也就是春秋战国之前的夏代，其建国大纲的第一纲，就是"五行"。

田　原：有很多文献资料证明，夏代确实是以"五行"作为治国大纲的。

顾植山：对。以"五行"作为治国的纲领。《尚书·洪范》中讲"天赐禹洪范九畴"，"洪范九畴"是夏禹所定立的夏代治国的九条大纲。第一条就是五行。后来夏禹的儿子继位后灭掉了有扈氏，他为什么要灭掉有扈氏？他在讨伐有扈氏的檄文《甘誓》里列举有扈氏的第一大罪状，就是"威侮五行"，你不按照五行办事，我就要把你给灭掉。那么我们中医的理论，也是以"五"作为一个纲领构建起来的。这和夏代的时代背景非常吻合，所以大致可以推断，我们《黄帝内经》的许多思想，是在夏代形成的。

为什么叫《黄帝内经》？《黄帝内经》的成名，最早见于西汉末年刘向父子等整理图书时编的《七略》。当时整理图书的时候，把全国医经类的书籍，分成了三大系统：一个是黄帝系统，包括《黄帝内经》，《黄帝外经》；一个是扁鹊系统，包括《扁鹊内经》，《扁鹊外经》；一个是白氏系统，包括《白氏内经》，《白氏外经》，《白氏旁经》。如果《黄帝内经》为了托名，"白氏"内、外、旁经为什么不托名？你想，刘向他们编书的时候，有需要"托名"的动机跟目的吗？

《汉书》上边讲，"刘向司籍，九流以别"，他是用区分学术流派来整理图书的，这是大家公认的他对于图书整理的最大贡献，不像现在图书馆书目的简单著录。

医经分作三派七家，是刘向、李柱国他们"剖判艺文"，"穷源至委，竟其流别"的结果。书名题作《黄帝内经》是讲此书在学术上属于黄帝流派。

《汉书·艺文志》在《黄帝泰素》条下载有刘向《别录》中的一段话："或言韩诸公孙之所作也，言阴阳五行，以为黄帝之道也，故曰泰素。"可证《黄帝内经》的命名是因为《内经》全书贯穿了阴阳五行思想，是属于"黄帝之道"的缘故。托名说抹杀了刘向等"辨章学术，考镜源流"的历史功绩。

在体例上分别《内》、《外》、《旁》经也是刘向在整理图书时创立的一种体例。

比如说《庄子》，刘向把庄子自己写的书，叫《庄子·内篇》；庄子学生写的，是《庄子·外篇》；既不是庄子写的，也不是庄子的学生写的，而是其他人讨论庄子的，跟庄子有关的，叫《庄子·杂篇》，他是这么个分类方法。

田　原：也就是说，《内经》和《外经》不同。而刘向整理图书的时候，除了《黄帝内经》之外，还有《黄帝外经》，《白氏内经》、《白氏外经》、《白氏旁经》等一系列中医典籍，只是现在已经散佚了，就只剩下了《黄帝内经》。

顾植山：对。比如说，我们现在有人编一本《马克思主义经济论》，并不是说这里边的东西都是马克思写的，它可以收入一些其他人写的东西，包括中国人写的东西，但都是属于马克思的思想体系的。你不能讲《马克思主义经济论》怎么会有中国人写的东西啊？

《黄帝内经》书里边，确实有很多后世的东西，可以找到某一个文字，某一个地名，都是春秋战国后才有的，有的还是汉代的。这个毫不奇怪，因为黄帝的时候，文字还不成熟。

仓颉造字，文字刚刚创立的时候，要表达很复杂的思想，肯定是很困难的，那时候主要是口耳相传。

到后来，随着文字慢慢成熟，后人逐渐把它用文字的形式记载下来，于是中间加上了一些后世的内容，流传的载体中间，带上了后世的痕迹。

我简单举个例子，有一本叫《辅行诀脏腑用药法要》的书，是南北朝的陶弘景写的，敦煌出土的卷子本。出土以后，河北威县的民间中医张偓南从敦煌那边买回来，用这本书教他的儿子，教他的学生，他儿子和学生就分别抄了下来。文化大革命中，原书被红卫兵烧掉了。文化大革命的后期，他的孙子张大昌把抄本献给中医研究院，经过专家考证，大家是认可的。但是这个书，因为有多个抄本，每个人的抄本里，文字都有出入。

张偓南拿到这本书的时候，为了方便教自己的儿子和学生，在内容上做了一些调整，例如有些不认识的文字，改成了较为通俗易懂的字；有的地方原书有论无方，张氏从《千金》、《外台》中抄补了一些方等。他的儿子和学生，也是根据自己的需要各自作了增删。

北京中医药大学中医文献专家钱超尘教授，对这本书做了调查，查到 22 个不同的抄本，其中有 2 个抄本是基本相同的，所以有 21 种不同抄本。

现在专门有一些人想恢复《辅行诀》的原貌，但是很难，恢复不了。这才多少年呀？一百零几年，1900 年敦煌出土的那些书才被发现，1908 年，这本书才卖到张偓南手中，现在已经很难恢复它的原貌了。

开个玩笑说，假如这本书，文化大革命后期张氏的子孙没有把抄本献出来，那儿又碰到类似汶川大地震把抄本震到地底下去了，再过了几千年，发现了这个抄本了，那么这个书是哪个人写的？如果仅仅根据抄本文字和纸质等考证，可以有充分的理由证明，这个书是 20 世纪以后的人写的！这时也许有人会说：为什么这个书写的是南北朝的陶弘景著呢？为了托名！

我们现在有些人对《黄帝内经》成书时代的考证，可能就犯了同样的逻辑错误。

田　原：考古或者文献的研究也没有那么简单。

阴阳与五行合璧，华夏文明才有了基调

顾植山：所以，从实际的思想上就可以看到，阴阳五行确实是黄帝时期就已经确立的思想，阴阳是黄帝之前就有的，在《史记》书里就讲得很清楚。

司马迁没有讲黄帝创阴阳，他讲伏羲画八卦，八卦的核心元素就是阴阳。伏羲比黄帝早得多，伏羲的八卦，是二进制基础上的。太极分成了阴阳两仪，两仪分四象，四象分八卦，八八六十四卦，这是古代的二进制体系。

田　原：但是二进制作为认识世界的方法论模式，还有许多地方不够理想。

顾植山：对了。什么地方不够理想？譬如，在解释事物之间相互的生克关系的时候，用八卦的模式就差。所以我们没有把中华文化的源头从伏羲开始，而是从黄帝开始，这是最大的一个特征。黄帝时候的文化特征是什么？阴阳五行大一统的模型。

五行学说是黄帝时期发展成熟的。有了五行，阴阳五行合起来，构成我们中华民族文化的核心思想。五行学说的出现完成了这个模式，所以我们文化符号的开始，从黄帝开始，也就是从阴阳五行开始的，而不单纯从八卦开始。

所以，黄帝创立了五行，把它规范化，他考定了星历，把五行跟自然时间的联系规范化了。

过了将近一千年的时间，到夏代的时候，顺理成章地成为了夏代的治国大纲。在夏代，作为一个国家的治国思想，必然要影响到社会的方方面面，那时候出现的医学理论，必定也要用阴阳五行来规范。

中国音乐讲角－徵－宫－商－羽五音，有人就讲中国古人不知道七分音，do-re-mi-fa-sol-la-ti，是西方传过来的。

可是我们考古发现，河南出土的贾湖骨笛，8000年以前的东西，中央电视台春节联欢晚会上还展示了的，七分音的12个音阶都能准确演奏出来，说明我国古人是知道七分音的，我们古代文献上记载的是黄钟大吕十二律啊，为什么最终变成角－徵－宫－商－羽五音？因为五行的缘故。你什么东西都归到"五"上去，就有了时序的节奏。

田　原：这角、徵、宫、商、羽，其实也在音乐的律动中实现了木火土金水的规律。说明当时五行的地位是至高无上的。我们今天的生活中有五色，五味……和五相关的理念太多了。但确实没人知道其所以然了。

4. 六气——阴阳 "离合" 运动的六个时段

田 原：五脏六腑和五运六气一脉相承，"五" 我们了解了，它是大自然气化运动的五个阶段，五色、五味、五音都和它对应，那么 "六气" 的 "六" 指的是什么呢？

顾植山：六气是气化的另外一个角度。刚才光讲了五行，那么更重要的是讲阴阳的问题，这个六气，就和阴阳的运动有关。是阴阳 "离合" 运动的六个时段。

阳气，多时应多，少时宜少

顾植山：现在一讲中医看病的特色，就讲阴阳平衡，就讲辨证论治，可这些都不是中医的主要特色。《黄帝内经》有阴阳平衡吗？它为什么不讲阴阳平衡？还有辨证论治，不是完全不讲，只不过没有放在重要位置讲。

平衡是个什么概念？平衡是个空间概念，是物质概念。

打个比方，你现在讲，中国东西部发展要平衡，这个平衡，就是在一定的空间中，同一个时间点，东部和西部的相互关系，要讲平衡。

而我们的阴阳，《黄帝内经》里边讲的，更多的是不同时段上的动态关系。你过了冬至以后，阳气越来越大；到了夏至以后，阳气收了，阴气就越来越大。这样就形成了一个太极图。

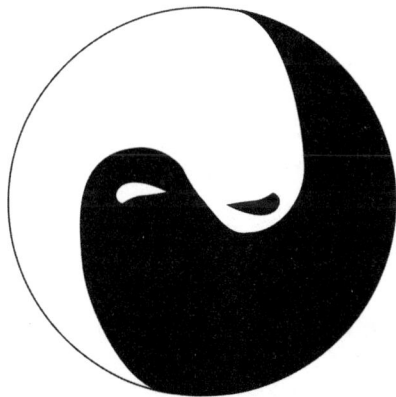

古太极图

田　原：太极图是怎么产生的？是古人为了解释对立统一事物的相互关系而创建的阴阳学说？

顾植山：这不是古人的出发点。古人首先是看到了自然的运动规律，过了冬至以后，阳气越来越多，过了夏至以后，阴气越来越多，那么自然形成了太极图。

所以，太极图里的阴和阳，是两个不同时段动态的象，这是它的本质。向上的，向大的，是阳的方面，向下、向小的是阴的方面。所以说，如果"阴阳"只是看了日光的向背，看到了太阳和月亮、男和女、水和火的相对性产生的，那为什么同样看到了那些东西，各个国家都看到了，为什么人家没有产生阴阳学说？

因为我们的阴阳学说，主要是从动态的角度来理解的。

所谓动态的角度，不能去讲平衡。你前边一个过程和后边一个过程，它是两个不同的时段，你会讲平衡吗？打个比方，一个国家制定五年计划，你前两年半和后两年半怎么个平衡法？再比如说开车，只会叫你开得平稳，不会叫你开得平衡，动态是不会强调平衡这个概念的，所以在《黄帝内经》里找不到平衡这个词。

田　原：这句话说得好！古人看到的是阴阳在时间上的发展动态。而这个所谓的平衡真的需要我们重新理解。有可能真正的平衡就是"不平衡"态。

顾植山：所以我们阴阳学说处处讲的是动态。你讲动态的时候，它强调的和阴阳平衡就不相同，阳气该多的时候要多，该少的时候要少。

所以古人讲究"春夏养阳，秋冬养阴"，不是叫你搞平衡。现在一讲平衡，就把学生的思想搞成什么了？来一个病人，阳打多少分，阴打多少分。巴不得最好有个可测量的量化指标，阳55分，阴45分，好，把阳收一下，阴补一下，平衡一下。这种完全是一种简单的、物质的、静态的空间思维了，完全丢掉了一种时间上的动态思维。

用动态思维去思考人类的时候，你像青少年，他就需要阳气多一点，对不对？老年人，他阳气开始少了，他阴气开始多了，也是正常的。

如果用阴阳平衡的思想，老年人来了，阳气少了，你赶快给他补阳，补到跟青少年一样，一天到晚都喜欢动，他还能长寿吗？你植物到了秋天，掉叶子了，"阳气"少了，赶快给它上肥"打气"，再促进它的生长，行吗？

田　原：所以"春夏养阳，秋冬养阴"，这句话的科普也成了一个需要考量的问题。

顾植山：有些科普在讲春夏怎么去补阳的物质，秋冬去吃些补阴的物质，就完全错了。这句话本质是什么意思？到了春夏的时候，就要叫他阳气多，这个阳气不是物质，这春夏，就要维持它向上生发的状态。秋冬，该收的时候就要收，该降的时候就要降。

秋冬养阴，不等于吃补阴的东西。冬天藏的时候，为了藏好，有的时候，打个比方，我们说膏方是秋冬养阴的重要措施，经常也要用一些补阳的物质进去。你要藏好，你像地下室，温度不能太低，冰库里边它就不行，要给阴一定的温度，不等于秋冬养阴都是滋阴的东西。你得"阴中求阳"，"阳中求阴"，才能达到一种阴阳的最佳动态。

所以这是非常灵活的，在临床中是非常重要的思想，现在的中医教科书完全没有体现出来，把学生教傻了，把平衡阴阳作为最终目标，来了病人，就想着看阴阳的多少，是阴多还是阳多，以为把阴阳搞到一样多就行了，缺少了把握阴阳的不同时态的概念。

把握阳气和阴气并合的时机

顾植山：所以阴和阳，首先是气化运动时的状态，它不是物质，而是自然变化的象，是一个自然科学模型，不是个哲学模型。将阴阳概括为对立统一的两个方面，用阴阳来阐释事物属性及相互关系，是从哲学角度对太极阴阳的理解和演绎，已经不是阴阳的原始概念了。

田　原：所以《黄帝内经》里讲中医阴阳的特点，他不是只讲阴阳，他讲"三阴三阳"。

顾植山：对。这个三阴三阳，是根据阴阳的离合运动产生的，这从太极图的演化上，我们能清楚地看出来。

> 圣人南面而立，前曰广明，后曰太冲；太冲之地，名曰少阴；少阴之上，名曰太阳，……广明之下，名曰太阴；太阴之前，名曰阳明；……厥阴之表，名曰少阳。是故三阳之离合也，太阳为开，阳明为阖，少阳为枢……三阴之离合也，太阴为开，厥阴为阖，少阴为枢。

——《素问·阴阳离合论》

自然界的阳和阴，不是一个静态的比对，而是具有盛衰变化周期的节律，这种运动规律，称为"离合运动"。有的称之为"开阖"，《鬼谷子》上叫做"捭阖"，有的道家书上叫做"阖辟"，讲的都是一个意思。

这个阴阳离合的变化，同样是以天文运动为依据的。《史记》上讲的，"以至子日当冬至，阴阳离合之道行焉。"

田　原：是根据时间来的，不是空间的想象。

顾植山：对。所以，《黄帝内经》中间，有一篇是专门论阴阳开阖枢的，叫《阴阳离合论》。

三阳之开阖也，太阳为开，少阳为枢，阳明为阖；三阴之开阖也，太阴为开，少阴为枢，厥阴为阖，一看太极图就明白。

这个开、阖、枢，既是方位，又是时间，"圣人南面而立，前曰广明，后曰太冲"，也就是说，一个人面朝南站立，前边是南，叫做"广明"；后边是北，叫做"太冲"。太冲之地，名曰"少阴"，所以少阴在北。

"少阴之上，名曰太阳"。南面而立的话，左边是东，右边是西，东升西降，那么向上就到了太阳的方位。一年中阴阳的离合，从冬至点开始的。一天是从半夜的子时开始的。"之上"要从东边向上升，这个地方就是太阳。

"广明之下，名曰太阴"。广明是南面，相应于夏至点。广明之下，是要向右边下降，时间上过了夏至进入长夏雨季，所以是太阴湿土。"太阴之前，名曰阳明"，从太阴这个方位再向下降，到了西北这个位置，时间上相当于深秋了，燥气强了，所以是阳明燥金。

"厥阴之表，名曰少阳"。厥阴和少阳都在东方，对应的是春生之气。厥阴在内配肝，少阳在表配胆。三阴三阳就是这样定位的。

所以，阳气发生的三个阶段，太阳为开，阳明为阖，少阳为枢。

为什么太阳为开？太阳从冬至出来，乃初生的阳气，这里的"太"是初生的意思，所以太阳为开。

阳明，是靠近冬至点了，阳气要收了，要回家了，要藏起来了，所以阳明为阖。

少阳是个转折点，由阳气不断增长，到阳气不断收缩的转折期，所以少阳为枢。

阴气的开、阖、枢同理。太阴，是初生的阴气，过了夏至或一天中过了中午，阴气逐渐增多，所以太阴这个位置是阴气的"开"；到了少阴这个地方，是冬至点，转折了，是枢；到了厥阴这个地方，马上要进入夏天了，"两阴交尽"了，是阴气"阖"的时候了，所以厥阴为"阖"。

田　原：噢！原来三阴三阳的开阖枢是这么理解的呀！

顾植山：对。所以在讲三阴三阳开阖枢的方位的时候，标示在太极图上，就看到三阴三阳的时象了，一年的时象，也是一天的时象。

这样才能理解，为什么太阳是寒水，因为它是过了冬至点以后，最冷的时候，在"八"的位置，所以是寒水。"八"是洛书的象数！洛书是数字化的太极图。

5. "洛书"里阴阳数的秘密

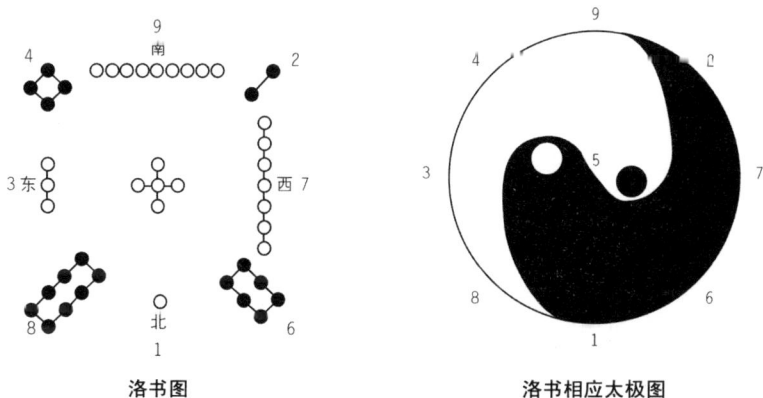

洛书图　　　　　　　　　　　　洛书相应太极图

顾植山：洛书是典型的太极图，你用1、3、7、9单数，表示阳气的变化；用2、4、6、8双数来表达阴气的变化。

1在正北的位置，阳气最少，所以用1来表达；比1大的就是3；阳气最大的时候用9来表达，比9少的就是7；所以，由1升到3，由9降到7。

阴的量的变化，用双数来表达。过了夏至点以后，温度最高的时候，阴气最少；一天中间过了中午以后，到了一两点钟的时候，温度最高，阴气最少，所以用最小的偶数2来表达；过了冬至以后，三九四九，温度最低；一天中间凌晨的时候，温度最低，阴气最重，所以用10以内最大的偶数8来表达；上半夜比下半夜温度高，阴要少一点，所以用偶数6；中午前比中午后温度低，所以午前是偶数4，午后才是偶数2。可见洛书中的2、4、6、8反映了阴的变化规律。

画图毕竟太麻烦，用点数来表达，就省事多了，所以古人想了用简单的数来代表太极图，就画出了洛书。洛书，就是数字化的太极图。

所以，洛书九宫图，没有什么神秘的。许多科学家，包括华罗庚，爱因斯坦，看了洛书都觉得很神秘，怎么这个这么巧妙，加起来都是15，九宫图嘛，还可以变化出许多数字上神奇的组合来。

所以，"阴阳"首先是动态的表达，不是哲学的抽象。不是一个哲学家，有了什么对立统一，消长转化的哲学思想之后，设计了阴阳太极图，古人不是这样来设计的太极图。

田　原：数字化的太极图，这样来读洛书揭开了很多未解之谜。

顾植山：对。当然由象到"理"，可以进入哲学层面的讨论。但是太极阴阳的自然科学模型，它是有具体事物指向的，而纯哲学的概念是抽象的、相对的。有人讲，任何事物不存在它是单独的阴还是阳，某事物相对于甲事物是阳，相对于乙事物就可能是阴，这是从哲学上来讲的。

6. 不是宋人杜撰的"河图"

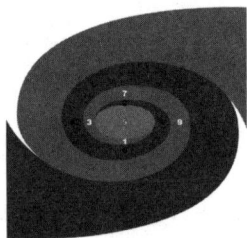 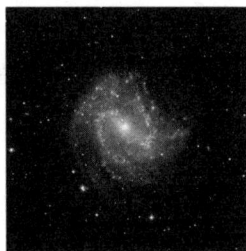

河图　　　　　　　　　　　银河系

田　原：有人将河图洛书放在一块讲。

顾植山：刚才说的是洛书，它是数字化的太极图。古人"河出图，洛出书，圣人则之"。河图和洛书不一样，河图反映的是古人对天体结构的一种认识。

你看，河图是这样的，它是环起来的两个圈，把两个圈，一个用阴数来表达，一个用阳数来表达，阳数用 1、3、7、9，红的来表达，阴数用蓝的，2、4、6、8 来表达，这样一换的话，这个图像什么？像不像银河系？它就是银河系的运行方式。

这是阿拉伯数字的河图，我们古人不用这个数字符号，都是用点数来表达的，就变成传统的河图了，河图就是这样来的。然后古人就从这个图像上，从河图、洛书上，琢磨它里边的道理，就悟出了阴阳学说来了。所以古人"河出图，洛出书，圣人则之"，则的是自然的天的规律。

河图洛书、太极思想是中华民族的文化资源，读不懂太极图，搞不懂河图、洛书，你就搞不懂传统文化，这也是中医理论的根本，学习中医理论的人必须要懂得的。

田　原：古人在长期观察中，找到了解析自然界的角度和方法。

顾植山：对，阴阳五行学说就是这样来的。

有了河图、洛书的方位出来，就可以构建"五"了，东南西北中。

所以古人讲，太极生两仪，这个阴阳的思想，是从太极图中来的；而五行，是古人对天体结构及其运动变化产生的五气更立的一种观察和认识。所以，我们中华文化的思想，是源于对太极两仪，对天体运动变化的思考和理解，由此来产生的。

以前有些搞历史的人，讲河图、洛书是宋代才有的，这肯定是不对的。

你看现在出土的东西，安徽凌家滩出土的 5300 年前的一块玉版，上边有一个图，表达的是当时人们对自然的认识，其实是八卦图、河图洛书的另一版本——水书八卦图。

还有更早的，山西柿子滩发现的，1.1～1.2 万年前的岩画，上边七个点，下边六个点。考古的人通报上发表的，上边 7 个点象征着北斗七星，但是，下边六个点是什么星啊？其实上边还有立起来的两个点，是河图的地二，"地二生火，天七成之"；下边是一六，"天一生水，地六成之"。还有西水坡出土的"蚌壳龙虎图"，这是 6400 年以前的，现在国家博物馆，能看到的就中间这块东西。

当时 1989 年报道的时候，说这是中华第一龙，6400 年以前的，最早的用蚌壳塑的龙和虎，这是从文化图腾的角度。当时要开胜利油田，于是匆匆忙忙地把这个墓葬就搬走了。

其实，这个龙和虎，表达的是天文现象。

还有这个，这是湖北的曾侯乙墓，出土的战国时期的漆箱盖，这个图表达的就是二十八宿的天文图。

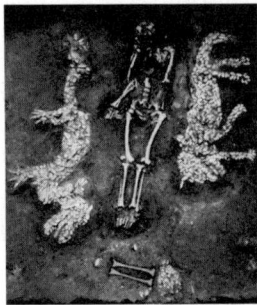

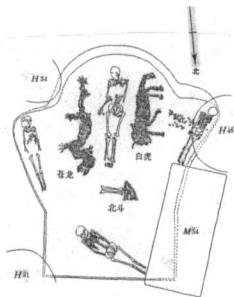

西水坡"蚌壳龙虎图"　　西水坡原墓葬示意图　　战国漆箱盖二十八宿图

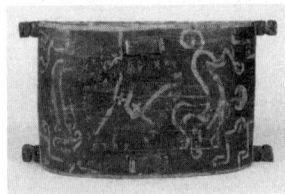

其实 6400 年前的"蚌壳龙虎图"，这个蚌壳上边，有另外一个图，国家博物馆当时的考古人员没有看懂，就把它扔掉了，在国家博物馆已经没有了。这个墓葬里边，右边是白虎，正对西方；左边是青龙，正对的是东方；正对北方的，是代表北方的鹿；下边是一个斧头。

斧头，在《周礼》上可以看到，古人在冬至那一天，祭神的时候要用一把斧头作为神器的，《周礼》上边用的是玉斧。那么，在 6400 年前，那时候用的还是石头的斧。

这个图与天文对应，上边是冬至点，冬至点的天象图。冬至的时候，东方，青龙七宿是看不见的，要到二月二，龙抬头，这时候才能看得见。"二月二龙抬头"，这个龙，指的就是青龙七宿。

田　原：二十八星宿图。但是很不容易看懂啊。

顾植山：对，东方的角、亢、氐（dǐ）、房、心、尾、箕，二十八宿的七宿，呈现的是一条龙象，要到春天才能露出一个头来，夏天才能飞龙在天。所以这个表达的，完全是个天象图。

所以天上看到的，就是北斗七星，随着一年四季，指着不同的方位。

田　原：表达的完全是天象，左青龙、右白虎。

顾植山：这个地方呢，原来还有小孩的。当时不知什么人，认为小孩没有用，就把小孩扔掉了，不要。

其实小孩是非常重要的，我 2004 年的时候去考察，考察的时候小孩在哪呢？我在原来文化局局长孙德萱的库房里边找到了，国家博物馆不要了，他就带回到库房里去。经过鉴定，是个 12 岁的小女孩，这个 12 岁的小女孩，为什么要葬在这个地方？

后来孙局长回忆，当时葬的情况，12 岁小孩，葬的这个地方，右边，正对西方。左边有个最大的男孩，大约 16 岁；下边有个 14 岁左右，稍微小点的男孩。

那么，最大的男孩在左边，这是东方，东方是什么？东宫太子。西方是兑卦，是少女，把少女葬在这个地方。下边是北方，坎卦，坎卦是中男，所以把中男葬在这。按理来说，应该还有中女葬在最南边，但是没发现，是被挖掉了。

田　原：也就是说，6400 年之前，八卦的方位已经有了，它所代表的象也已经确定了下来。

顾植山：对，6400 年以前就已经有的东西，不是什么宋明时代的东西。

田　原：读懂这些东西，需要穿越历史，太难了。

顾植山：当时的有些人就没看懂，所以一些重要的东西就没有一起移走。

刚才看的，这个冬至图，为什么古人葬了以后，要这样一个摆法？这其实是古人的升天图，从前讲黄帝"成而登天"，就是这个概念。成而登天，他完成功业去世以后，人们想着要到天上去掌握天象，所以这个人把天象图放在他的墓室里边，掌管天象，有这方面的寄寓。

这个墓葬的主人，一定是专门研究天文，掌握天象的，所以这些人一定是研究天文的专家。所以他成了以后，要到天上去，所以要把天象做在里边。

所以，不懂古人文化风俗的话，黄帝成而登天，不就成了封建迷信了。所以从前教《黄帝内经》的时候，一说到黄帝成而登天，就觉得这句话封建迷信，其实是不了解古人的风俗习惯。

田　原：要完全了解古人的处事行为，这里边需要太多的古文化积淀。太神奇了，也有一些深了。顾老师作为中医人，能研究至如此深度，可敬！我在想如何通俗一些，让更多普通人得知这些古文化。然后指导今天的生活。

7.号脉——感受人体的运气韵律

【诊室现场】

顾植山：这个人给我的第一个印象，脉象与形体之间，有距离。他是一个比较壮实的小伙子，可是脉象偏弱，这个脉，更应该出现在类似林黛玉体形的人，这是个比喻，不太贴切。冬天的脉象。

田　原：我有个问题，是否有些人先天的脉象就是这样，就像有些人先天血压就偏高，会不会有这种情况。

顾植山：所谓的先天就是体质，他这个体质，说明脉和形之间是不相符的。他体质弱，先天弱的，从小身体不强壮。

田　原：我看他还是有点紧张。

顾植山：紧张脉会变快，但这不是紧张造成的，脉弱是紧张不出来的。（大家笑）

他的左手尺脉很沉细，更证明了他先天的弱，肾气不足。但是今年，现在这个季节，今年的运气，有了太阳寒水之后，本来往年的三之气，心脉的火气要偏旺的嘛，但是今年这个脉不太旺，不要紧。因为《内经》上讲，今年的运气是左寸不应的，为什么左寸不应？因为左寸被太阳寒水压制了，正常人出现了左寸弱一点，不作为病态来分析。

但是从整体上来讲，他的脉是弱的。缺少了这个体形应有的力量，左尺弱得更明显，表达了先天肾的因素。

换右手。

田　原：擦汗了，他还是有些紧张。

顾植山：紧张多少有点变化。他右手的寸脉也弱。右手的寸脉弱，就不是五运六气影响的了，右手寸脉对应的肺气，平时他肯定有肺气虚的表现。他这个右手脉，你摸摸，比较碎，脉的波幅，不是从寸一直到尺的，它中间是小碎步，一截一截的，比较短，但是力度比左手要好一点。

舌苔。

舌苔你看，偏于脾虚湿重，舌体不饱满，有一点苔腻，发黄。其实还是有点小问题的。

田　原：如果对应刚才那个小伙子的舌苔和脉象，是否有什么方子可以长期调养他的体质？

顾植山：他现在这个时候，假如没有其他特别不适的症状的话，他就是容易疲劳，脾胃的消化功能，夏天的食欲，都不会很好。所以，作为带点保健性质的调理，用李东垣的"清暑益气汤"就行。

田　原：夏天长期作为调理用，像他这样的体质，冬天也可以用膏方。

顾植山：对。他是偏于怕冷的体质，到了冬天。他在北京可能环境条件还好一点，冬天有暖气，要是到了南方，他是不耐冷的。

田　原：这样来看脉象的话，我们就比较容易理解了。五运六气和咱们传统中医的摸脉，还是有密切关系的。

顾植山：有密切关系！脉象为什么是六部？就是因为开阖枢，有了三阴三阳才有六部脉。有了五运六气，才有这六部脉的排列次序。

打个比方，脉的节律运动是怎么走的？一年的气，冬天是寒水吧？冬天最冷，所以寒水联系到肾。过了冬天以后，春天是什么？厥阴，厥阴风木。过了厥阴风木以后，到了夏天，少阴君火。

田　原：也就是说，中医里所说的，"左手心肝肾，右手肺脾命门"，左手寸口脉这个地方，尺部对应肾，本质上对应的是五运六气中的太阳寒水；关对应的肝，是五运六气中的厥阴风木，而寸对应的是君火？

顾植山：对，所以后来一些人为了记忆方便，君火，跟心的联系比较多，手少阴心嘛，所以这个地方变成心；厥阴风木，足厥阴是肝，寒水是什么啊？与肾的功能有直接关系。所以，左边心肝肾，是按照五运六气的三部来的。

因为自然界是一个节律运动，它的六气，不断地从寒水、到风木、到君火，这样从左边上升。那么，身体的气血运行，必定要跟自然界的气化运行同步，所以这个同步，也是从寒水，上升到风木，上升到君火，这样的一个概念。

所以这个脉象，并不完全是疾病的反映。现在教科书对脉象的定位有错误，光说脉象是疾病的反应，跟病对应起来，这样去理解。结果不但西医很难理解，中医也不能自圆其说。

你那么多种病，你脉象究竟能对应多少种病啊？什么病就一定是什么脉象吗？你能找出这样确实——一对应的脉象来吗？

学习了五运六气，你首先要在思想上有所调整，不要把脉象看成纯粹是疾病的表现，不要把所有的人体反应，都看成是病的表现。打个比方，一摸到了弦脉，不分青红皂白，就说是肝的问题；血压稍微高了，就给个降压药，强行地压制住它，这样不行。

田　原：所以我们说真正的中医专家，更多的时候，他是一个传统文化、生命科学的传道者，这点非常重要。

顾植山：对，如果中医出现了这样的定性错误，只要看到有点指标不正常，就认为是病的表现，那么你一定要去找病，千方百计地把病找出来。找不出病来，心里就着急得不得了，花了好多钱，一定要把病找出来。这好比什么呢，阶级斗争的时期，以阶级斗争为纲，一个单位只要有一点问题，一定要找出阶级敌人来，找不出阶级敌人你就没有完成任务，一样的道理。所以用这个思想来看病，那么你没有病的人，也会找出病来。

田　原：这话说得好，找出病的想法本身，就带有阶级对立的眼光；你用阶级对立的眼光去打压，结果制造出更多的矛盾出来。中医在本质上，是人文的，是对生命规律乃至生命文化的解读，把这种文化性抽掉之后，中医就变成了一种纯粹的临床技术。

顾植山：自然界运行的时候，比如春气在运行，你相应于春气的厥阴脉，也就是左手关部这个地方，它是不是跟了起来，呼应起来没有，这个很重要。冬天藏的时候，相应于冬季藏的脉象，左右手的尺脉，它的气血有没有藏起来，有没有藏好，它直接影响你第二年气的生发。所以号脉，首先号的是你身体跟自然的协调状态。

田　原：本质上反映的是天人是否合一的这么个韵律。

顾植山：对。再次看什么？看人体质强弱是否与脉相应。
你身体很粗壮，你的脉是不是也很粗壮？你形脉相得，还是不相得？
假如你身体五大三粗的，像鲁智深一样，结果你的脉象很细，像林黛玉，那就脉形不相得。反过来又讲，你长得像林黛玉那样，脉却很粗壮，又不相得，也不行。

春脉，如鱼之游在波

田　原：这样理解脉象虽然有些难度，但是很规矩，容易有感觉。

顾植山：大家以前可能有误解，也可能是有一些媒体杂志，为了迎合老百姓的心理，希望给老百姓一些方法，就建议你春夏多吃一些附、桂等养阳气的药物或食物；到了秋冬，就养阴，多吃一些百合，梨之类补养阴液的东西。这本身是对"春夏养阳、秋冬养阴"的一种误读，最终还是要落实到动态上去。

田　原：比方我们都到了春天这么一个季节，用您的眼光来看，什么样的人的阳气似乎没有生发起来？什么样的人似乎又有些过旺，在外形上是否能看得出来？

顾植山：首先还是号脉。到了春天，你摸摸不同人的脉，就会有体会。很多人，春天的时候出现春脉不应，主要反映在左手的关脉上，左关的脉比较弱，这个人就是春脉不应。

田　原：春脉应，是个什么感觉？

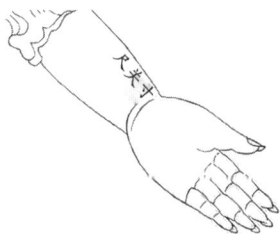

顾植山："春日浮，如鱼之游在波"。春脉主要反映在左关的脉象，春脉从沉的地方，向上来的时候，要有一种鱼从水底下越出来的感觉，就相应于春天的脉象了。

所以，前年的时候，在北京办班，有人向一个老师提问，他问，春脉浮，秋脉也是浮，那么请问，春脉和秋脉到底哪个更浮一点？秋脉毛嘛，毛就是浮。一个问题就把那个老师给问住了，不知该怎么回答这个问题。

其实，两个脉相应的部位就有差别，一个反应在左手的关上，一个反应在右手的寸部。

第二个，春脉浮，它像从水底下游上的鱼，有一种向上的动态。秋脉的毛呢，它是经过了夏天的洪，洪脉已经在上边了，毛，就像漂在水上边的东西。到了秋天收降的时候，它要向下、向里边收了，不可能像春天的脉那样向上浮了。秋天在上有一种"平"的感觉，所以用了一个"毛"字。

一个是水底下游出来的鱼，一个是漂在水上边的东西，开始要往下沉了。所以，动态不一样，部位也不一样。

所以，现在的脉象仪为什么老是做不成功？这些问题都没考虑到，节气的问题，五运六气的问题，还有人的不同体质的问题。有人做脉象仪，用的是现代医学心电图、脑电图的这些思路，都不看这个人，也不看这个天，就测量一组数据，然后让大家去分析，是不是这样的思路？所以，中医就比他们高级，高级在什么地方？中医因人而异，不同人的基础数据是不一样的，你鲁智深、李逵，能用和林黛玉一样的标准吗？中医还因天时而异，不同的年份，五运六气对人体的影响也不同，你不考虑这些问题，你脉象仪怎么能成功？

田　原：我的神呀，现代人的感觉都放在哪里了？来感受一下美妙的中医文化吧。其实这个摸脉，老百姓自己就能体会。多摸、勤摸，带着感觉摸，带着问题摸……

从开阖枢的时空方位，才能看清"欲解时"

田　原：上次在江阴的时候，您给一位女士看的脉象，我一直记得，当时您说她的左手寸部，心脉这块不太相应。

顾植山：对，容易上火。

田　原：您跟我们讲一讲当时她是个什么情况，您要是给她开药的话，会如何来对应她的脉象？

顾植山：当时她的左手寸脉独大，左寸的脉，相应于少阴君火，快到夏天，还没有到夏天的时候。

田　原：当时是五运六气的第一气，厥阴风木。

顾植山：那时候还是春天，还属于春气的时候，本应该左手的关脉，相对要大一点，强一些，而她的寸脉大于关脉，说明她有火，是一种虚火在往上冲。

田　原：不考虑是什么原因造成的虚火？

顾植山：知道原因当然更好，但即使不知道原因，从五运六气的角度进行调理，往往也就可以把火清下去了。

田　原：那您对应的会用什么方？

顾植山：用方呢，还是《黄帝内经》讲的，要四诊合参，脉象不决定一切。单凭脉象开方，虽然也可以，但是相对来讲，四诊合参更好。

田　原：说到张仲景的《伤寒论》，似乎并不是都具备四诊合参。

顾植山：这个问题问得好，我们看一下。

譬如太阴病，273 条，"太阴之为病，腹满而吐，食不下，自利益甚，时腹自痛……"，讲的是太阴病提纲；到了 274 条，就是讲太阴病的脉象；到了 275 条，就是太阴病的"欲解时"。

再譬如，厥阴病，第 326 条是厥阴病提纲："厥阴之为病，消渴，气上撞心，心中疼热，饥而不欲食……"；到了 327 条，讲的是厥阴病的脉象；到了 328 条，讲的是厥阴病的"欲解时"。

他辨证、辨脉、辨时间的思路其实非常清晰。第一条是"辨主证"，第二条是"辨脉"，第三条是"辨时间"。

"欲解时"，为什么厥阴病的欲解时是丑至卯上？要从开阖枢的时空位才能看得比较清楚，都是根据开阖枢的理论来的。所以，辨证、辨脉、辨时间，是张仲景看病的三大思路。

田　原：这说得太棒了，很多人说《伤寒论》看不明白，其实是没看懂他的思路，他看的是一种人的"疾病"在时空中的动态趋势。

顾植山：所以这个"欲解时"，张仲景把它放在非常重要的位置，既是一天的时辰，也是一年的时间。所以看病的时候，一定要问时间。有些人对《伤寒论》的"六经"始终搞不明白，主要是哪儿搞不明白？就是丢掉了开阖枢。

因为搞不清五运六气的时序规律了，也就搞不清三阴三阳了。

田　原：说到这个欲解时，和您商议后，我自己用了乌梅丸，因为这个秋天里，我总在夜里一点到三点醒来，同时感觉小腿发凉。三副乌梅丸下去，这两个症状都消失了。要知道我这个小腿凉感大概有两年的时间。这个欲解时，这个神秘的经方啊。

8. 七损八益——《黄帝内经》"调阴阳"的惟一大法

顾植山：所以我们在看病的时候，怎样把阴阳五行、五运六气的思想用到看病当中去？这就好比打仗的时候，兵来将挡，水来土掩，兵对兵，将对将，这样打仗的军事家，是低级的军事家。

霍去病打仗的时候就很厉害，他不讲兵法，不讲阵地战，他奇兵突出，深入到你后方去，打你的关键点。

现代医学的一些看病思路，常常一味地进攻。

打个比方，现在癌症比较强大，我们没有太好的办法能直接消灭它，如果一味地去化疗、放疗，往往癌症没有治好，反而把人治没了。就像蜀国碰到了魏国，魏国比较强大，那么魏国强大的时候，你用诸葛亮的办法，老是六出祁山，九伐中原，你又不能把人家消灭掉，结果最后，只能是把自己国内搞空虚掉。所以等到魏国反攻的时候，一次就把你消灭掉。所以我们学医，有的时候是不能学诸葛亮的！对付癌症这样的病，有的时候可以学学司马懿的办法，先保持我的实力。

田　原：也许诸葛亮没有学过《黄帝内经》。（大家笑）

顾植山：至少他不懂《黄帝内经》。在治病的时候，《黄帝内经》强调抓时机，抓住什么时机？七损八益。

调阴阳的大法，《黄帝内经》里讲的是什么？就是"七损八益"。

在《阴阳应象大论》里，歧伯和黄帝讲了很多阴阳的重要性之后，黄帝问歧伯："调阴阳奈何？"怎样才能调好阴阳？歧伯的回答是："知七损八益，则二者可调"。不是现在有些人讲的阴阳平衡。

田　原：七损八益是《黄帝内经》里面精髓的东西，也在五运六气的体系里？

顾植山：对。我们现代教科书对"七损八益"的解释，不知你有没有关注到？你可以看一看，把七损八益都解释成了"房中术"。为什么解释成"房中术"了呢？因为马王堆出土的《天下至道谈》里边，在讲房中术的时候，用了"七损八益"这个词，所以人们就以为"七损八益"原来是房中术。

究竟什么叫"七损八益"？

历代注家都没有注好。

田　原：而《内经》里面歧伯把"七损八益"作为调阴阳的最高法则，愿闻其详。

顾植山：这个"七"和"八"，归根到底，还是从河图洛书来的。

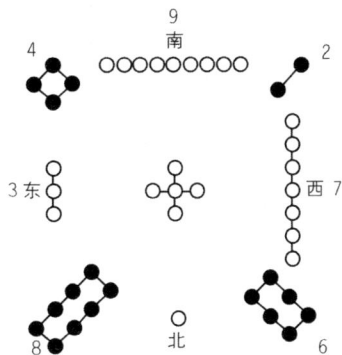

洛书图

我们一个太极图，用图像来表达的时候，就是洛书。哪个地方阳气最少，我就画一个点，到夏至的时候，阳气最多，我就把十以内最大的阳数九，放在夏至的位置。比一大的阳数，是几啊？三。比九少的阳数，是七。阳气是这样来定位。

阳气越来越大，一至三，阳气越来越少，九到七。九到七，是阳气损的过程，一到三是阳气生的过程。

那么阴气怎么来表达呢？过了夏至以后，温度最高，阴气最少，所以用最小的双数二来表示；那么什么时候阴气最重？凌晨的时候。放到一年的之中，过了冬至以后，到了伏天，温度最高，阴气最少。

懂得了洛书，我们才能知道，七是在这个位置，一天的下午，一年的秋天，空间中西边的位置；八在哪儿？一天的子时刚过，一年之中冬至之后。八是个什么概念？八是阴气最大时候的位置，但已是阳气复生的时候。"冬至一阳生"，过了冬至以后，阳气开始生发，不断壮大，阴气慢慢减少。

田　原：也就是说，我们到了八的这个位置，阳气初生的时间段，我们应该帮助阳气的生发；到了七的位置，阳气开始收了，我们就应该去"损"它？

顾植山：你要知道，七的位置，你不要看阳气还很多，但到了该损的位置，树木开始掉第一个叶子的时候，它已经掉了。老天爷都在损的时候，你不要再去帮助它，要顺着它"损"，它该损你就损。

到了八的时候，阳气已经生发了，不要看着满天大雪……我举一个例子，我的一个学生的孩子，小学五年级，他听我和他妈妈讲这个道理的时候，孩子听得很用心，学校写作文的时候，老师布置写冬天的景色，它写的那个题目，叫《踏雪寻春》。他讲，虽然外面还是大雪，地底下的种子，已经有嫩芽了。把树皮刮下来，已经露出青的颜色来了。在"八"的时候，要看到"冬至一阳生"的阳的迹象。

"八"的时候，一阳已生，你就要去帮扶它；到七的时候，树叶掉的时候，你要顺着它，去收它，不要再去长大它。

田　原：（笑）小孩子很聪明，冬天来了，春天还会远吗。

当"七损八益"用于经营身体和人生

顾植山：看到了开阖枢，看到了洛书的象数，就理解什么叫"七损八益"了。因为开阖，七就是降的位置，七相当于秋天了，秋天万物都要开始收藏了，开始入了。所以，八的时候，你要帮助它。

帮的是"八"中的"一"，而不是帮"八"。比如植物，你到了八，就可以给它上肥料，帮它生长，到七的位置了，开始掉叶子了，你不能去上肥料，不能让它再生长了，人也是这样，干什么事情都是这样，治国的时候也是这个道理。

田　原：我们的农民伯伯应该最懂这个七损八益了。其实这个"七损"，有很多层含义，你可以讲一天当中，到了下午的时候；也可以讲我们一年当中，到了秋天的时候；也可以讲一个人，到了中年往后的时候。这些都要遵守七损八益的道理。所谓得道者多助，失道者寡助。

顾植山：是的，所以七损八益的原理和原则适用于生命的每一个周期性的运动、变化，是非常有指导意义的。这个"七"跟"八"，代表了"损"和"益"的两个基本点，所以这个抓"机"，主要是抓"七"和"八"这两个点，最重要的。

田　原：不是简单意义的机会主义了。所谓天时地利人和。

顾植山：是的，昨天在北大参加了个会议，会上有个人，他用八卦来讲"七损八益"，他讲七是兑卦，兑是水，所以近水地方的人，生小孩容易生女的；八是艮卦，是山，山上生小孩容易生男的。这就搞成迷信的东西了。

田　原：中国人讲什么东西七七八八的、什么心里七上八下的……大体也包含了这个文化语意了。您刚才说，到了八这个位置，应该扶持，不是扶持八，而帮的是“八”中的“一”，这句话很有深意。

顾植山：从经济技术来讲，就是一个周期的启动，刚开始。

举个例子，改革开放之初，八十年代，北京开两会的时候，代表讲现在不正之风起来了，不正之风的风源在乡镇企业，讲得对不对呢？对的。因为乡镇企业没有国家的指标，只能靠拉关系，他才能搞到物资，才能进行推销。

开过会之后，有的省领导，譬如安徽，就贯彻两会精神，大力整顿不正之风，包括私营企业，就把傻子瓜子的年广九给抓起来了。为什么抓年广九呢？据说是他偷税漏税，抓他有没有道理？有道理。假如按照“有是证用是方”的套路，抓他一点都不错。但邓小平南巡时专门指示要放年广久，邓小平高明呀！抓年广久不利于当时私营企业、乡镇企业的发展。江苏省的领导做得就比较好，不但在江苏不查，还下了一道命令：所有外省到江苏来查乡镇企业不正之风的，江苏一律不予接待。为什么？他们懂得当时的乡镇企业象初生的阳气，处于“八”的位置，八的位置需要“益”它，不能轻易去“损”它。乡镇企业的不正之风该不该整顿？该，但要看时机，什么时候整顿？到“七”的位置的时候再整顿。

高级的领导，一定会有一种抓时机的艺术，发现什么问题，像古代的帝王，你看康熙王朝，康熙第一次要抓鳌拜时，孝庄太后讲不能抓，还没到时机。在益八的位置，不要去作损七的傻事。

看病同样这样，所以《黄帝内经》引兵法云：“无迎逢逢之气，无击堂堂之阵”，针灸刺法里讲“无刺熇熇之热，无刺浑浑之脉，无刺漉漉之汗”。一鼓作气过来的时候，你不要跟他去硬碰，等他三鼓打完了之后，再跟他干。看病也是这样，有时是要等待时机的。

所以到七的时候再解决它。“伤寒”的治则中有句名言，叫“下不厌迟”，刚开始看到有可下之证时，不要急着用下法；“温病”就不一样，温病叫“下不厌早”。为什么？温病犯的是太阴，太阴在什么位置？在西边，西边的气是什么？下降，所以你早点用下法，帮助它完成下降。而“伤寒”犯的是什么？太阳，太阳是什么，初生的气，气在往上走，所以太阳病是禁下的，等病发生了转变，转机到了，才能用下法。厥阴病也戒用下法，“下之利不止”。这都是从七损八益来的。

田　原：精彩！整儿个一用兵之道！这才真正理解了七损八益。用兵、做人、看病、把握人生的运势……无不需要学习这个七损八益。

辨证论治抓的是"后机"

田　原：用"五运六气"，或者用"七损八益"这些中医思想来调整一个家庭的稳定，调整一个单位的和谐，进而对国家的政策方向有所指导的话，它的作用将是非常大的。

顾植山：所以我们光讲弘扬中医文化，你弘扬的是什么文化？五行是世界的五种基本物质？这不是中医文化的东西。

为什么歧伯把调阴阳的大法归结为"七损八益"，七损八益就是要你"抓时机"。要知道它的动态规律，它在往哪个方向运动，顺应它的动态规律，这才是中医文化的东西，中医文化的精髓。

田　原：也是中国人的古老智慧，历史一直在讲给我们"时势造英雄"的故事。不是说你什么时候想怎么样就怎么样的，你还得讲究天时、地利、人和，这还是七损八益呀。说起来也惭愧，谈到中医，大家更多知道的是辨证论治，而不知七损八益，这个时候，我们如何理解辨证论治呢？

顾植山：辨证论治有什么错？辨证论治本身并没有错，它是中医看病的一个方面，但它不能代表中医看病的最高层次。就像写书法一样，横平竖直，永字八法，一点不错，但如果说，我们中医书法的精髓，就是永字八法，行不行？不行。所以《黄帝内经》为什么不讲辨证论治？《黄帝内经》是站在更高的层次，从更高的角度看问题，所以它一再强调"抓病机"。

"抓病机"与"辨证论治"有什么不同？辨证是辨的象，必须要有了象你才能辨嘛。往往那些中医看病的高手，有句名言，叫"握机于病象之先"！你掌握了它运动变化的规律，往往"象"还没出来，我就已经掌握了它的动态。所以叫做"握机于病象之先"。

田　原：有些"治未病"的感觉。就是我通过你的蛛丝马迹，发现你的发展趋势了，你未来的趋势是什么，我先下手为强。

顾植山：这是中医"治未病"思想最精华的地方。预期下手，抓的是先机；而辨证论治，抓的是后机。

田　原：正所谓上工与下工的区别。对于我们自身来说，跟着医生走也可能前途未卜，了解自己，改造自己才是自己的上工。

教一点看病之道吧。

木、火、土、金、水发病，各有运气破解之法

顾植山：为什么《伤寒论》里边谆谆教诲，在太阳病的时候，不要早用下法，厥阴病也是忌下的？刚才说过，太阳在八的位置，厥阴在三的位置，都是阳气刚刚生发的时候。下法，是"损"的方法，本来你往上升，而下法是向下的，把它压下去了。

假如还是厥阴风木的这个地方，郁了，木郁了。木郁用什么方法？《黄帝内经》里讲，木郁达之。

《黄帝内经》里讲的"五郁"，完全讲的是运气，不同的运气条件，"火郁发之，金郁泄之，木郁达之，土郁夺之，水郁折之"。那么，什么叫"木郁达之"？

现在脱离了运气背景以后，把它解释成肝郁，变成了一个证了，把肝郁解掉，叫木郁达之。这样的讲法，就失去了特定的时空环境了。

所以，有一次一个博士生做"郁证"研究，讲"木郁达之"的时候，我就给他提过一个问题，说这个人，肝郁了以后，用龙胆泻肝汤，用泻肝的方法来治他这个病，叫不叫"木郁达之"？他回答不上来。

什么是"木郁达之"？"达"是什么意思？王冰注："达，谓吐之，令其条达也。""引而上之"叫达，把气引上去了，这才叫做达。

反过来，为什么金郁不能达之？金郁为什么要泄之？金是肺，金到了西方的位置，它到了金的位置，郁住了，降不下去，你要帮助它降下去。不用《黄帝内经》讲，我们一看这个开阖枢，自己就会讲，金郁了往下降，金郁一定要泄之。

田　原：金郁泄之！肺和大肠相表里，在这等着呢。太棒了！

火郁要发之，火郁在上边，要叫它发出来。我想起那次台湾的那个孩子，虽然在台湾没有诊断是手足口病，却有类似手足口病的症状，咳嗽，发热，不出汗，手脚发凉，您主张让它发出来，结果两三天的时间就好了。那个时候，如果用泻法下排的话，它不好在哪里？

顾植山：中医认为，"火者疹之根，疹者火之苗"。台湾那个孩子有出疹的症状，

用寒凉攻下的话，他的疹子就发出不来了，发不出来就向里去，中医认为会把病引到里边去。

田　原：但是也有医家会讲，各类法门不同。或者换个说法，这种手足口病的孩子，是不是也是一种比较特殊的体质？不然为什么同样这个季节，有的小孩发病，有的小孩不发，他体质里肯定有一种特殊的能量在里边。而这种能量，我们在某个时间用泻排，是不是也是一种方法？

顾植山：临床是最有说服力的。治手足口病，没有用大黄攻下取得好疗效的报道，假如泻的办法好，大家就会流行，手足口病，泻一下就好了。这个办法行不行？不行。为什么不行，临床没有效，反而会把病情加重。

不但泻法不行，单纯清的办法也不行。西医挂吊瓶，用大量清热的药物，一清以后，退烧可能起作用，很快，体温正常了，回家了，第二天病又起来了，到医院去，结果比原来重一点。经过两次到三次，心肌炎出来了，脑炎出来了，病引到里边去了。发疹类的疫病不宜单用清泻的方法，这是古人早就总结下来的经验。

当然不是说清法和泻法绝对不能用。假如个别的体质，这里边就有个体差异了，确实是实热比较厉害，便秘造成的毒素堆积在身体里边，适当地通下，不是绝对不可以的。所以任何原则，都有变通的办法在里边，不能绝对化。

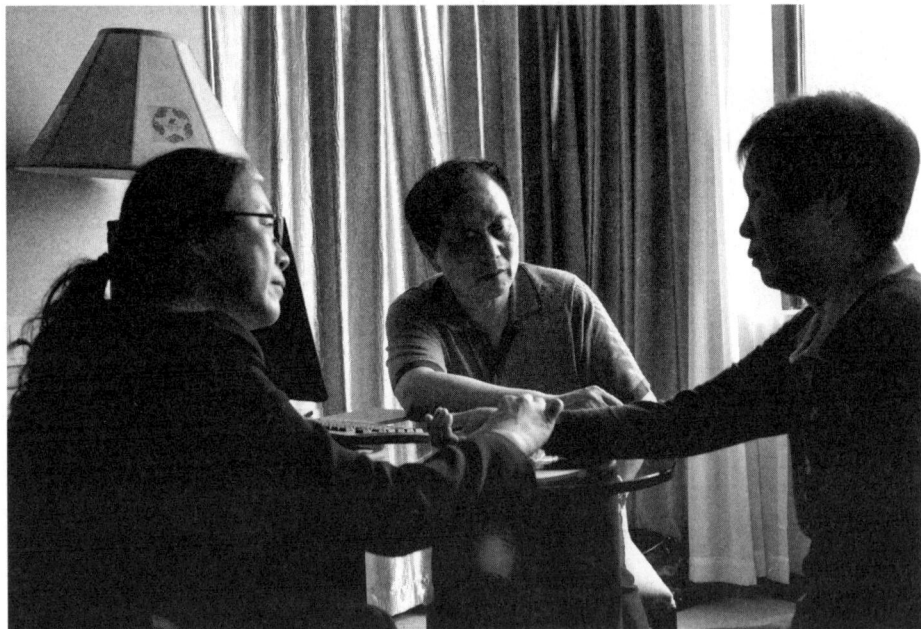

田原同顾植山教授探讨脉之"运气"

9. "运气"也有"变"数在

顾植山：那么今年现在的一段时段，为什么手足口病会增加？我们的预测报告中间也写了，今年的一之气，如果按照《素问·六元正纪大论》上的描述，是万物早荣，春天是个暖春，有些人就按照这样的描述去预报了，结果就出错。

按照这种常位去推算的人，网上可以看到一些，就是按照《黄帝内经》运气"七篇大论"中的《六元正纪大论》对每一个时段的描述，把它原文引一下或翻译一下，或者按照《圣济总录》去翻译一下，这样对于一之气气候的预测，就往往不准确。

今年一之气，就是春节前后的气候，气温明显偏低，是个"寒春"，不是"暖春"。万物不是早荣，而是晚荣，开花都推迟了。

所以，不懂五运六气的人，他就会讲，你这五运六气错了，你讲的是暖春，结果是寒春。就说五运六气没有规律可循。

其实《黄帝内经》有两个"遗篇"，是非常重要的。现在读五运六气的人，包括任应秋先生，包括方药中先生，都忽视了这两个"遗篇"，都没有去研究它。方药中先生写的《黄帝内经素问运气七篇大论讲解》，他不讲两个"遗篇"，所以很多人就只知其常，不知其变。

田　原：两个遗篇专门讲五运六气的"变"？

顾植山：对，"遗篇"中间就讲到，今年这样的运气条件，就有可能少阳降而不下，本来应该是暖春的，结果暖春的运气因子少阳相火没有正常到位，就会出现一系列的后续变化。很有可能又是一个寒潮来了，很有可能下冰雹。

所以今年的暴灾，是《黄帝内经》的遗篇中早就预计到的，特别容易出现暴灾，像这种出现激烈的气候变化，火气要下来，寒气把它压住了，寒火交争，虽然一之气的温度没有上来，但就像物质不灭定律一样，这个火还没有被消灭掉，随时都要发动的，只是把时间推迟了，推迟到二至三之气来发动，火郁而发。

田　原：二至三之气，三月到七月间，欠账总要还的，该来的总会来。所以今年的手足口病发病特别多？

顾植山：对，手足口病的发生，恰恰就是少阳相火的郁发造成的，因为它跟着火走。所以这种郁发的火的特点，就是报复性的东西，都来得很急，像股市报复性反弹，咚一下，就又掉下来了，来得快，去得也快，不持久。

所以，今年你看，上个月，一下温度就升高，升高以后，中央台报，今年夏天提早了十几天，但不持久，还没有热几天，温度就又正常了。今年的暴雨也是，来得快，几个小时，最多一到两天，再过两天就没有了，不是持续阴雨天造成的大面积洪灾，而是疾风暴雨型的。这是今年运气条件决定的，我们的预测报告中间，早就把这个特点描述清楚了。

10. 膏方，给冬日里收藏的"阳气"积点肥

【诊室现场】

某　女：其实之前我对中医，觉得有很多想知道的东西，它有很多吸引我的地方，但是中医最终到底是怎么去看病的，用什么样思路去看病的，我不知道，我很想知道。

田　原：中医是怎么和你的生活发生联系的呢？

某　女：我姐姐，我姐姐去年8月份查出来的红斑狼疮，今年40岁，现在就是吃顾老师的药，慢慢就可以上班了。

田　原：吃了多久的药啊？

某　女：从去年11月底，然后中间吃了膏方，大概这几天就吃完了。

田　原：她发作的时候很严重吗？

某　女：原来都不能上班了，打了激素以后，走路都喘气，累。

田　原：最早是怎么发现得的这个病？

某　女：当时发现的时候，因为她自己在医院里，马上就吃激素，当时她一天吃十片，现在慢慢减了，这又是一个奇迹。当时她问，因为她在安徽省立医院工作，在职的护士，她就问主任吃激素要吃多长时间？他说你吃4年，不能停。这个西医主任告诉他的，4年。但是现在才吃了多久啊，现在5月份，才半年。

田　原：她发病的时候是个怎样的情形？

某　女：现在这个脸已经回去了，就是还没有回到原来的状态。她发病的时候，自己都不知道是怎么回事，有一次是因为昏厥了，昏厥了就尿失禁。一般昏厥就是昏厥，但是伴有尿失禁，就是比较严重的了。

她自己当时不知道是为什么，然后就手指末端，指关节前肿、疼。但是那时身上还没有红斑，然后出了这个病，我也很着急。

田　原：怎么找到的顾教授？

某　女：我也是有个契机，去学了中医，到中医学院考了一个证，当时是中医学院的同学，应该说中医学院里边，有一大半的学生，是不愿意学中医的，但也有少数是真心喜欢中医的人，很钻研、很刻苦的人，然后我也就正好遇到了那样的人。那个同学也是半路出家，自己硬是考，本科也不是这个专业的，是因为家里边，父亲生病，去世了，母亲又不行了，后来到最后，母亲都快要没有了，就学中医。在他考上研究生的前一年，把他妈妈的病治得差不多了，我觉得也算是缘分吧。

当时也是聊天，我说我好想给我姐姐找一个够分量的、真的治好她的病的中医，然后他说，那我跟你说，顾植山顾教授，你可以去打听一下。

田　原：然后就带着姐姐过来看病？

某　女：对，看病的时候，因为我妈妈也是医生，家里边其他人都是学医的，西医。妈妈在心血管方面也是很有造诣的，也是个特别会为患者着想的人，只要有患者在，她会一直看到八点，九点；有时候半夜敲门的，她会披上衣服起来去。我觉得作为一名医生，不仅要有医术，还要有医德。

田　原：姐姐的病，治疗的时候要求忌口吗？

某　女：西医已经要求她了，她那个病，当时头发落得很厉害，她头发以前很多的，比我还好，落到最后，几乎要白化了，70% 白化，然后体重很快地减轻。白天去吃饭，不干什么事，就吃个饭，一身都是虚汗。晚上盗汗，睡不着觉，失眠，到了这个状态。除了我说的这些症状之外，就是停经，整个内亏，身体特别虚。

田　原：现在上班了？

某　女：对，月经也来了，正常了。

过多干预人体的"自动化"，结果把人变成"死"的机器

田　原：顾教授，您怎样治疗的这例红斑狼疮？

顾植山：我主要不是针对病的，我的药不知你注意到没有，我任何一味药，

都不是杀灭红斑狼疮的，完全靠的就是扶正。红斑狼疮难缠嘛，对方强大，我就学廉颇，学司马懿，我保存好病人的实力。

现代医学有一个很大的误区，就是把人体出现的，这些所谓的症状，全部看成是敌人。看到有一个症状出来，就要把它对抗掉，把它消灭掉。其实，绝大多数所谓的"症状"，都是人体自我调节抗病的表现。

田　原：这话说得好，其实很多症状，都是人体抗病的表现，并不是来一个，我们就消灭一个。现在一说到疾病，大家都很恐慌，导致医院门庭若市，大家蜂拥而至。

顾植山：这个动态表现，绝大多数都是人体的自动化系统，它自己在调节，这样才能理解《汉书·艺文志》上的名言：有病不治，常得中医。

其实人体自身就会治病，有一半病是自己治好的，你不要去治它，它自己会好。生活中这种例子很多，你吃东西呛到了，呛到气管里边，它咳嗽，咳嗽咳出来，就好了，这是一种人体的自我调节；还有，像吃了脏的东西，拉肚子，一吃一拉，马上就好了，每个人都会有这样的能力。

你如果看到他一个指标，看到他拉肚子了，马上就干预他，看到咳嗽了，马上让他不咳嗽，结果病越来越升级，过多地去干预身体自动化的东西，结果把人体的自动化变成了死的机器。导致医源性疾病，药源性疾病比例越来越高，本来没有病的，或者自己会好的，结果给治出病来了。

所以，"治病勿治过"，"不治过"现在大家都知道，有一个原则——不折腾。胡锦涛总书记讲不折腾，对人体也要不折腾，你老是针对一个指标，老是去干预它，就是在折腾自己。

所以我们现在治高血压的病人，疗效很好，吃中药，头晕好了，胸闷也好了，一两个月把血压降下来，但是我们不是用降压药的，不是说这里边哪个药能起到降压的作用。

血压为什么会升高？血压升高有升高的理由，血压升高本身不是病，是身体供血不足，需要供血，血压才升高。升高血压是身体增加供血、调整供血的一个重要的生理功能，它是一个信使，告诉你供血不足了。

田　原：或是告诉你太疲劳了，该休息了。而你一下就把信使杀掉。

顾植山：很多昏君，亡国之君都是这样的，把报消息的人给杀掉，以为就太平无事了。现在我们很多就在做这种傻事，你单纯吃降压药，不治病求本，不去分析为什么血压高？不把这些病源消除掉，那就是在慢性自杀。

阳气降，需要"软着陆"

田　原：您说治病需要保存实力，需要"扶正"，这个"扶正"，扶的是一种浩然正气，这种浩然正气，您认为应该怎样养？

顾植山：要看这个人的生气足不足，生气不是讲求越多越好，就像一个国家的经济发展也不是越快越好。所以，这样才能理解，《黄帝内经》里强调阴阳的一句话，"阴平阳秘"。

"阴平阳秘"讲的是动态。开阖枢的图，你要知道，阳气升的时候，不要太过，阳气要适当地有可控性，要"秘"，"秘"就要求不要过度地发散。这是一种动态，教你养阳的时候，要掌握一个原则，不要让阳气发泄太过。

阴是代表收藏的，代表降的。我常常举的一个例子，房地产价格太高了，现在需要降，降的动态叫做"阴"，要求你平和地下来，就叫做"阴平"。不要强行快速着陆，得"软着陆"。所以，如果说中医的精髓是"阴阳平衡"，阴阳对等，那么"阴平阳秘"能不能倒过来讲"阳平阴秘"呢？为什么古人非要讲"阴平阳秘"啊？

田　原：阳本来就易发，阴本来就是阴收，昨天您谈到一个对于相火的认识，是朱丹溪的一小理论：不正常出现的相火，是阳不秘跑出来的"贼"。必须治理这个相火，因为相火和元阳之气势不两立。可以简单理解这个相火吗？

顾植山：一些表现就是老百姓常说的上火，所以朱丹溪的滋阴降火是对的。但是，必须是有经验的医生才会使用。

膏方治未病，"八益"是时机

田　原：这个秘字也是大有深意。怎么一个"秘"法？

顾植山：所以，生气不足的时候，要扶助它的生气；生气太过了，要适当地秘实。不要过度啊。大家都说春天要增加运动，夏天晚睡早起，同样也要增加运动，但是运动过度了，发泄了，比如夏天汗出了太多了，是要耗散人的阳气的。耗散了，就不行。

田　原：在食物方面，是否也有一些相应可行的方法？

顾植山：食物也是，这个人，如果需要促进阳气生发的时候，你适当用点补阳的食物或者药物，这是对的。但是他的阳气生发太过的情况下，还是这个比方，出汗太多，伤了阴的时候，你就适当地补点阴的东西，这同样也是春夏养阳，并不是说养阳就一定是补阳的东西。

田　原：在一个大原则和规律之下，去把握分寸，还要因人而异，不是说全体人这个时候都得补阳。

顾植山：这个时候一些哲学思想，阴阳之间的哲学观念是可以指导临床的，像阴阳之间的相互关系问题，但是，这不是随便乱用的。打个比方，容易感冒的人，冬天来吃膏方，吃了以后，大多数人第二年就不感冒了；那些怕冷的，容易感冒的，都用膏滋，效果就很好。但是膏方治的是未病，不能说膏方治的是疾病，它针对的不是感冒，而是人的体质，还有当年的五运六气。有些人提出来，开膏方也必须强调辨证论治，这个提法，就是典型的不懂膏方，把方向都给搞错了。

你看病才有辨证这个概念，你不看病，我用膏方调气调体，凭什么叫"辨证开膏方"啊？只有需要同时进行慢性病调治的人，才需要结合"辨证论治"。

田　原：现在很多医院，也在搞膏方，很多中医"堂"也在搞，但真正的膏方是什么，膏方的内涵是什么，到现在还是有一点混乱的感觉。

顾植山：所以我们得把其中的文化讲清楚，把它的传承、历史渊源讲得明晰，我们的子孙后代，才能充分享用到我们老祖宗的智慧。

田　原：用膏方治未病，等于给植物上基肥。

顾植山：对。藏精，必须在冬天上，你春夏上基肥就不行。你冬天吃那些速效的、补的东西，等于冬天的时候上追肥，冬天让它去发芽，那会冻死在那里。

田　原：这里可以理解一下春夏养阳，秋冬养阴。到了冬天，农民把土地封藏起来，封藏得好，来年生发的力量才强大，才能丰收。

顾植山：对，冬天怎么来调理植物，跟冬天怎么来调理人，是一个道理，相通的。首先要懂得冬天该怎样做的道理，不懂这个道理，吃膏方，完全把补药往上堆，那就要出问题。

田　原：这个膏方来自于哪？有很多写膏方书的人，都说是从《黄帝内经》和《五十二病方》，从《千金要方》、《外台秘要》讲膏方的起源。

顾植山：凡是这样写的人，都是不了解膏滋方历史的人。

他们所说的"膏方"，不是膏滋方，而是膏剂。作为一种剂型的膏剂，丸散膏丹并列在一起，没有什么特殊性。这样讲膏方的发明，你不能解释一些现象：

为什么北方的中医一般不开膏方，不会膏方？

为什么南方就江浙沪开膏方？

江南医家开膏方也不是自古就有的，主要是明代中后期兴起，盛在清代，为什么到了明清以后才大规模出现膏方？

还有这膏方，现在有些人在搞"四季膏方"，春季膏方，夏季膏方，一年四季都吃膏方，但我们江南吃膏方，为什么强调从冬至开始？它的理论是怎么讲的，你不能解释这几个问题，讲的就不是传统的、真正的膏滋方了。

其实这个膏方，与理学思想的影响有很大关系。

田　原：您说的是宋明理学？

顾植山：对，宋明理学阐发了太极、河图、洛书的思想，从太极的思想，发展了中医的"命门学说"。

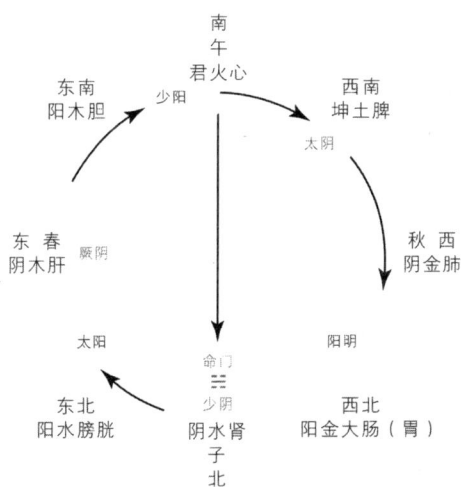

三阴三阳配属藏府及命门图

从命门学说，就知道冬天怎样来加强这个"命门"。

朱丹溪的"命门相火"说是受到理学的启发。有了太极思想，才能丰富发展《难经》的命门学说；有了命门学说，才引发出用膏滋方来进行冬季养生的方法。

其实从图中我们就可以看出来，冬天的阳气是以精的形式封藏在少阴位的，这里是"少阴君火"，古代也称为"龙火"。它是什么呢？本质上是心火下降了，寄居在了肾水的位置，封藏起来了，它是第二年万物生发的原动力，所以称为"命门元气"。气有余才是火。故命门正常的原动力不能叫"相火"。因此，我们可以用膏方，增强这种封藏的功能与能量。

所以，凡是强调要辨证开膏方的人，可能不大懂得膏滋方养生健体治未病的意义，不知道膏滋方是治未病为主的。当然，它也可以起到治病的作用。

报纸上还看到有提倡"补冬不如补霜降"的人，也是不懂膏方的外行，可能是从商业的角度提出的一个概念。你冬天的膏方拿到秋天吃，肯定有问题。秋天可以吃膏方，那叫做"秋膏"，开方的思路是不一样的。秋膏是润燥、降气降火为主的，冬膏是藏精为主的。所以冬膏是不宜移到秋天来吃的。

此外，人的体质不同，五运六气的年份不同，打个比方，同样是冬天，如果寒气重，你膏方祛寒的药就要多一些；如果火气大，就要适当加些清火的药进去。每年不一样，每人不一样，因人而异，因时而异；还有因地制宜。

田　原：膏方能够突显五运六气的理论。

顾植山：要体现这个五运六气，要体现三因制宜，我们江南这个地方，冬天室内室外温度是一样的，人在家里边也要抗寒，膏方中祛寒的药相对就要多一些。所以吃膏方，一般吃了就不怕冷了。

碰到北方人，你北京来的开的膏方，北京家里边暖和，就不能照搬南方的膏方了。南方的膏有的人带到北方去吃，吃了容易上火。所以北方家里取暖条件好的，不常在室外的人，温热祛寒的药相对就要少用一些。

这个膏方的学问太好了，体现了老祖宗对生命的细致呵护和理解，是真正的尊重生命。当然，吃不上膏方的人，有了膏方的理念，也可以在生活中慢慢琢磨"饮食膏方"。同样可以做好冬藏。

11. 龙山与砂山——明清膏方经学的那些事儿

顾植山：我们江南一带，清代柳宝诒的膏方文化还是比较有内涵的，因为柳宝诒的文化功底深，他不是一般的执业医生，他是秀才考了第一名的，他的医学功底又很深。龙砂地区又是陆文圭——经学大师在那边打下的文化基础，所以为什么五运六气在龙砂地区的医家中间能流传得比较多，用得比较好，就是因为陆文圭的文化奠基打得好。

陆文圭是宋末元初的经学大师，朱元璋手下最有学问的人宋濂对陆文圭推崇有加，说他是东南学术界的宗师，是这样的一个地位。南宋灭亡后，陆文圭不愿在元朝当官，在龙山、砂山脚下办教育，做了五十多年的私塾老师，他在教育史上地位很高，在江南培养了大量的人才，这才为"龙砂医学"的形成打下了文化基础。龙砂医家的文化功底都比较深，因为有了陆文圭的基础。

柳宝诒做膏方的时候，调养命门用酒的时候，胶要用黑杜酒炖，黑米跟杜仲制的酒，补肾；一般的补血就用黄酒。

酒就要区分，用水也有讲究。阳虚的人，他要用阳水；阳水是什么？流动的水，河水，江河水，这些都是阳水；补阴的用阴水，像地下水，井水，这些晒不到太阳的叫阴水。你不管他科学也好，不科学也好，他把这些文化思想渗透得很深刻。

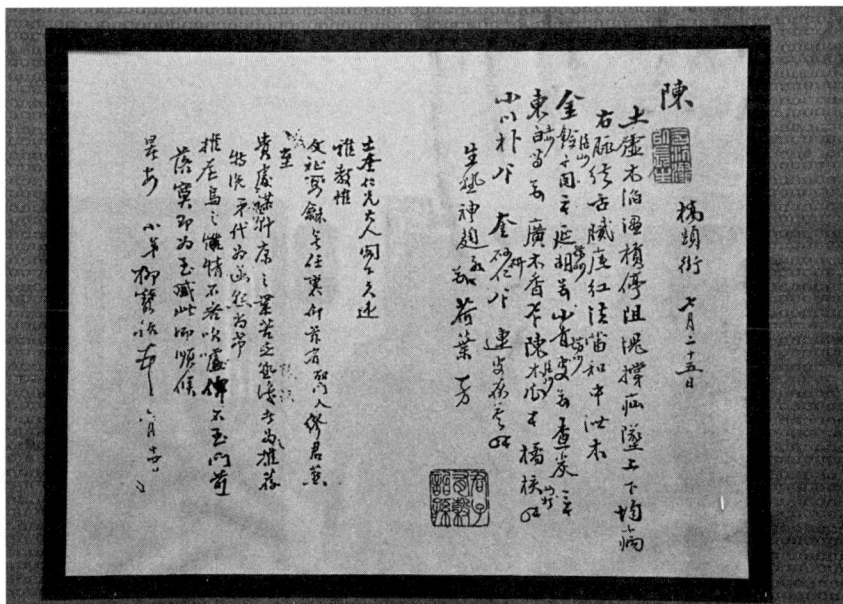

龙砂医派代表人物，致和堂创始人柳宝诒手书

田　原：龙砂医学，可以说代表了中医文化与传统文化的精髓，这个流派具体是怎样形成的呢？

顾植山：龙砂医学，这个流派是怎样形成的？还是得从陆文圭说起。南宋灭亡了以后，陆文圭不愿为少数民族的政权服务，他就隐居到江阴东面50里外的龙山脚下，现在的华西村就在龙山脚下，但他不是住在华西村里，而是在龙山那个地方隐居了下来。

他这个隐居，不是说隐了以后就不干事的隐居，他就是不出世了，不当官了，在那边办民间教育。

因为他办了50多年，他活到80多岁，他30多岁就去了，一直到他85岁去世，收了大量的弟子。陆文圭这个人是个通才，上知天文下知地理，又是理学方面的大家，又通中医，中医史上也有他的位置。这样，他就在那边，把文化的氛围，文化的人才，都做了奠基工作。他虽然不是个执业医生，但他通医，他培养的学生许多也懂医。

所以从元代以后，从吕逸人，就是元代的名医了，后来到了明代、清代，就不断地出大名医。所以，出名医必须有他的文化基础在。假如不是陆文圭在那边，把整个文化基础抬高的话，就很难想象那个地方以后会有那么多名医出来。

所以，到了清代乾隆、嘉庆年间的时候，"大江南北延医者，都于华墅"，这是嘉庆年间记载下来的，都集中到华墅，将华墅作为医学的都城了，名医辈出。

在光绪年间，出了一本书，叫做《龙砂八家医案》，是苏州的一个医家编的，苏州当时是整个医学的中心嘛，这个医家收集到了一些龙砂医家的医案，就编了《龙砂八家医案》，说明龙砂医学在当时医学发达的地区，名声很大，才会有人编这样一本医案，他又没到江阴考察，他又不是江阴人，这些医案是流传到苏州去的，他收集到的一些医案。

现在有些人认为，就是那8个人是龙砂医家。其实不对，这8个人，并不是取了龙砂医学最重要的"八家"代表，只是一个苏州的医家，把自己手头看到的，随便收集了总共9个人的医案，还不是他讲的"八家"的医案，里边9个人的，连清代最著名的龙砂医家姜礼的医案都没收集到。所以说，《龙砂八家医案》中的九个医家只是龙砂医家群体中的一部分而已。

到了清代乾嘉以后，这个医学流派的影响范围不断向周边扩大。到了近代，扩大到了上海、南京。上海、南京最著名的中医教育家，许多是龙砂医家出去的。当时上海三大中医学校，一个是丁甘仁的"中医专门学校"，当时的教务长是谁？曹颖甫，曹颖甫就是龙砂医家的代表。

第二个，"中国医学院"，现在的朱良春、颜德馨这批国医大师，都是中国医学院毕业的。当时中国医学院的校长薛文元，对中国医学院的影响最大，将本来一个要破产倒闭的学校，变成一个上海最大的，在校学生最多的中医学校。薛文元把它发展起来的，薛文元和副校长郭柏良，都是江阴人。而薛文元是龙砂医家代表人物柳宝诒的嫡传弟子。

第三个学校，叫做"新中国医学院"，新中国医学院的教务长，叫做章巨膺，章巨膺是柳宝诒的再传弟子，章巨膺的弟子何任，也是国医大师。

还有，南京中医药大学的前身，江苏中医进修学校的校长承淡安，他也是龙砂医学的医家。像北京中医药大学创办时的主要老师，应该是现在学生的老师的老师辈了，大多是承淡安培养的，送到北京中医药大学的。其中就包括了国医大师王玉川、王绵之、程莘农、颜正华，已故的工程院院士董建华，还有印会河、杨甲三、刘弼臣等等，都是承淡安办的中医师资班培养出来的。

所以大半个"北中医"都和龙砂医学有关。上海中医药大学就不用说了，首批教师的百分之七八十以上，都是上述上海三家学校培养的。

田　原：这样梳理下来很清晰啊。龙砂医学一脉相承走过来。现在的龙砂医学怎样呢，是不是有些式微了？

顾植山：后来的这些人都是向外发展的，向上海发展，到南京发展，留在江阴的，当然很少了，主要的人都在外边了。但是我们好的是什么呢？我们龙砂医学的传承没有断。虽然我也不在江阴工作，到安徽去了，黄煌教授、夏桂成教授在南京，但是我们把龙砂医家主要的学术思想都继承下来了。

你看好了，龙砂医家他有一个特点，他不管是搞什么专业的，他虽然不专门讲五运六气，不写五运六气的书，因为五运六气被边缘化了，成为一个禁区了，你不能专门去讲五运六气，但他们的思想中间，都会找到受五运六气影响的深刻影子。

曹颖甫先生，曹颖甫没有写过五运六气的书，没有公开宣传过五运六气，因为处在那个"科学化"的时代，你正面去宣传五运六气，阻力很大。但你看曹颖甫的《经方实验录》，这是他的代表作，他前边有一篇"序言"，不长，就一页纸，但他用了较多的篇幅，讲了一个医案故事。

曹颖甫先生十六岁的时候，他的父亲拉肚子，得了肠胃病，一般的医生，按照一般的治疗方法，就是黄连黄芩这些药，用治拉肚子的药，人都快给治死了。后来请了赵云泉去，给他用的是附子、干姜这些，治好了，治好了就问为什么这

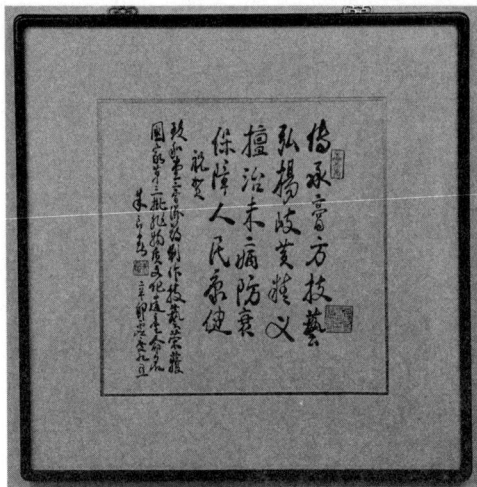

龙砂医派传人，国医大师朱良春手书

样治？赵云泉就讲了，这一年是"太阴湿土司天，太阳寒水在泉"，是个寒湿年，所以要用温药，完全是五运六气的思想。所以他到晚年写《经方实验录》，还能把这个过程完整地记在里边，你想，这对他的影响有多深，影响了他一辈子。

所以他注《伤寒论》的时候，他只取两家，一个是张志聪，一个是黄元御，这两个都是用五运六气来解《伤寒论》的，所以他与五运六气的关系，你要深入到他学术中间才能发现。有些人光看曹颖甫有没有五运六气的著作，有没有公开讲过五运六气的话，没有，就认为曹颖甫跟五运六气没有关系。其实五运六气的思想是渗入到他整个学术思想当中的。

章巨膺先生就相对明朗一些，他在文化大革命以前，他公开发表的文章，就讲研究各家学说，要用五运六气来看金元四大家。各家流派的产生，都跟五运六气有密切关系。他是1959年发表在《广东中医》上，发了以后，还遭到一些人的批判，讲他是封建迷信，宣传这些东西，搞得他小心翼翼，当时扣政治帽子是不得了的。后来上海出版的《章巨膺论伤寒》，把人家怎么批判他的，他又是如何辩护的，都收录进去了。

承淡安也没有公开讲五运六气，但是，他搞针灸的时候，他重视"子午流注"。"子午流注"就是五运六气学说在针灸当中的应用。他为什么重视子午流注？他也是龙砂地区出来的，他从小在家里耳濡目染，都是看到上一代的医生用五运六气卓有成效，也就不会轻易丢弃了。

所以，凡是从龙砂出来的医家，一般都不反对用五运六气。南京夏桂成教授是搞妇科的，也用五运六气。所以我们龙砂医学流派在继承五运六气方面把它发扬了一下，其他流派的人，搞五运六气的人就相对较少了。

田　原：这段几乎被淹没在历史尘埃中的瑰宝就这样被您找寻、守护着，这可能也是关于五运六气的最动人的篇章。非常感谢您！

（未完待续）

顾植山观点辑要:

★ SARS 的流行，源于 3 年前一场大旱?

SARS 流行的原理，《黄帝内经·素问遗篇》里早就说了，"三年化疫"。

2000 年，是庚辰年，SARS 是 2003 年爆发的，一定要借到 2000 年的"刚柔失守"，刚柔失守有三个条件:

一个是干旱。2000 年，龙年，北京就是非常干旱，北京出现了新中国成立以来最为严峻的缺水局面，那一年我们在避暑山庄开会，夏天的时候，避暑山庄里的水，那么大的湖，全都干掉了，湖底的泥土全部裂开。那是避暑的地方，承德热到 40℃ 以上了，这就是 2000 年最为明显的特点。全国除少数边远地区外，大多数地方的气象资料，都可以发现这个问题。

第二个，高温。《黄帝内经》里叫做"火胜热化"，气温高，还干燥，这个好理解。

第三个，报复性的寒冷，《黄帝内经》有句话"水复寒刑"。那一年的 11 月份，月平均气温是 30 年最低，北京比平均气温低了 1.6℃，石家庄低了 1.7℃，平均气温下降那么多，那个月，就叫做"水复寒刑"。出现了一个低温的报复，对夏秋高温、干燥的报复。这种复气，突然来，来了急，去了也快，不是持续时间很长的，所以就一个月，到 12 月又马上弹回去了。

如果仍然是持续的高温，不出现这个"水复寒刑"，也许就没有 3 年后的 SARS。正是因为这个"水复寒刑"，把温燥都郁在肺里了。这一年的运气特点在运气学上叫做"刚柔失守"，3 年左右要化成大疫。

结果经过了近 3 年的运气周期，到了 2002 年冬，2003 年春，SARS 爆发了。那一时段的气候也有个特点，日照少，一路的阴，阴气重，外面是阴雨湿寒的天气，里边是伏了 3 年的燥热，所以内燥外湿，内热外寒，SARS 就出来了。

★ 地球"运气"差，追溯 3 年前

3 年，是一个非常重要的时间段，运气刚好一个小周期。

3 年，中国科学院有个教授，叫耿庆国，他做的"旱震关系研究"，发现什么呢?他统计了从秦朝到现在所有的大地震，70% ~ 80% 以上的大震之前的 3 年左右，都有干旱，而且这个干旱程度和发生地震的时间间隔，和地震的震级都正相关。

比如说唐山大地震以前，3 年半，干旱得很厉害。

地震就出现这个规律，假如这个地方的旱情发生以后，在当年就发生的地震，一定是小震，不是大震。就像云南，当年干旱得很厉害，结果第二年，也就是去年，马上震，6点几级，中震；假如不震，到第三年再震，就是大震。

有的书，像春秋战国的书就有写到，3年，是气化的一个时间点。6年一个周期，3年是转折点，所以往往变化都在3年左右，3年化大疫。这个气候变化，当年引发的病，一般不会是大疫，这种产生虚的因素的时间越长，爆发得就越厉害。

治国家的经济政策也是这个规律，潜伏的问题拖的时间越长，爆发的时候力道也越大，都是一样的道理。

所以3年左右，是一个特别要注意的时间点，天气也好，人的身体规律也罢，三年都是关键的一个时间点。

★ 中医强调天人合一，却很少见哪个医生看病的时候，先问问今年的"运气"

我们再来看甲流感，不懂五运六气行不行？从预测来讲，我们一早就预计到甲流感的发生，《黄帝内经》强调，看病要"必先岁气，无伐天和"，"不知年之所加，气之盛衰，虚实之所起，不可以为工矣"，一再强调，要"谨候气宜"，"审察病机"。《黄帝内经》里讲的这些话，现在中医界已没有人反对。但是，到具体临床应用的时候，却没有人去讲这个话了，很少有临床医生看病的时候，先去问问岁气是什么，今年的五运六气加的是什么了。

所以现在对于天人相应，是抽象的肯定，具体的否定，不否定也是摆到旁边去了，边缘化了。

★ 老百姓看病，常常喜欢把病因搞清楚

看病，必须以解决问题为主。可老百姓看病的时候，常常喜欢追问病因，问医生说我这个病是怎么来的。西医老是要搞清楚这个病是哪里来的，其实很多病他们也搞不清楚，常常发现一个相关因素，就以偏概全，讲病因搞清楚了。讲给病人听了，头头是道。其实疾病大多是多因素的综合结果，内经讲天、人、邪，至少三个方面的因素。譬如SARS，西医讲病因搞清楚了，是冠状病毒引起的。可是，2003年6月以后，我们并没有把自然界的冠状病毒都消灭掉，为什么SARS就没有了呢？所以光知道冠状病毒，并没有把发病的原因都搞清楚，冠状病毒只是病因之一。

★ 抓住了病机，才有了转机

治病，有的时候是不需要太考虑"病从何处来"的，最要紧的还是"病向何处去"，怎样解决问题。打个比方，两个人不团结，闹矛盾，不是非要把所有事情都要搞得清清楚楚的，两个人之间的矛盾挨个去搞清楚干什么呢？相逢一笑泯恩仇，也就好了。有时候糊涂一点，找到解决矛盾的方法，没有矛盾不就行了嘛！

"抓病机"就是这个道理，你把那个机关一拨，转机就出现了，能转机就行了。

★ 人身体某个阶段发病，是天机的表现

我们治这个盗汗，就是睡着就出汗的问题。有的时候不是去止这个汗，而是看它发病的时间。假如是下半夜盗汗，下半夜那个时间是厥阴主之，《伤寒论》讲"厥阴病欲解时，从丑时至卯上"，我们在临床上发现，凡是这个时候，主要在半夜1点以后发生的病症，气由阴出阳的时候出现的问题，你按照厥阴病用乌梅丸，就能解决问题。你不管是下半夜盗汗也好，下半夜拉肚子也好，咳嗽也好，胃痛也好，像航空部的一个女同志，她就是一到下半夜胃疼得不得了，在某大医院看了三次特需专家门诊，实在没办法，到了合肥，就是乌梅丸下去，当天疼痛就基本缓解了。这个"由阴出阳"的时候出现的症状，说起来就是"阴阳气不相顺接"，这是《伤寒论》的原话。什么叫"阴阳气不相顺接"？人体的气化运行到了这个环节出现的问题，我们就解决这个时间的问题。

★ 搞懂了三阴三阳的时空坐标，才知道万病的由来

有些人想把"伤寒"和"温病"给统一了。你中医的外感病，"伤寒"是"六经"辨证系统，你温病是"卫气营血"辨证系统，搞一个系统不就行了嘛，不要搞几个系统。其实，三阴三阳和卫气营血是一个体系，都是在讲开阖枢的问题。

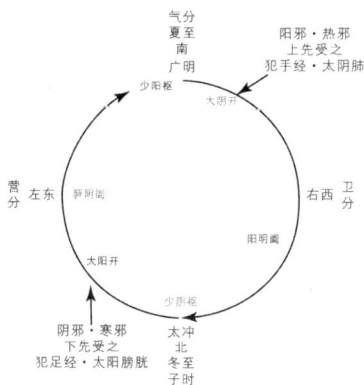

伤寒、温病原理统一示意图

叶天士懂得这个道理，叶天士告诉大家，因为寒邪是在下的，从下而来，下受的；而温邪是在上的，从上而来，上受的。所以温邪上受，它就不侵犯太阳，而首先犯肺。为什么首先犯肺呢？温邪是阳邪，阳邪是要犯阴气的，要伤阴气的，初生的阴气是太阴，太阴从上往下犯的话，先犯手经还是足经？先犯手经！手太阴经是肺，所以温邪上受，先犯手太阴。而寒邪下受，先犯足经，足太阳膀胱经。

★ 煎 5 小时的炙甘草汤，才管得住心脏疾病

24 小时，2 万多个早搏。……"心动悸，脉结代，心脚凉"，典型的少阴病。少阴病有个代表方，炙甘草汤。

炙甘草汤，煎药很讲究。方中重要的药是生地，按《伤寒论》原方，生地要用到 200g，但是现在都不敢用这么大剂量的生地，为什么呢？生地如果药房代煎，随便煎一下，那么这个剂量的生地太滋腻了，要影响胃的。

但是张仲景的炙甘草汤是怎么煎的？它是一半水，一半酒，用的是米酒，不能用白酒。它煎的时间很长，用的那个水量，按照标准煎下来，我们做了试验，要 5 个小时才能达到他这样的要求。煮到最后，剩下一碗水。这样的药汁就不腻胃了，治疗早搏效果是很快的。

我们现在教学生的时候，只教这张方用的是什么药，就像教厨师，只教这个厨师菜谱的组合，不教你怎么烧，没了火候的把握，怎么会有好的味道？中药方不讲究煎煮法，同样不能达到好的疗效。

附一：

对当前手足口病的五运六气分析

国家科技重大专项（2012ZX10004301-609）
"中医疫病预测预警的理论、方法和应用研究"课题组
2012 年 5 月 25 日

一、对"手足口病"的运气病机分析

手足口病因以手、足、口腔等部位出现皮疹和疱疹为主要特征，故在中医属于疫疹的范畴。

中医理论认为，发疹的疫病大多与五运六气中"火"的因素有关。清代温病大家佘霖的医著《疹疹一得》中说："火者疹之根，疹者火之苗"，"医者不按运气，固执古方，百无一效"。

我们在承担国家科技重大专项"十一五"期间运用这一理论，在 2009 年 4 月 13 日递交的《对 2009 年疫情的预测预警意见》中，成功预测了当时蔓延的手足口病"5 月后可望缓解，不必担心 5 月～7 月会出现高峰"。

随后，我们在课题研究中依据国家疾控中心提供的手足口病发病人数统计，对 2009 年和 2010 年的手足口病与五运六气的关系作出了如下图解：

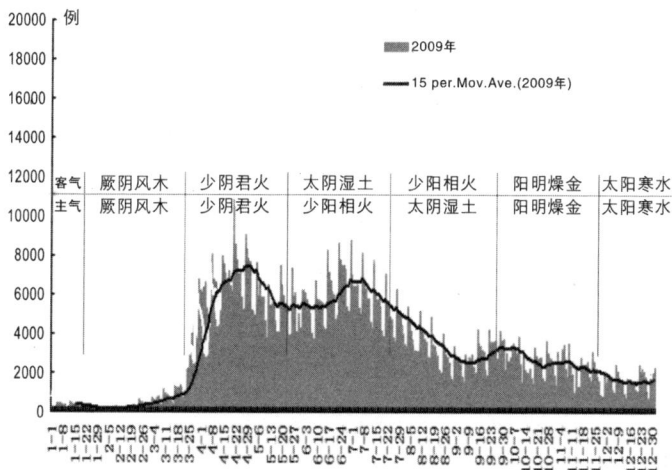

2009 年手足口病与五运六气关系分析图

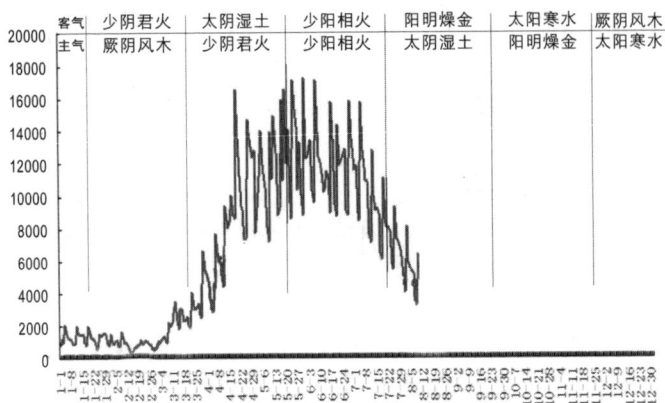

2010年手足口病与五运六气关系分析图

　　预测报告：2010年一之气出现少阴君火"降而不下"，向后郁发，"使疫情推迟到春末夏初时段出现。

　　上述图解显示了手足口病高峰大多发生在客气与主气两火迭加时段，尤其在两个都是君火，或两个都是相火迭加时更为显著。

二、对今年手足口病发病趋势及证候特点的分析

　　2012年岁运是木，太阳寒水司天，太阴湿土在泉，本来不属于手足口病的高发年，但年初的运气出现了异常，我们在《对2012年疫情的预测意见》中分析：

　　若司天寒气太过，年初出现春寒（1、2月份全国大多数地区出现明显低温天气），一之气的少阳相火受窒，"火发待时"，入夏后易出现暴发性的气温偏高；"时雨乃涯"，又易发局部洪水，也增加了发生疫情的可能性。

　　少阳相火的郁发，主要易发生在二之气与三之气前段，反映在手足口病的图解如下：

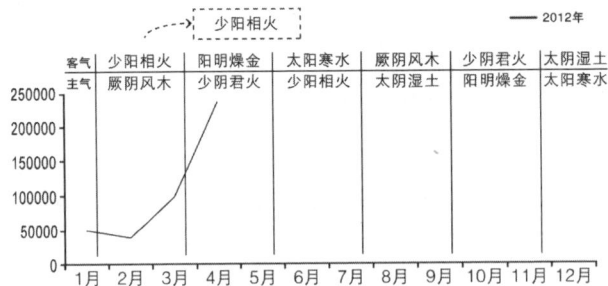

2012年手足口病与五运六气关系分析图

三之气后段太阳寒水当令，只要不是气候特别高温反常，手足口病应趋缓和。8 月份应有大幅回落。

附卫生部公布后来几个月的手足口病数据：5 月 462 116 人、6 月 381 626 人、7 月 248 739 人、8 月 118 333 人、9 月 135 974 人。图示如下：

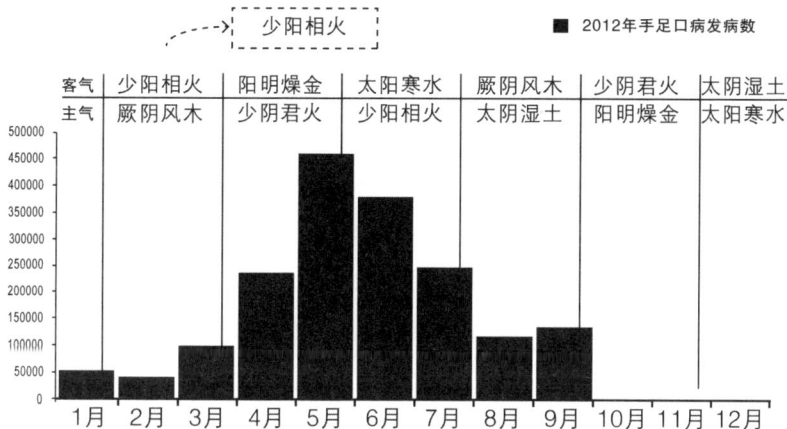

与我们的预测一致，进一步证明运气规律。对于今年手足口病的证候特点，我们从合作单位山东临沂市人民医院观察到：患儿的主要症状为发热、皮疹、口疮，"火"的证象较为明显（广东珠海医院所见则有许多不发热者）；另出现发搐（手足抖动，肌阵挛）的患儿较多，约占重症患者的三分之一，这与今年的岁运阳木有关；相当部分病例呈间歇性发热，具少阳病"往来寒热"的特征；初起多见发热无汗，手足凉，舌淡苔薄白，乃司天寒水束表；发病人数虽多，重证患者并不多，也与今年运气所主是小疫而非大疫一致。患儿伴有消化不好，大便干燥者亦偏多，要考虑到岁运木旺克土，脾不足的因素。

三、治则讨论

"痧疹不宜依证施治，惟当治本。"如初发时咳嗽，"宜清热透毒，不得止嗽"；"喘者热邪壅于肺故也，慎勿用定喘药"；"多泄泻，慎勿止泻"等。

——缪希雍

痘疹"不形于诊，贵在能制其亢，先事解散兮，十全八九。"

——万密斋

中医治疗疫疹的原则如下：

一忌初起即用寒凉，

二忌妄用辛热，

三忌妄用汗下，

四忌误用补涩，

目的是使疱疹能顺利透发。

手足口病只要疱疹发出，病情都较轻微；若疱疹不能顺利发出，常可导致病情危重。

联系今年运气少阳相火郁发，治疗遵《黄帝内经》"火郁发之"的治则，更需强调辛凉宣透，切忌见症治症。

【推荐参考方药】

早期解表透疹，可用"升麻葛根汤"——升麻，葛根，白芍，甘草。

若咳嗽烦热，可用"宣毒发表汤"——升麻，葛根，薄荷，甘草，牛蒡子，前胡，杏仁，桔梗，枳壳，淡竹叶，荆芥，防风，连翘，木通；亦可用缪希雍的"竹叶柳蒡汤"——淡竹叶，西河柳，葛根，蝉蜕，荆芥，牛蒡子，薄荷，玄参，甘草，麦冬，知母，石膏，冬米。

发搐，酌加调肝抑木之品，如"瓜蒌散"——瓜蒌根，白僵蚕；搐甚，加羚羊角。或用"泻青导赤散"——归尾，木通，甘草，羌活，防风，酒栀仁，川芎，黄连，淡竹叶，灯心草，竹沥。

大便偏燥者，一般不需处理。古人认为"痘疹常宜大便坚"，虽三四日不大便亦无妨。结燥甚者，可加紫草、天花粉，或少加酒炒大黄。古人又有"疹家不忌泻"之说，只要能食，虽有泄泻，不能为害，故一般的泄泻也毋需处理。惟小便常欲流利，若见赤少，可用"四苓新加汤"——赤茯苓，木通，滑石，灯心，连翘，甘草梢，淡竹叶。

有严重并发症时，需按症情处理。

中西医结合治疗时，输液退热极易导致热毒内闭，误用激素更会使病情加重，而用抗生素"消炎"基本无效，需加注意。

附二：

阴阳离合之道——中医阴阳学说中一个被忽视的基本原理

顾植山于北大讲稿
2012 年 6 月 19 日

一、从太极图看阴阳概念的本义

中医理论的基础是阴阳五行。

现行中医教科书认为：阴阳的涵义很朴素，是指日光的向背，是对日月、男女、水火等概念的哲学抽象。日光的向背，日月、男女、水火的相对性是尽人皆知的生活常识，为什么其他国家和民族没有出现阴阳学说？可见仅据"日光的向背"，日月、男女、水火的相对性，不足以形成我国传统文化中的阴阳学说。

太极图的产生，是以一年中阴阳气的盛衰变化为依据的。

冬至白天最短，夜晚最长，日影也最长。随后白天不断增长，日影不断缩短，到夏至白天最长，日影最短。夏至后白天不断缩短，日影不断增长，再回到冬至，这一变化过程自然形成了太极图。

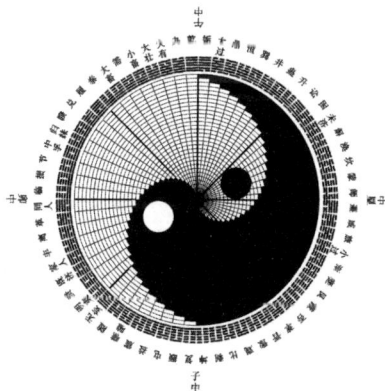

六十四卦太极对应图

太极图是古人对自然气化运动盈虚消长规律的形象描绘，而河图、洛书是太极思想的数字表达，是数字化的太极图。"河出图，洛出书，圣人则之"，"太极·河洛"思想是中华民族文化的源头，也是阴阳五行学说和中医学理论的根本。而"太极生两仪"——中国传统文化中阴阳的思想，源于对太极两仪的理解。

阴阳，首先是动态表达。结合自然气息的变化，容易得出冬至阴极而一阳生，夏至阳极而一阴生；冬至到夏至的上半年为阳，夏至到冬至的下半年为阴的概念。

依据太极图，阳和阴首先是气化运动的不同状态，是自然变化的"象"，是古代的自然科学模型；将阴阳概括为对立统一的两个方面，用阴阳来阐释事物属性及相互关系，是从哲学角度对阴阳的理解和演绎，已不是阴阳的原始概念。

当然，由象到"理"，可以进入哲学层面的讨论，但太极阴阳的自然科学模型是有具体事物可指的，而纯哲学的概念是抽象的、相对的，讲某一事物的阴阳属性，是相对于另一事物而言的。

二、阴阳离合之道与三阴三阳概念的产生

自然界的阴阳气不是静态的比对，而是具有盛衰变化周期的节律运动，古人将自然界阴阳气的盛衰变化理解为一种周期性的离合运动，"离合"又称"开阖"、"捭阖"、"阖辟"等。

阴阳离合变化同样以天文历法为依据，《史记·历书》："以至子日当冬至，阴阳离合之道行焉"。《黄帝内经》中论述阴阳开阖的专篇是《素问·阴阳离合论》。

《阴阳离合论》将阴阳气的运动变化过程描述为开、枢、阖三个阶段：

"圣人南面而立，前曰广明，后曰太冲；太冲之地，名曰少阴；少阴之上，名曰太阳；……广明之下，名曰太阴；太阴之前，名曰阳明；……厥阴之表，名曰少阳。是故三阳之离合也，太阳为开，阳明为阖，少阳为枢；……三阴之离合也，太阴为开，厥阴为阖，少阴为枢。"

将三阴三阳开阖枢的时空方位标示于太极图中，就可看到三阴三阳的太极时相，它是"六气"的时空方位表达。

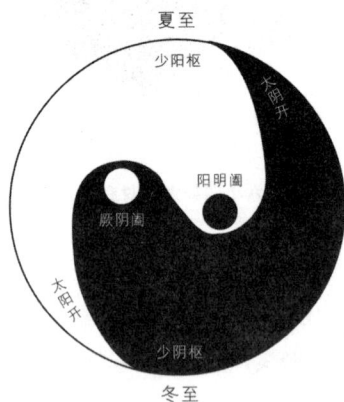

三阴三阳与六气的配应：

太阳居东北寒水之位，时序"正月太阳寅"，故配寒水；

太阴居西南坤土之位，时序长夏，主湿，故配湿土；

阳明居西北乾金之位，时序秋燥，故配燥金；

厥阴居正东风木之位，时序属春，故配风木；

少阳居东南巽风生火之位，时序初夏，故配相火；

少阴居太冲之地，虽正北寒水，但与正南君火子午相应，标阴而本火，故配君火。

心中有了上述图式，中医学中阴阳的许多概念不言自明。

三、阴阳离合之道在中医基本理论中的重要意义

三阴三阳的开、阖、枢是个非常重要的概念，体现了三生万物的思想，是中医阴阳学说的基本图式，关系到中医基本理论的方方面面。

天人相应的关键，是要把握天地阴阳动态节律中的盈虚损益关系，"天不足西北，地不满东南"和"七损八益"等都是依据开阖枢理论对自然阴阳动态变化盈虚损益的描述，文中的"西北"、"东南"、"七"、"八"等代表的都是时位。

《黄帝内经·阴阳应象大论》提出调和阴阳的大法是"知七损八益，则两者可调"。辨"七"、"八"的要旨是辨时机，现在教科书把"七损八益"解释为房中术，还能成为中医调阴阳的大法吗？

据上列三阴三阳开阖枢图，天（阳）气至西北阖而不足，地（阴）气至东南阖而不满，其义显而易见。

而现在的教科书讲"天不足西北，地不满东南的说法，是根据祖国的地理形势"，变动态为地域，变时间为空间，"天不足西北"说就成了古人不知道有青藏高原的常识性错误了！

"春夏养阳，秋冬养阴"，本来讲的是要顺从阴阳的动态去进行养生。春生夏长，动态是阳；秋收冬藏，动态是阴。现在把"春夏养阳，秋冬养阴"简单讲成春天和夏天要多吃补阳的食物，秋天和冬天要多吃补阴的食物，误导大众，后果可虞！

"阴平阳秘"描述的是阴阳的动态，处于阳态时不要太过生发，贵在一个"秘"字；处于阴态时收降不宜太骤，贵在一个"平"字。"秘"和"平"要求的是动态的"稳"，不能倒过来讲"阳平阴秘"。现在把"阴平阳秘"诠释为阴阳平衡，把阴阳关系局限在空间的物质的量的概念，僵化了中医的思维方式。

《黄帝内经》为什么不讲阴阳平衡？平衡是从空间的角度看问题。若从动态着眼，会用"平衡"的提法吗？

三阴三阳是由阴阳离合运动形成的六大气化状态，在天为六气，在人为六经。《伤寒论》将三阴三阳作为临床辨证纲领，契合《黄帝内经》动态的天人相应思想。丢掉了开阖枢的动态概念，单从空间的量的概念讲阳多的为太阳，阳少的为少阳；阴多的叫太阴，阴少的叫少阴，严重背离《伤寒论》的内容和临床实际，三阴三阳的重要理论失去了其应有的地位。《伤寒论》的"六经辨证"也就被人认为"实即八纲辨证，六经名称本来可废"了。

诸如此类的问题不胜枚举。

所以说，开阖枢是人体阴阳之气升降出入的主要依据，是动态的阴阳、时态的阴阳。强调动态和时态，是中医阴阳学说的精髓，在指导中医临床上意义重大。

而阴阳学说被异化为对立统一的辩证法后，多从空间的、静态的、物质的角度看问题，中医学中阴阳的概念被严重曲解。

因此，阴阳五行学说是古人对"天地之道"——自然运动变化规律的认识总结。"阴阳"是"性态"，"开阖枢（三阴三阳）"是"动态"，"五行"是"象态"。

四、三阴三阳时空方位的临床应用

实践是检验真理的惟一标准。

三阴三阳的开阖枢时间定位，可以在临床应用上得到验证。

"厥阴病欲解时，从丑至卯时"。

我们临床上发现，凡症状主要在这个时段出现的病，均可按厥阴病论治，笔者用厥阴病的主方乌梅丸治疗，屡获奇效，涉及的病种包括盗汗、失眠、胃痛、咳嗽、哮喘、泄泻、头痛、肺癌等等，已不下数十种。

【乌梅丸案】

李某，女，61岁。

2012年5月13日初诊

心悸盗汗，下半夜为主，至天明症状减轻，右耳鸣如蝉音，夜多噩梦恐惧；头晕反复发作，有风湿病史，肩臂、后背、手指关节走窜疼痛畏风。舌淡红、苔剥有裂纹。

｜处方｜炒乌梅24 g，川桂枝12 g，炮姜片6 g，潞党参12 g（炒），当归 10g，川黄连 10g，炒黄柏 6g，炒川椒 5 g，北细辛 6g（先煎），熟附片 6 g（先煎）。7 剂，水煎服。

再诊时，述服上方 3 剂心悸盗汗即止，能安然入睡，肩背关节疼痛和耳鸣等亦减轻。

正北为"太冲之地，名曰少阴"，故少阴病的欲解时在亥至丑时。笔者治一半夜即开始盗汗的病人，用乌梅丸效果不理想，改从少阴论治，用黄连阿胶鸡子黄汤，投剂即愈。平时治半夜易醒的病人，亦每以此方取效。

【黄连阿胶汤案】

王某，女，53 岁。

自汗盗汗 5～6 年，自汗盗汗严重，昼夜不停，汗如水洗，汗出身凉，肩背冷痛，夜间喉中干如撕裂，膝软无力，大便黏滞难以冲洗。予当归六黄汤合乌梅丸。

2012 年 4 月 28 日再诊

盗汗未有明显改善，询知每至半夜子时辄醒后汗出，转从少阴治之。

｜处方｜炒黄连 6g，炒黄芩 10g，炒杭芍 10g，东阿胶 10g，紫油桂 2g（后下），鸡子黄 1 枚。

2012 年 5 月 13 日诊

半夜汗出明显好转，白天仍易出汗，但较前亦已减轻。酌加益气固表之剂白天服用，晚睡前仍服上方。

｜白天方｜绵黄芪 30g，太子参 20g，大麦冬 15g，北五味 10g，诃子肉 10g，左牡蛎 30g（先煎），白茯苓 6g，厚杜仲 10g，炒白术 6g。

2012 年 5 月 20 日诊

汗出已如常人，盗汗消失，食热及过劳有汗出，余则无汗出。

"阳明病欲解时，从申至戌上"。

申至戌上是阳明阖的方位，在此时发作的病症，每可从阳明论治而获效。笔者近治一腹泻数月不愈的病人，询知其泄泻每于下午发生，用小承气汤一剂而愈。

【小承气汤案】

陈某，女。

2012 年 3 月 4 日初诊

慢性肠炎数年，反复不愈，少腹坠胀，排便稀而欠畅。面萎黄有斑，苔剥脉浮弦。

｜处方｜生白术 15g，杭白芍 12g，西防风 6g，青陈皮各 4g，西升麻 3g，炒乌梅 10g，炮干姜 3g。

2012 年 4 月 15 日诊

药后稍有好转，但大便仍溏，每于下午 3 点后大便，便后腹胀持续到晚上。

｜处方｜生白术 15g，杭白芍 12g，西防风 6g，青陈皮各 4g，炒枳实 10g，川厚朴 10g，制川军 6g（后下）。

2012 年 4 月 29 日诊

大便已正常（每晨一次），腹胀矢气均好转，上方加大腹皮 10g。

服后诸症告愈。

《伤寒论》六经病欲解时，反映了三阴三阳与时间的密切关系。张志聪说："此论六经之病欲解，务随天气所主之时而愈也。……天之六淫，伤人六气，而天气所主之时，又助人之六气者也。"

故"六气说"是中医阴阳学说的精髓和特色体现，"六气"思想是形成中医阴阳学说的重要源头。

所以"阴阳五行"和"五运六气"，首先是古代的自然科学模型，在中医学中是具体的医学理论。在自然模型及医学理论的层面上，是有具体的事物可指的。现在仅从哲学的层面讲阴阳五行是片面的，远远不够的。

把经方还给老百姓

"经方控"黄煌 与经方回归的"阳春三月"

我们为什么要提倡经方 是因为经方给人的 不仅仅是前人使用天然药物的经验结晶 而且是一种医学思想方法 是一套相当成熟的医学诊疗规范

为什么在现阶段要大力提倡经方 是因为经方被当代的中医人遗忘了 是因为高等中医教育对经典教育淡漠了 是因为古代医家认识人体 认识疾病 控制疾病的思想方法被后人发行加工得变形了 扭曲了 失真了……于是 我们呼唤经方 实践经方 推广经方——黄煌

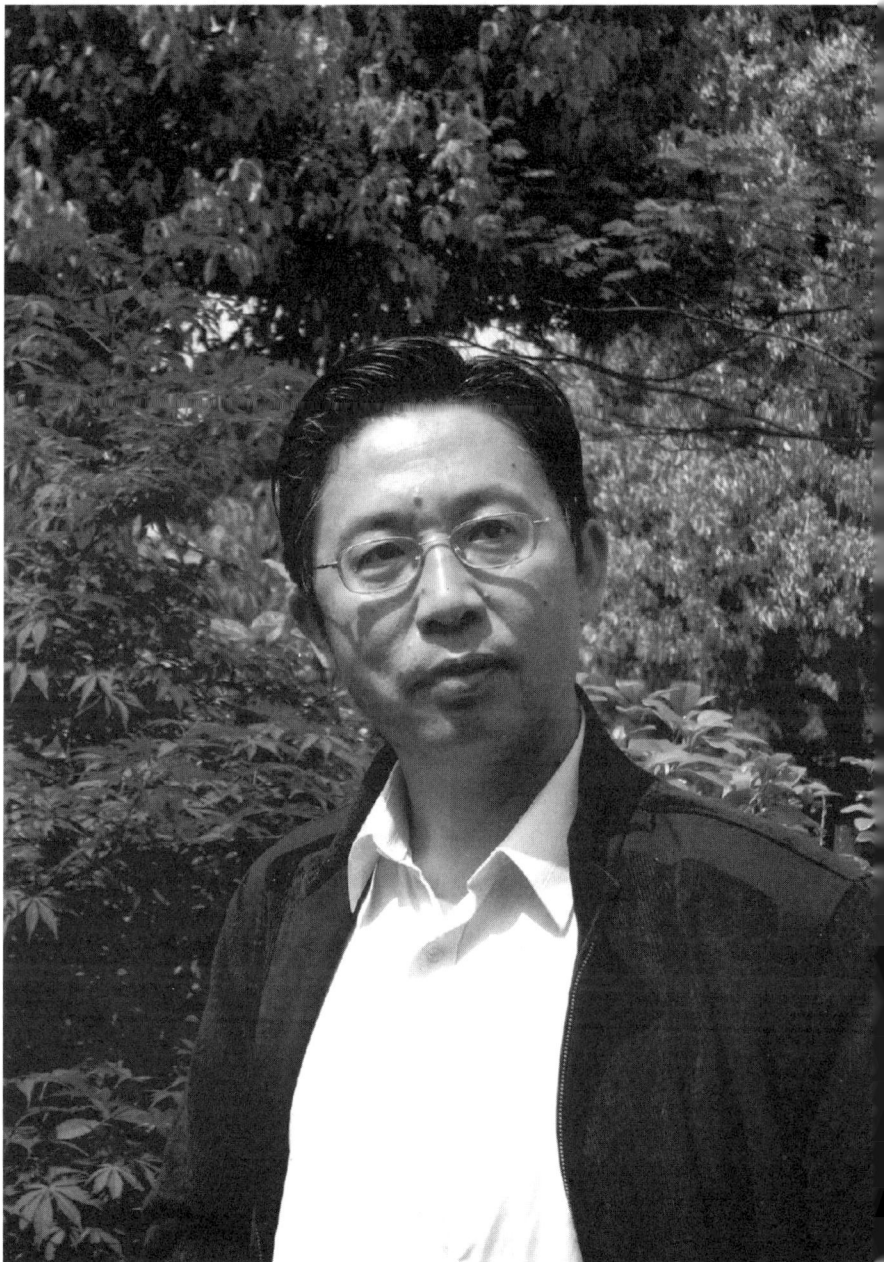

《伤寒论》，穿越千年去爱你

何为经方？常规答案是：以"医圣"张仲景的《伤寒杂病论》为代表的经典方。

如若再追问一下如何"经典"？一些医者恐怕除了夸赞"经方"疗效显著之外，也就没有什么好说的了。

1800 年，是多么漫长的历程，多少经传史记，风流人物，都在历史的巨涛中淹没、灰飞，但《伤寒论》还在，经历了这么久远的时间，需要多少人用毕生的努力，才能将它传承至今，且释文无数、疑测无数！

这份绵延了千年的尊贵，岂是"疗效"二字可以评说！

或者，"伤寒"之经典，一如鲁迅评价《红楼梦》，它们都太丰富、太深刻，每一个字，都贴附着时代波动与传统文化命脉。

而于"伤寒"，看似简洁的 113 首方剂背后，隐藏着阴阳之化、五行之变、四时八节……由此，伤寒大家郭生白看到"人体五大本能"；大医李可看到"脾胃中轴"、"人体阳气"；五运六气学家顾植山看到了"六经传变"思想背后，宇宙行星对地球，对人体产生的"潜作用"；"经方医"黄煌，则抓牢了一个"证"字，借了张仲景的慧眼，看透皮肤、神色、语气间，疾病变化的蛛丝马迹……

如若眼光放得更为深远，对于《伤寒论》这样的"跨学科"巨著，不仅仅从"医"的角度去看待，恐怕在这本"医人之书"里，也能寻得中华祖先所创下的"味之道"吧？毕竟是"厨师之祖"伊尹，从厨房里悟出了《汤液经法》，有学者认为《伤寒论》中的大部分方剂，来自此书。

中医，其实是厨房里的医学。所以 3000 多年前，伊尹对商汤说"治大国若烹小鲜"，或许这话语意还未完，应接上"治万物皆同一理"，这就是中国传统文明的特色，俗称"九九归一"。

如果说经方的传承，是一场永恒的接力，将自己视作经方"推广者"的黄煌，已然接过火把，希望通过自己的努力和实践，在这样一个浮躁喧嚣，忘却传统的时代，将中医真正地请下神坛，让学习中医的孩子们还能读懂经方、爱上经方，让经方回到普通人的生活乃至厨房中去，让经典的传奇，不要在我们这个时代被断送！

伊尹，名伊，一说名挚，洛阳人，商初大臣，尹为官名，甲骨卜辞中称他为伊，金文则称为伊小臣。中国历史上第一个贤能相国、帝王之师，因立下五味调和、控制火候等烹饪纲纪，被奉为"中华厨祖"。又因《伤寒论》中大部分经方出自其所著的《汤液经法》，被尊为"经方史祖"，其"治大国若烹小鲜"等经典语录流传后世数千年。

张仲景，东汉末年著名医学家，后世医家尊其为医中之圣。相传曾举孝廉，做过长沙太守，所以有张长沙之称。一说因其为官时，曾在公堂之上为百姓诊病，"坐堂"一词由此而来，后代医者自称"坐堂医"，并将自家药铺更名为"某某堂"。也寓意问病如同问案，应明查秋毫。张仲景广泛收集医方，写出了传世巨著《伤寒杂病论》，影响后世医者1000多年。是后学者研习中医必备的经典著作，所载金匮肾气丸、六味地黄等经典中药方，也为国内外所熟知并使用。

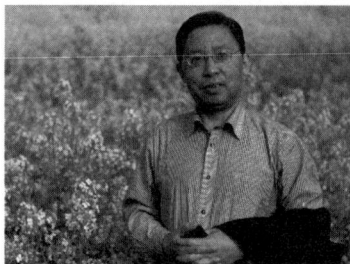

〔人物档案〕黄煌，南京中医药大学教授，博士生导师。20世纪80年代主要从事中医学术流派的教学与研究工作，90年代以后以名中医学术经验的调查整理与经方医学流派的教学与研究为主攻方向，其中尤以经方的方证与药证的研究为重点。代表性著作有《中医十大类方》、《张仲景50味药证》、《黄煌经方使用手册》、《药证与经方》、《医案助读》等，被翻译成英文、德文、日文、韩文出版。其学术观点鲜明且具有新意，学术专著能紧密结合临床，实用性强，是当今受到国内外中医界广泛关注的中医学者之一。

"龙砂"一脉有个"潮派"中医

2012 年 5 月,去南通采访,转路南京,见到了黄煌其人,斯文的眼镜,遮不住这个中年中医人骨子里那份桀骜,霸气,这本已不像传统印象中,院府中医那般中庸、温文的印象;更特别的,是在这个整日钻研古典中医的中医人身上,无时不散发着现代气息,用个时髦字眼来形容他,就是"潮"。

这个"潮派"中医,手里拿着流行的"爱疯 4"(某流行手机),闲时会打"愤怒的小鸟"(流行手机游戏),不喜欢用玄奥难懂的中医词汇,跟学生、病人交流,话说得越白越好,他将《伤寒论》中诸多关于体质的描述,重新整合,打造出更易于现代人理解的新概念……

这样的中医,很难想象在面对张仲景和《伤寒杂病论》时,像是一个规矩、本分的学生,辨证、开方,一切临床诊病的细微末节,都严格遵守先师训诫——人们将张仲景看作是"医圣","医祖",而我,尝试着从一个普通人的角度去看待张师,那么用两个字来形容,便已足够,"心细"。在《伤寒杂病论》中,一句叹息的长短,一颗眼泪落下的时机,都是线索,都让张师十分在意,并能借此探查背后的疾病真相,正如《桂林古本伤寒论》所说:"欲知病变,先揣其本,本之不齐,在人体躬,相体以诊,病无遁情。"大概意思是想要知道病邪在身体里是如何变化的,就要先了解他的体质,不同体质的人,在外观上会有不同的表现,只要用心地、细致地去观察,那么疾病也就无所遁形了。

如果说黄煌从张师那里继承了一种最重要的品质,就是这份心细如发,他会紧紧盯着病人的眼睛、表情,寻找蛛丝马迹;他善于倾听病人的讲述,有关的、无关的;他将女人比喻成娇艳的玫瑰花,在意她们的美丽;他看重老人的精神世界,在意他们的尊严……那么用心,那么动情。

在面对病人时,黄煌做到了将对方当作一个完整的人,点滴表象,思绪变化,他都装进心里。正是这份细心,让黄煌成为了一个"经方绘画者",他将张仲景对不同经方的适应人群,极细节的描述,一一搜集,归类、总结,再用如摄影般"散点透视"的方法进行还原,最终在脑海里,生动地刻画出一个个方人、药人……

但是也要说句实话,和黄煌对话,常常让我产生纠结的感觉,因为他和我之前所采访的中医人都不一样。其他中医人,不仅仅会看到一个人的"病",还会不断地、深入地追踪原因：是食积了，还是受寒了？是抑郁太久，还是积攒了太多的怨气？他们会努力地去寻找造成某种疾病的根由，在用药、遣方的时候，也会顾虑到药一进去，五脏六腑之间会发生怎样的变化，后期疾病又会是什么样的走向等等。

而黄煌不是这样，给我的感觉，他更像一个装满了经典方的计算机，他不追究原因，只关注当下——你现在有什么最突出的证，最难受的病，他马上搜索脑中早已烂熟的几十个方子，和你的"证"相对应，对上了，就用这个方子。

这种治病的方式，是我一度不能理解的，但是回过头来仔细想想，黄煌用的不是散佚民间的秘方，不是祖传的某某方子，而是经过千年传承，无数医家见证过"奇迹时刻"的经典方。

那么不妨换个角度去想，整部《伤寒论杂病论》，就像一道复杂缜密的计算公式，书里的"证"也好，"方"也好，是经过精密计算后，得出的一道道答案，如同公元 6 世纪，就有人发现了"黄金分割"，有的人，对如何推算出这些神秘数字的过程感兴趣；有的人走了捷径，既然"黄金分割"是历经十几个世纪的验证所得到的真理，不如将它直接应用于其他领域，更省时间，更有价值。

黄煌就属于后者，他不去追究张仲景，或者更久远的先辈们，如何发现的这些药草，怎样辨别了它们属性，又怎样对应上不同体征的人……张仲景为后世医家立下遣方用药的纲纪，这是无庸置疑的，他不想去颠覆什么，而是选择了执着和忠诚的追随，视其为中医的现代医疗规范，在临床治病时严格执行，并打造出了一种"黄煌经方模式"，致力于用更现代的语言和形式诠释古典经方，打破现代人与传统中医之间的隔阂，使其易于传播和推广，最终重新回到国人的生活之中。

在严重缺乏民族自信的时代，这是一种勇气，更是一种对古中医智慧的无上敬畏……

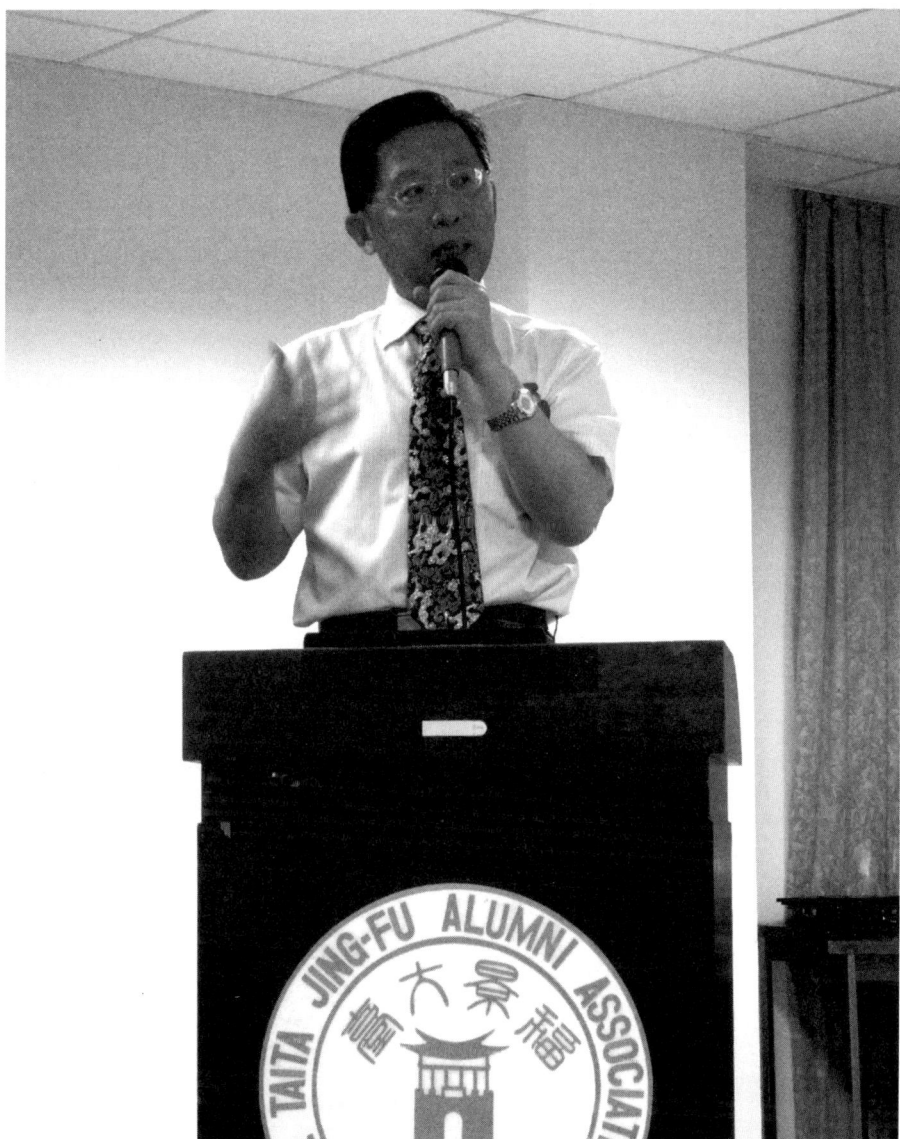

2012 年 7 月 黄煌在台大景福园演讲现场

经方传奇一：空桑弃子

新石器时代开始，伊水与洛水两条河流交汇的地方，居住着一个古老的部落，"有莘氏"。

约公元前 2070 年前后，大禹死，长子夏启继承了王位，建立起中国历史上第一个王朝，夏朝。古老的"有莘氏"，也随之成为夏王朝的附属小国，赐名"有莘国"。说是"国"，其实在这个部落联盟式的朝代，也就算个小名号的小部落而已。

那一年，"有莘国"的采桑女，在一颗空心桑树的树洞里，发现一个尚在襁褓中的婴儿，那婴儿见了生人竟不哭也不闹，只用圆溜溜的眼睛看着采桑女。女子心软，把孩子抱了出来，放在用来盛装桑叶的篮子里，一并带了回去，交给了国王有莘氏。

有莘氏性格懦弱，但却是一个心地善良的国王，见孩子可怜，有莘国的男丁也着实不多，就把孩子留在了宫里，交给"烰人"喂养，并对"烰人"说："这孩子既然生在伊水河畔，不如，就叫他'伊'吧。"

所谓"烰人"，就是王宫里的厨子，相当于后世的宫廷御厨。只是在奴隶制的夏朝，"烰人"没有"御厨"那样高的地位，也就只是一个会做饭的奴隶而已。被厨子收养的伊，自然，注定了要成为一个小奴隶。

不会有人想到，这个自小就容貌怪异的小奴隶，居然能够成长为让商汤王不惜代价也要拉拢的、叱咤风云的人物。

第一回 厨房里消失的那缕中药香

说起经方，有两位先祖不得不说，他们就是伊尹和张仲景。

人们将伊尹称为"经方始祖"，他开创了草药煎煮成汁后服用的先河，成就了张仲景《伤寒论》的众多方剂。然而荒诞的是，对于伊尹，所谓的"吃货"们，恐怕比中医爱好者了解得还要更多一点！因为他被誉为"中华厨祖"，是他第一次让人们知道，控制火候，经过水的渗透煎煮，加入不同属性的香料，能让原本腥、臊、膻的食材，也改变其原味，成为各种好吃的菜肴。

说到这里，不禁又想要问一个老问题，中医究竟是什么？只是一个和西医相对立的，永远和生活本身存在隔阂的医学名词吗？或者，连"是药三分毒"也是没有证据的谬论？只是因为现在的我们，已经不懂得烹饪之道，不懂得那看似简单的点火、加水、搭配佐料背后，隐藏着的阴阳更替、五行变化，不懂得什么才是真正的"味之道"……

"医食同源"，本不该是一个操作性极低的口号，家中掌厨的人，本该是一家人健康的真正守护神。

1. 经典，源于天道

田　原：我对黄教授闻名已久，中国中医药出版社出版的《黄煌经方沙龙》，很厚重的一本大书啊。您的名字就让我一直惦记着。这次到江阴致和堂采访，哎，发现了您的照片，机不可失，我就来这儿等您了，精神可嘉噢。

黄　煌：精神可嘉。我在网上也看了一下，您这寻访中医坚持了这么多年，很不容易，现在确实需要像您这样的人，这样一个行动，希望更多的人来寻访中医。因为现在中医问题还是非常多。

田　原：在您看来，中医目前存在哪些问题？

黄　煌：后继乏人啊，怎么搞的！改革开放以后，振兴中医的口号叫得很响，尤其是传承问题。以前人大政协开会的时候，每年都要谈到振兴中医的问题……我认为还要从学术内部找原因。内部最大问题是什么呢？不规范。作为一门学科没有规范怎么发展啊？为什么好多老中医的东西传承不下去？他自己很有名，但是自己的学说拷贝不出来，这个我认为就有问题。至少你不规范，或者你的规范没有建立起来。或者你脑子里根本没有规范的概念。

现在教科书也有问题，教科书只是我们的向导，甚至向导还不如，只是一张导游图而已，真正的名山大川，光靠导游图不行，所以这个问题很大。所以我这么多年来，也有困惑，也彷徨过，最后我在想，必须找到规范化的东西。

田　原：中医教科书是一张导游图？这个说法很尖锐，很给力。如果跟团走的话，就是：上车就睡觉，下车就拍照……说远了，其实中医不规范的问题也是纠结了很多年，至少老百姓很纠结，因为一个专家一个说法。中医专家，比如您也纠结，我还是才听到这个声音。

黄　煌：现代医学拿什么攻击中医？不规范就是一条"死罪"。

田　原：我个人一直认为，中医似乎不应该规范，如同大千世界，千人千面，也许我说的规范和您所说的规范不一样。

黄　煌：中医的药材讲究道地，什么地域出产什么药材，中医理论也有出身"名门"的，这个名门就应该是中医的规范化！如果没有这个规范化的东西，我们这个学科都不能存在几千年。在哪里？就在《伤寒杂病论》、《金匮要略》里。经方就是规范化的典范。什么是"经"？《说文》中有这样一句话："织之从丝谓之经。必先有经而后有纬。是故三纲五常六艺谓之天地之常经。"经，就是规范的意思。虽然现在经方没有得到应有的重视。

田　原：经，就是规范，可谓"天地之常经"。说得好！"经"是天道，是万物生长、发展的规律、纲纪，不可违背。看过一个蜘蛛织网的科教片，蜘蛛也是先织经线，再织纬线。

黄　煌：所以什么是经典？《伤寒论》中的辨证、遣方、用药之法，都遵循了生命的一种潜在规律，只要用它的方、法治病，就有疗效，所以才能几千年不衰。所以经方的研究占了中医理论的半壁江山。我觉得，没有多少人在真正搞经方。原因有几个，一个呢，确实是不会用，因为老师也不教，懂经方的老医生也不多，没处学啊，光看《伤寒论》又看不懂。还有呢，不想用。现在的形势也迫使大家不搞经方，因为经方太便宜了，那么便宜的药，曾经是中医的优势，但在目前的市场经济中，反而成为劣势了，用经方没办法创造快速、高额的利润啊。现在这种导向就是这样，挂号费那么便宜，不得不以药养医，那么便宜的药，医院都不高兴，医院的院长、主任们都不希望你开经方。

田　原：如此说来，坚持使用经方，倒像坚守着一块阵地？

黄　煌：当然。很不容易。但是，目前经方又怎样呢？民间热、官方冷；网上热、高校冷。

田　原：经方在网上热，如何理解这个说法？

黄　煌：你想，我的网上点击率到了700万，有很多网友注册。但是课堂上反倒不行，课堂上没有专门的经方课。我在南京中医药大学，我讲了几年的经方，是选修课。还有从出版来看，有关经方的书都很好卖，买书的人都是基层医生、农村医生，所以就凭这点来说，我们的经方还是有希望的。

田　原：做过调研吗？什么人关注您的"黄煌经方沙龙"？

黄　煌：基层医生多，临床医生多，现在坚守经方这块阵地的人，大多是基层医生、民间医生，他们就是要靠疗效嘛，有疗效他们才能生存，而且他们受限制也不能用西药，不能用什么其他的手段，这就逼得他搞经方。

田　原：不是逼，是对中医经典的热爱。

黄　煌：作为中医人，首先要疗效，有疗效，才有医生的尊严。

2. 会治病的不一定是医生，也可能是厨子

田　原：我看了您的《中医十大类方》，您对伤寒论解读得很有滋味，里面有很多漫画，也尽可能用通俗易懂的语言，更容易理解的方式，去诠释《伤寒论》中的方剂，似乎在努力让更多人都看得懂。

黄　煌：对呀，大家看我这个书就能看病了。那时候我就和那个漫画家讲，我希望他能用漫画的语言，夸张的形体，来表述中医抽象的概念，这样便于记忆。我的目的就是实用，看过就能记住，就好了。

田　原：天哪！老百姓拿着您的书就可以给自己和家人看病，那医生怎么办？

黄　煌：医生怎么办，我不想这个问题。总之我想告诉大家，中医并不晦涩，很好学的，陈修园说过："仲景之学，至平至易。"我现在摸索的，就是要把经方大众化，因为它是个生活医学，经方来源于老百姓的生活实践，所以我把这个方，要还给老百姓，还经方于民众，同时我也希望它能藏在民间，这样就永远不会灭绝。

田　原：《伤寒论》是医圣的书，是让很多医者感恩的经典，我自己一直对《伤寒论》敬畏有加，希望有时间认真学习。如果真能做到还方与民，真应该对您说一声谢谢！

有人说《伤寒论》的方剂，其灵感和基础来自于伊尹的《汤液经法》，认为伊尹是在烹饪的过程当中，悟出了医人之道，治国之道。中医是来自厨房的医学，太有戏了！说还经方与民众，您怎么还？

黄　煌：很好办，普及是我的事儿，推广是您的事！

可以说，中医就是来自厨房的医学。因为中医是生活医学，西医学是实验医学，是科学医学；西医来源于实验室，而中医来源于厨房。比如一些食疗方，就是经方。完全可以在厨房里面操作，比如说当归生姜羊肉汤，它就是一个治疗女性虚劳证，肚子痛，产后瘦弱，肚子经常痛，利用它来治病的。我们家庭里完全可以做。

田　原：当归生姜羊肉汤，耳熟能详的食疗方，是仲景先师在 2000 多年前留给我们的名方，记载于《金匮要略》。很多科普养生书在"免费"推广，但是感觉不像药，而是汤。

黄　煌：怎么不是药，就是经方嘛。组方很简单：羊肉、生姜、当归。当归是中医常用的补血药，性质偏温，有活血、养血、补血的功效；生姜可以温中散寒，

发汗解表；羊肉性质温热，能温中补虚。三者配合起来，具有温中补血、祛寒止痛的作用。经常疲倦乏力、恶风怕冷、头昏失眠、容易感冒、面色偏白，体质虚寒的人，试试这个食疗方，效果很好啊。但是也不能夸大了它的疗效。首先这是一个羊肉汤，但是当归放进去以后，比如说皮肤干枯的，人瘦的，比如说经常肚子痛的，月经失调的，那这个吃了就是有效啊。应该是舒服的嘛。不能说什么人都来吃这个当归生姜羊肉汤。现在一说补，大家都来吃，有的明明是体重超标的，血脂超标的，他也这么吃，吃了以后更不舒服了。

田　原：挺好，普及了第一个经方，当归生姜羊肉汤。我想，读者感兴趣的话，可以自己看一下《伤寒论》原文。还要说到规范化，汤也不是随便做的，因为这个方子是医圣张仲景治疗虚寒腹痛的名方。张仲景提出，如寒多者，加重生姜的用量；痛多而呕者，加陈皮、白术。所以，这个"汤"的剂量和使用也要规范。

黄　煌：我一直说中医这个概念太大，我们把它分分清楚，比如说针灸一派，针和灸还有所不同；汤液又是一派，经方大多是汤液。

田　原：《伤寒论》里似乎都以汤来命名，是否也说明了和厨房的亲密关系？白虎汤、炙甘草汤、麻黄汤……请黄教授把当归生姜羊肉汤的具体剂量和"烹饪"手法、时间，为大家做个示范。

黄　煌：当归生姜羊肉汤的经典配方是当归三两、生姜五两、羊肉一斤。但可以加减，比如寒气重的人，生姜可以加到一斤，也就是十六两。如果腹痛而且呕吐者，可以加橘皮二两、白术一两。张仲景还规定，通常这三味，以水八升，煮取三升。也就是煎煮的时间是比较长的。另外，如果生姜加大量了，那水也要加。这是古代医生的用法。但如果做成药膳，要好吃，要可口，可能就要调整了。这里面需要烹调的技艺了。比如各种香辛料，比如调料等。

田　原：《伤寒论》和《黄帝内经》，如何理解这两个经典巨作？《黄帝内经》是养生书，重在说理，是生命文化的最高境界，而《伤寒论》是治病、活人之书，重在治病，且疗效很确定。

黄　煌：可以这么理解吧。日本也有这个说法，一个是黄河流域产生的，一个是长江流域产生的，一个是物理疗法，针灸，以养生为主；一个是草药，汤液疗法，我感觉很有道理。我有时想，两千多年前的春秋战国，黄帝、岐伯、雷公等上层人士，在衣食无忧的日子里，他们在一起探讨如何长生不老，如何延年益寿，探讨人为何会生病，如何来防病；还有，探讨了人体的构造和生理，特别是针灸原则的方法。这些对话的记录，就是《黄帝内经》。而另外还有一群人，他们是有医疗技术的奴隶，就是所谓的"工"，他们在潜心研究什么病用什么方？什么方用什么药？这些方如何煎煮？如何服用？如何安全有效使用方药甚至如何使得方药可口？这些人将这些临床技术性极强的诀窍或经验记录下来，那就是古代的《汤液经》，也就是成为后来东汉医学家张仲景所撰的《伤寒杂病论》的主要内容。两书的作者是不一样的，考虑的问题是不一样的，出发点也是不一样的。

所以，说起中医，不能笼统地说我是中医，应该说是针灸医，还是汤方医。我是经方医，开方的医。中医里，还有养生医、食疗医……

田　原：还有土医。这样既表达了中医的丰富与多元化，也相对规范化，就是说，你不能说自己是中医教授，就包打天下。正是世界之大无奇不有。咱们老百姓还要理性、客观地了解中医专家。所以我在寻访民间土医的时候，就非常鼓励他们讲自己的语言，表达自己的"理论体系"。虽然他们也可能没有学习过《伤寒论》。咱们先谈谈"经方医"，您如何认知《伤寒论》？

黄　煌：应该说《伤寒论》的理论就是方证相应，他更重视当下的东西，他更重视直觉思维，形象思维，而不是理性的、按照一个理论去推演。但现在呢，往往忽略了这个原始的质朴的思维方式，所谓的辨证论治，好像就是辨阴虚阳虚，就是辨脏腑。这种思路是很偏执的。中医讲理法方药，也不是说看病先理、再法、再方、再药。而是"药、方、法、理"的顺序！先从药开始，中医的发展过程也是这样，不是先有理论的，而是先有方药的使用，然后才有理论的形成，所以"神农尝百草，日遇七十毒"后，才整理出了《神农本草经》，伊尹几十年钻研烹饪，才悟出了"阳朴之姜，招摇之桂"这样的道理。

田　原："阳朴之姜，招摇之桂"。好像说的是生姜和桂枝，姜、桂既是肴馔中的调味品，也是发汗解表的常用药物。也是经方之首的"桂枝汤"——调和营卫，解表散寒。其实就是一碗以桂枝为君，生姜为臣，白芍为佐，甘草、大枣为使的"酸辣汤"，所以也有人认为"桂枝汤"是从厨房里出来的、最古老的处方之一。这的确符合中国人的生活哲学，先有生活中的实践、经验、体悟，慢慢总结，形成一套体系。

黄　煌：所以现在中医的传播和普及，无论从语言和形式感，都需要回归生活。而不要搞得玄而又玄，就像我们的语言一样嘛，我们学语言最主要在这个场景，有这样的场景我们才说这样的话，而不是先有个理法，然后再去讲话，你讲了人家也听不懂。所以整个思维要调整。

田　原：这样理解经方很亲切，一下子缩短了和人民的距离。但是，能让经方回到老百姓的厨房中，来实现自我调养，或者更进一步，治疗某些疾病，还是需要下一番功夫的。

黄　煌：应该这么说。时代不同了，首先药品的管理制度现在就是非常严格的，还有药材的辨识，一些专业知识的拥有……我们讲的这个回归大众，回归生活，这只是我们期望达到的一种理想状态，因为医生早就专业化了，"经方"在管理上也专门化了，如果说让经方完全回到老百姓的厨房，难度比较大，但是经方中的一些理念，我们应该接收，也可以自己实践。

田　原：其实在民间，比如中国南方一些地方的百姓，还保留着认知草药，使用草药的能力。城市生活的人，我们可以回到厨房，因为民以食为天，怎样调和五味的相生相克，滋养五脏；如何水火既济，七损八益……因"物无美恶，过则为灾，五味调和，君臣佐使"，才是烹调养生的要义。掌勺儿的人，才是家人健康的大使。我记得采访民间中医，土医，他们给出了很多原滋原味的东西，酸萝卜能治痛症，腌黑的萝卜能补肾……很多这样的方法，搞得我自己越来越"土气"。他们保留了更多生活的味道，我觉得这个味道不是味精的味道。

黄　煌：真的不要把中医神秘化，有些中医却喜欢搞玄，似乎理论越艰深越难懂越好，以为这才是有理论，这是很有问题的。我有一篇文章：中医的两套理论。一套是用于说的，有意无意地用来营造医学神秘不可测的气氛。这套理论，对很多患者尤其是中国的患者，有时都非常实用，用好了，其功效如春风化雨。

另一套理论是用来指导干的。这套理论比较简单，说出来，就那么一点。就是：有是证，用是方。换句话说，就是当病人出现某种情况的时候，必须使用某方、某药，这就叫方证相应。《伤寒论》就是用这套理论，简单直白，没有空泛的讨论，都是充满现场感的案例。这种理论，是经验的结晶；这种理论，已经浓缩成可以诵读默记的口诀。这是临床家用的理论。经方家，大多用这种理论。这是藏在心中真正的技术，一般不轻易示人，越明白、越简单越好。

田　原：相对于用来说的，也是说得越响亮、越华丽越好，让人越难懂，越有用。安慰剂效应还是有的。比如有的临床医生很会看病，有自己的看病思路和经验，但在患者面前不会说，也会让病人怀疑或失望。

黄　煌：问题是，很多人不明白中医这个"两套"，往往将说的理论当成用的理论。这个很糟糕。从历史上来看，中医在汉代、唐代还算好，属于一个真正的经验医学阶段；到宋、元时代，异民族文化进来以后，中医就乱了，原来那个道统就发生裂痕了；再下来明代，明代是中医的理学化时期。理学化说白了就是哲学化，哲学化就是简单化，一直到现在，我们还受这个影响，一天到晚阴虚、阳虚，借徐灵胎的话，天下人就不要读什么经典了，也不要什么经方了，千古相传的那个经典就不要用了，天下只有两个词，一个阴虚，一个阳虚就行了；两张方，一个六味地黄丸，一个八味地黄丸，足矣！那还要读什么书呢？所以现在讲阴阳五行，实际上是把真正的阴阳五行简单化了，你用简单的哲理代替医理，你忘掉了具体的人体的研究，这个我很反感啊。现在就是这个情况啊，不研究具体的方和药，光研究脾虚、肾虚，说来说去，你说的是什么东西啊？

我认为方证、药证就是真正的中医理论，这是最重要的东西嘛，方药是我们最主要的手段，你连这个都研究不清楚，你还搞什么其他的研究呢？

有人说，《伤寒论》是方书，只是一些古方而已。这是不懂《伤寒论》。

初看，《伤寒论》好像只是一张张方，其实不是啊，《伤寒论》研究的是人体与生命，研究的是人体在外界环境刺激下的反应，研究的是生命个体在疾病中的反应规律与变化倾向。为什么呢？《伤寒论》的方，有药也有证，方必有证。这个证，叫方证，是安全有效使用本方的证据与指征。这种证哪里来的，就是经过人体尝试药物得出来的。比如自汗、脉弱，是桂枝汤证；无汗而喘，是麻黄汤证；往来寒热、胸胁苦满、默默不欲饮食，是小柴胡汤证。这些方证，大多是人体内在的病理反应状态。《伤寒论》表面是研究方证的变迁传变，研究这个方证和那个方证之间有什么区别，其实是在研究人体在疾病发展中的反应模式，研究各种模式之间的差异或者共同点，这才是《伤寒论》最深层次的东西，这才是中医最最精华的东西。这就是经方的魅力所在。

田　原：归根结底还是研究生命的规律，生、长、病、老、死的规律。经方是读懂身体变化的"人书"。像农民，能够读懂天地，理解并运用 24 节气，体会天时地利，他才能种好地。人体其实也是一样的。

黄　煌：对啊，你说到点子上了，这才是真正中医的理论研究。所以经方很简约、简单，为什么简单？生命的反应过程就是这么简单，自然界的很多规律都这么简单。所谓"大道至简"。

田　原：您这是非常好的经方入门课。

3."温胆汤"——轻轻擦去惊恐的痕迹

田　原：对于您的采访，我认真地做了"备课"，学习了您写的东西，我想说，您有些犀利，带着几分"舍我其谁"的傲气，尤其对经方的解读，很简单，很大方。

黄　煌：有位朋友说我，你不像中医。说他们见到的中医，大多是年龄大了，胡子白了，衣服穿得厚厚的，窝着背，然后呢，坐在这里，话不多，说的话，也听不太懂。我笑了。我回答说，中医也没有固定的模式，中医人的性格也各种各样。

时代变了，现在的中医，也应该与时俱进。比如，我是穿西装的，懂点外语的，拿 iPhone，开微博，还有自己的网站，难道这不是中医？或不能当好中医？就是医生的术语，也不一定非常艰深，非常专业，特别是对病人来说，就是要说现代人能听得懂的话。

田　原：我在跟诊的时候，留心地观察了一下，您给患者诊病，眼睛片刻不离对方的脸。

黄　煌：望诊啊。

田　原：您讲讲，能望出什么？

黄　煌：首先望神态啊，人是个生命体，神是最重要的了，眼睛、表情，他把他的一些生命信息首先给我展现了。这个人是一个大病、重病，或是心灵上受过创伤，他的眼神上面都能表现啊。

田　原：是因为我在旁边，还是在临床上一贯如此，不管病人说什么，跟病情有关的、无关的，您都会耐心地先听他说？

黄　煌：都是这样。你不让他讲话，那怎么行啊？

田　原：倾听好久？

黄　煌：做个好的医生首先要学会倾听。有的人会给我讲上半个小时，但这个必须是专门有一个约定时间的情况下，因为患者不把心里的话吐出来，是达不到治疗效果的。

倾听是什么啊？就是要靠近病人，两个眼睛和他进行交流，更多的时候我会不自觉地上半身前倾，平视。对患者，你不能俯视他，也不能仰视他，必须平视。就是大官来了，我们也不能仰视，如果你仰视他，就看不好病。平视，就是讲究平等。

唐代孙思邈的《大医精诚》，就说了这个原则，为医的原则。他说：凡大医治病，不得问其贵贱贫富，不管他是老人还是孩童，是美女还是丑男，也不能分怨亲还是善友，还有就是种族地域甚至聪明还是痴愚，凡是病人都是平等的。只有在这个境界，在这种气氛里，病人才肯讲他的心中的痛苦，讲他所以痛苦的诱因，倾吐他的希望，我们才能真正找到患者的病因。这个非常重要。

我经常这样问病人，你哪里不舒服？你到这里来希望我给你什么样的帮助？这样问，我们才能弄清他痛苦的病根在哪里，然后决定我能为他做些什么。

田　原：性理疗病认为，怨气重的人，容易得脾胃病，恐惧多的人容易得肾病……

黄　煌：确实，有很多病人，在身体的症状之外，都有身心问题，比如精神紧张，比如情绪压抑，或者思虑过度等这样的诱因。用心去倾听，一方面让患者自己有一个宣泄的过程，是一种心理疏导；另一方面，对我判断该用哪张经方，肯定是有帮助的。

田　原：能举个具体的例子吗？

黄　煌：有一个40多岁的男子，进诊室以后，我看他很壮实嘛，应该是没什么大病的，但是他就是有痛苦，3个月了，讲不出话来，想表达，表达不清楚，一开口就前言不搭后语，看了很多地方，CT、核磁共振等等，都检查过了。

田　原：声音嘶哑？

黄　煌：声音是好的，就是说不清楚话，不知道怎么表达。到处看都不行，非常痛苦。我看他眼神，好的，神气不乱。

田　原：怎么看出不乱？

黄　煌：这一下子说不清楚，我必须在那个场景下才能感知。看病时，有些感觉很难用语言表达。我觉得他人格是好的，精神没有错乱。行动自如，也不像脑子里面生东西，或脑梗之类的，但是怎么会出现这个情况？我耐心地听他讲，根据我的经验，这种情况一般要考虑心理创伤问题。

我说你三个多月前发生了什么事情？他说你既然问我，就和你说。三个月前的一天，他带着女儿骑自行车出去，一辆拖挂车过来，他眼睁睁地看着拖挂车拖走了他的孩子，他当时就想喊啊，但是没有喊出来，从此就落下了这个病。

哦，这个是被吓出来的，极度的惊恐，大脑创伤了，这个病，中医称胆寒症，就是吓出来的病，俗话说，吓破胆了。中医有个方，叫"温胆汤"。

温胆汤是宋朝时的方，是传统的壮胆药。

这首方能够定惊消恐，特别是消除人在极度惊恐以后所出现的许多不适症状，比如头痛、头晕、恶心、呕吐、心悸、失眠、噩梦连连等，这些症状，医学上称之为躯体症状，与心理创伤有关。

像美国911事件以后，汶川大地震以后，温州动车大事故以后，很多亲历这场灾难的人，往往会有心理上的阴影，就出现了一些症状。这也是病，现代医学有一种时髦的称法，名"创伤后应激障碍"。其实，这个病，中医早就认识了，而且发现了治疗这种病的特效方——温胆汤。

田　原："温胆汤"，教科书上说：胆气不足、胆胃不和、胆为邪扰……但是您不管这些，直指本质，他就是被吓着了，用"温胆汤"增加他的胆量就好了？

黄　煌：对，你讲胆气、邪气，好多人听不懂的。你看"温胆汤"的适应症，很多都是一些精神上的问题，也是这个惊恐，七情所伤造成的，比如失眠多梦、烦躁不安、错乱易惊、胸闷等等，用白话说，就是容易受惊，相当于咱们平时说的这个人"胆小"、"胆怯"、"吓破胆"、"胆战心惊"。就这么简单。

所以我说温胆汤是"壮胆方"，是一块心灵的橡皮，能够擦去因惊恐受伤的痕迹。

但是有些人以为这张方是胆囊病的方，问胆囊炎能不能用？中医所说的胆与现代医学所说的胆囊也不是一码事。还有的根据方名温胆，在争论到底温胆汤的药效是温胆的还是清胆的，都是没有弄懂温胆汤的功效。

这个人吃了温胆汤，也很有效。后来他复诊的时候，语言明显地流利了。

田　原：太好了！咱们还是要普及一下，有关温胆汤的"出身"——

源于南北朝姚僧垣《集验方》，首载于唐代孙思邈《千金要方》，由半夏、竹茹、枳实、橘皮、生姜、甘草组成，在此方基础上，加茯苓、大枣，即是后世常用宋代陈言《三因极一病证方论》（简称《三因方》）温胆汤。纵观历代医论，可见温胆汤主治病证范围颇广。

4. 忧郁的心情需要下场雨

田　原：张仲景最伟大的贡献之一，就是他提出了"辨证论治"。可是这个证要怎么去辨别呢？

《桂林古本伤寒论》里的一句话让我印象特别深刻，张师说："欲知病变，先揣其本，本之不齐，在人体躬，相体以诊，病无遁情。"

所谓的"相体以诊"，不仅仅是身体表现出的症状，因为张师的"辨证"特别全面，注重细节，不仅要观察身体表现出来的病证，还要观察一个人的面色，听他的声音，甚至具体到呼吸的变化……

从这个角度来说，您继承了张师的这份"心细"，用倾听的方式，触摸作为医生看不到的角落，能够更为完整地去"辨证"一个人，发现别的医生可能发现不了的隐疾。

黄　煌：很多人的心理疾病或者是慢性病，还有一些莫名其妙的病，他们专科治不好的，我经常用这种倾听的办法了解这个病根。

上次门诊上来了个女孩子，20多岁，闭经，一年多。但是，看她的发育是好的。怎么会这样呢？睡觉不好。和她交谈的过程中，她很少讲话，神情默默。后来我说，其实啊，姑娘你还是一个女孩子，你还是一个柔弱的女孩子，你需要肩膀，需要一个依靠，是不是没有人依靠，话也不能说，想说你也不敢和我说，知道你很痛苦……

这时，这个女孩子就开始流泪了！这时我不说话了，只是轻轻地抽出两张面巾纸递过去……

她哭得很伤心，泪水不断。

田　原：开始下雨了。

黄　煌：下雨了，就是心灵的闸门打开了呗。这个时候，我给她搭脉，说姑娘别难过，我们会帮你想办法。

她哭了一会儿，就不哭了，不哭了，心情就好转了，她开始讲故事，讲她那个经历。当然，我病人多，她不可能讲得很深。

田　原：这就是张师所说的：问之不欲语，语先泪下者，必有忧郁。她讲了一个什么样的故事？

黄　煌：她是外地来打工的妹子，工作不顺心，可能还有情感上的因素。后来给她开一个柴胡加龙骨牡蛎汤，吃了药以后，过了一两个月她又来了，满脸的笑容，完全换了一个人。她说，她来就是专门来看看我。唉，忧郁是她的症结，把这个症结给找到了，解开了，这下我就晓得药方能有效了。不解开这个心结是不行的。

这种例子非常多的，我经常让人哭。

有的时候倾听以后，我都是好言相劝，有的时候就会，骂！那天有个小伙子，二十三四岁，拿了厚厚的一大叠的病历卡、处方笺，跑来以后眉头紧皱，这里不舒服，那里不舒服，说个不停。

我一开始是静静地倾听，听到最后，我突然拍案而起，破口大骂！我说你还像个男人吗？你家里并不富裕，你爸爸、妈妈究竟有多少辛苦钱被你扔在医院里了？你这个年龄，不去打工，不去挣钱，一天到晚为了这个死不了的病，到处看医院……

田　原：他会说我没办法工作……

黄　煌：对，有些人不能和他缠的，缠不起。我们有经验，这种人要来狠的。他被我一说，震住了，一下子醒过来了。

田　原：翻转心怀。

黄　煌：翻转！他涨红着脸，好一会，他说，从来没有医生这样说过我。他说，你说得对，我想通了！他反而满怀感激地走了。

对的，这叫当头棒喝，让他清醒过来，这就解决那个缠绕心头的问题了。有的人就此不吃药了。因为有很多人的病痛，就在心灵。他就是在这个心理冲突的漩涡中间走不出来。对这种病人，你必须要这样，让他断念。古代的很多医生就是有这种心理疗法。

田　原：我也感觉松了一口气。

5. 是医生也是 "牧师"

《桂林古本伤寒论》: "病人长叹声, 出高入卑者, 病在上焦; 出卑入高者, 病在下焦; 出入急促者, 病在中焦有痛处; 声唧唧而叹者, 身体疼痛; 问之不语, 泪下不止者, 必有隐衷; 问之不语, 数问之而微笑者, 必有隐疾。"

译文: 叹息声很长的人, 仔细倾听, 也能听出其中的区别, 如果发出叹息时, 前面声音很实、很响, 后面却好像底气不足一样, 病在上焦; 相反, 前面气息较为虚弱, 后面变得很实而声大, 病在下焦; 叹息很短促, 病在中焦, 而且会有隐痛; 嘴里总是碎碎念, 边念叨边叹息的人, 身体会有不同程度的疾病; 如果一个人, 你问他话, 他却没等说话就泪如雨下, 一定是有隐衷的, 这想必就是他疾病的真正症结所在; 还有的人, 问他话, 他也不说, 再问反而笑得怪异, 那么, 这个人存在也许连他自己也不知道的隐疾。(因译者水平有限, 不足之处还请指正。)

田　原: 您有一双洞察秋毫的眼睛, 很能深入人心。为什么如此重视倾听?

黄　煌: 慢慢形成的吧, 因为我的老师就是这样。

我的启蒙老师就非常重视和病人的沟通。他的名字叫叶秉仁, 是早年上海新中国医学院毕业生。毕业以后回到家乡开业, 长期在基层工作, 西医也学得不错, 是个中西医都通的医生。有关他的事迹, 我在经方沙龙网上专门发表过文章。

叶秉仁先生非常重视人文关怀。那时, 他组建了中医病房, 晚饭后, 他还要到病房里面走一圈, 和病人聊一聊, 病人看叶老来了, 聊聊天, 拉拉家常, 病人就能睡好觉。印象中, 叶老总是笑眯眯的, 对病人都是笑脸相迎, 从来没有说板个脸的时候, 他让病人感觉到很温暖。

冬天, 我跟他查病房, 天气很冷, 病房也没有取暖的, 他老人家听诊的时候, 就用自己的手把金属听诊器捂热了, 才慢慢地伸进病人内衣下, 放到胸口。

田　原: 这些细节对您行医有很大的影响?

黄　煌: 影响很大。还有更让我感动的细节呢! 我亲眼看见的。一个老工人, 住在病房里, 便秘, 很严重, 泻药也泻不出。查房时, 老师二话不说, 戴上手套, 马上帮他把大便给抠出来。叶老说, 粪块在肛门口, 用泻药是不行的, 必须要把它一点点掏出来。我亲眼看见的。这就是我的老师, 这就是真正的医生!

田　原：在临床上，您认为倾听病人主诉以外，是否要主动询问病情，捕捉一些重要的信息？

黄　煌：倾听病人的主诉很重要，但不能到此为止，还要分析，更有仔细的询问。光听病人的主诉，先入为主，容易误诊。上次看到一个报道，有位姑娘肚子痛，痛得很厉害，还有腹泻，接诊的医生没有耐心听患者的诉说，更没有主动询问这个姑娘的月经情况，想当然地认为，是肠胃炎，拉肚子嘛。结果，姑娘还没走出医院，就晕厥了。最后查出是宫外孕，大出血。你看，姑娘不明原因的腹痛，不问月经的情况怎么行？

田　原：尤其病人还是个女孩子。

黄　煌：对呀。这个女孩子未婚，她又不好讲。

田　原：我觉得像您这样看病，应该是老百姓最喜欢的，身份显赫的人找您看病，肯定不会跟您讲心里话的。

黄　煌：可能吧，前面我就说了，那些达官贵人，找医生看病，如果盛气凌人的话，他的病是看不好的，没有哪个医生愿意给他看。他们心里的疙瘩，心里的那个结，不解开，身上的病还真的不容易治好。许多人的病，不是吓出来的，就是思虑过度伤了心脾，或是所欲不遂，郁出来的。

田　原：很有深意呀。

黄　煌：这种例子太多了。有一个刚退下来不久的老干部，说脑梗了，痴呆了。他老婆反映说，他本来会跳舞的，现在步子不知道如何迈了；原来算账很精明，现在买菜不会找零了。后来我坐下来跟他一聊，发现他的思维清晰的呀，那怎么会出那样的问题呢？应该有心理创伤。于是我说，你这次发病之前，受了什么刺激？你不要老是检查大脑，我感觉你受过强烈的精神刺激。老婆一听，眼睛红了。原来是有诱因的，是什么呢？儿子开车撞死了人。顿时一家就陷入到恐慌中了，然后他的身体状况急转直下，一下子人变了。他实际上还是一个应激障碍，好几天睡不好觉，慢慢就出现这个问题。

这种强烈持久的精神刺激可以导致大脑实质性的损害，病人有抑郁倾向。我给他服用的是柴胡加龙骨牡蛎汤，这是调神解郁的经方，用了以后，很快好起来了。原来他非常严重的盗汗，终于止了。而之前的中医，都认为他是肾虚，补，吃膏滋药，结果盗汗更严重，越补越糟！作为一个好的医生，不倾听，不了解他的病情，简单地认定是脾虚、肾虚，怎么能开出好方子啊？所以我说现在的中医学有问题，老是说病人是虚、虚、虚的。这是旁话，以后可以专门讲。

田　原：看来当医生最主要还是要倾听。和您沟通后，我建议一个总感觉头蒙蒙的朋友，用了这个柴胡加龙骨牡蛎汤，他感觉清醒了一些，后来学习了一下，和他开玩笑说，这个经方原来是治疗精神病的。其实我就觉得他总是焦虑不安。

黄　煌：精神抑郁、极度的疲惫感、意欲低下以及脐腹部的动悸，是张仲景使用柴胡加龙骨牡蛎汤的重要指征，有些病人会有一些比较明显的精神症状，比如易恐惧，夜梦多，易醒，惊悸不安等等。这首经方的适应人群，从我们临床观察来看，一般还是中老年比较多，柴胡加龙骨牡蛎汤体质，也是老年人群常见的一种体质类型。这些人大多是拉长着脸，一脸愁容，神情抑郁，表情淡漠，诉说时语速也比较慢，看上去很疲倦的样子。

田　原：用"柴胡加龙骨牡蛎汤"来抚慰忧伤的人生？

黄　煌：它是个健脑方、开心方。服用以后患者的睡眠可以改善，疲惫感可以减轻，这是张好方。

田　原：那个"壮胆方"，这个是"健脑方"。古人的思维这么简单？

黄　煌：我喜欢简单，我不喜欢复杂。我喜欢把复杂的问题简单表述，把日常的问题，普通的问题，要深刻表述。我做学问就抓这两点。

田　原：和您聊天一定很舒服，您的眼神很真实。

黄　煌：要学会倾听，这是第一步啊。其实西医的一些专科诊断很准确，你是感冒，你是上呼吸道感染，或者你是肺炎，开的药也是治这个病的，没有错。但是现在医患关系这么紧张，为什么？病人排了好长的队，排到号了，医生戴着口罩，看也不看，很冷漠地马上写单子，化验、开药，没两分钟病就算看完了。没有给病人一个交流的机会。病人到这里来，要的不仅仅是一张处方嘛，他首先需要医生给他希望，给他安全感。

田　原：倾听真是太重要了！从社会层面到看病层面，人与人之间的沟通很重要，特别是一个患者跟一个医生能倾吐心曲，肯定对他的疾病有百分之八十的帮助。可是您说为什么很多医生不愿意倾听？还是不懂倾听？还是不会倾听？还是根本不想倾听？

黄　煌：原因是多方面的。其实，很多医生是愿意倾听的，只是时间不够，那么多病人等着，哪有时间听病人慢慢道来呢？后面的病人也不答应呀！当然，医学教育是有问题。现在的教育模式，还不完全是一个社会－心理－生物医学模式，还存在许多生物医学模式的痕迹或套路。比如，脏腑辨证充斥中医教科书。这种模式已经演变成了一个器官水平的西医学的模式，忽略了人的心理特征和社会特征，背离了传统中医所强调的人的完整性。

田　原：结果现代中医更多地成了"中式生物医学"的代名词。

黄　煌：错就错在这里！从根本忽略了人。《伤寒论》的"六经病"都有精神症状、大脑症状。少阳病的"胸胁苦满"，那"满"不是真正肿起来，它是一种自我感觉，是一种心理状态；"默默不欲饮食"，全是心理问题。少阴病"脉微细，但欲寐"，这个"但欲寐"就是精神萎靡啊！许多方证也是如此，如桂枝汤证的"气上冲"，就是指人处在极度疲惫的状态下、精神神经处在一种虚性兴奋状态的表现。还有，柴胡加龙骨牡蛎汤证的谵语、烦惊，不全都是精神症状？所以说，要抓那些大脑的状态，你不凝神注视，你还辨什么证！

田　原：主不明则十二官危，心主神明……人的精神体是主导。对了，现在有一门新的学科，"心身医学"。

黄　煌：是的。中医本来包含这些的，而且内涵丰富。

田　原：从医生的角度来说，每天要看那么多患者，每个人都要交流，也很累啊，在国外，一些心理医生都忍受不了，自杀了。

黄　煌：是的，许多心理垃圾，需要及时清除，我们会吐出来，会自己调节。我的业余生活也很丰富啊。还有，我把看病作为一种乐趣的，解决了病人的痛苦不就高兴了嘛。

田　原：您怎么自我调节，有什么业余爱好？

黄　煌：没有特别的爱好。爱美食，我喜欢吃家常菜、家乡菜。小时候喜欢钓鱼，后来大了没有时间，只能想想了；中学时代喜欢乐器，现在不弄了，只是有时和同事家人唱歌放松一下而已；我也喜欢欣赏美文，喜欢上网更新我的网页，有体会了发个帖子什么的，也感到愉悦。我也不刻意地运动锻炼。现在忙得不得了，也没有多少时间可以留给自己了。反正，做自己能做的事，做自己开心的事吧！

经方传奇二：厨子伊尹

伊自小就在灶台和炉火旁长大。老厨子没有妻子，伊又是国王赐予的孩子，他一直将伊视为己出，走到哪里，都要将养子带在身旁。总是一边砍柴烧火，一边絮絮叨叨地和伊说些有关煮食的杂事。

伊刚开始是听不懂的，只是张着眼睛，看着干燥的木柴燃烧自己，升腾出火焰，有了最初对这个世界的印象，一个由火升腾出的世界。

渐渐地，伊开始懂得养父的话，他可以帮养父抱柴火，一同去点燃火焰，看着鼎中的清水，在火舌的舔舐下，一点点沸腾，而经它煮炖出的食材，居然没有一点属于水的味道，伊开始意识到，这水，是世间最初的味道，也是"本位"，水不争、不求，也无需去争什么，因为它本就是一切的元初。

十多年后，小伊长成了大伊，个子不高，依旧容貌怪异，性情也有些乖僻。

他继承了养父的事业，成为新一代的"烰人"，做得比父亲更加优秀，深得有莘氏的赏识。

只是伊不爱与人接触，只喜欢待在小厨屋里，观察草木、鸟兽的"肉体"，如何在水与火的对抗和合作中，幻化、变异。额外的时间，伊喜欢站在旷野之中，天和地之间，寻找这肉身与天和地的关系，他也喜欢翻耕泥土，发现雨后、风吹过时，太阳强烈与黯淡时，那些密密麻麻的、颗粒间的变化……

然后，每天都有新的感悟，与偶尔路过的人们分享。

有些人觉得可笑，扬袖而去，有些人，却听得入迷，似乎随着伊的讲述，也开解了自己的某些困惑。

伊的名字，跟着这些路人走遍每一个他不曾亲自去过的地方，他那些古怪而新奇的想法，也像被风吹散的蒲公英，飘呀飘的，飘到了商汤的耳朵里。

商汤想，这个人很有意思，我要他来我的身边，亲自说与我听。

第二回　经方里的"老人汤"

一个76岁的老人，到医院体检，检查出一堆的问题，黄斑、头晕。头晕严重的时候，感觉腿发酸，没什么力气，渐渐地，老人觉得自己的问题越来越多，得了一个小感冒，也觉得是体力不足，免疫力下降了，他说他很担心自己跟邻居老头儿一样，昨天还在楼下散步，第二天就躺在床上不能动弹了。

他坐在黄煌面前，紧张、局促，甚至带有一些谦卑。

他说："我以前壮得像牛一样。"

而黄煌说："牛也变老牛了，你不可能永远是健壮的牛。但是没什么，不妨碍您快乐地活着。"

对这样一个老人来说，治什么病或许是不重要的，他太需要来自医生的抚慰，能受到肯定，能接受年华逐渐老去，也是生命中的一段旅程。就这么简单的一点要求，大多数医生却做不到。

1. 老年人指标"非正常"不等于不健康

田　原：那天跟您出诊，那位老人一直在和您述说，又担心自己长东西，又担心自己将来生病了怎么办，给大家添麻烦……很多老人对衰老的生命充满恐惧，总是在焦虑。有数据报道，中国至 2050 年，三个人中就有一个老人。面对这些老年人，您怎么理解他们的？临床上怎么应对他们表现出的不同症状？用倾听，或者温胆、健脑等等，解决问题吗？

黄　煌：我的患者中间，老年人是比较多的，前几年还要更多一些，现在呢，因为我限号，不少老年人没有办法挂到号，减少了很多。但我是惦记着老年人的。20 多年前我到日本，就是为学习老年医学而去的。

那个时候，我为什么要去进修老年医学？因为我发现，中国的老年人多了，中国接近老龄化了。1988 年，我参与中医养生保健专业设置前的调查研究，记得江苏的 60 岁以上老人已经接近 8%，而上海的静安区达到 14%。你看，现在我国的老年人已经接近一个亿了，老龄化速度够快的。他们的健康问题，他们的保障问题，是一个庞大的社会问题。

老年医学是必定要发展的。这是动机之一。还有，老年医学的一些理念，和中医学的一些理念是一致的，看老年病非常强调个体差异，中医也强调辨证论治，这就是抓个体差异。老年人的个体差异非常大，同样的高血压，同样的糖尿病，治疗方案都要因人而异。所以，看老人的病，应该从整体的角度来看，要看人，而不是简单地看他的病。

田　原：这个整体包括他的人生历程。

黄　煌：对。这样才可以身心同调。很多老年人的病，不同程度地伴有一些抑郁啊，或者焦虑啊，孤独啊，最后都是脑子先老，脑子出现问题了。所以在老年病的治疗过程中，心理这块要非常重视。这也是受我的日本老师的影响。那个时候我在日本京都大学，学老年医学，我不到实验室，而是跟老师上临床。我的老师村井淳志先生，花白的头发，梳得一丝不苟，很整洁，他对病人非常客气，人非常的和蔼可亲。

他查房和门诊的时候，每个病人都要摸摸淋巴，看看舌苔，摸摸肚子，听听心脏……其实有时候不做这些检查也可以，但是他坚持自己亲自动手。因为病人很高兴，当村井先生检查的时候，病人特别配合。村井先生的一举一动，其实就是一种心灵的抚慰。看病，这种程序是少不了的。

村井先生非常重视老人的尊严。退休后，他当了日本一家老年医院的院长。那个老年医院原来呢，死亡率非常高，他去了以后，进行了改革。改革了什么呢？就是辞退了一些医生，改为多聘护士和护工。医生的薪水很高，一个医生的薪水可以聘好几个护工。他在医院强调人文关怀，强调尊重老人，不是治病，而是暖人，给老人们心灵上的支撑，让他们能重新燃起生活的希望。

那一年，我去他的医院考察，竟然看到一位护士小姐坐在一个老太太的被窝里面，替老人梳头，和老人聊天，这是护士的工作啊！开饭了，村井先生自己不吃，先要去巡视老人们吃饭。他要鼓励老人自己咀嚼，尽量不要挂营养液。一位近乎痴呆的老太太，看到院长来了，用骄傲的神情，指着空碗说：医生，我今天吃得很干净！村井先生摸摸她的头，对她说，你表现得非常好，要坚持下去，自己吃，要吃干净，慢慢嚼。

村井先生说，为什么我们要请护士和护工呢？因为老年人残存的机能要充分地保护，你不要看他不能吃东西就插管子，输液体，老人的功能不用则废。要让护工喂饭，要自己咀嚼。大小便，也要尽量自己排，护工可帮忙。导尿管老是插在那里好吗？不好的，容易感染，最后他那个膀胱就不能用了。村井先生说，成天插管，不能动弹，老年人的心灵上会受到很大的创伤。我连这个最起码的吃饭、排便都不行了，我还活着干什么？老人没有做人起码的尊严了。村井先生的这个改革很有效，老人的死亡率大大下降，一些人还能够重新站立起来回到家，回归社会。

田　原：真让人感动，中国有一句话，家有一老如有一宝，我觉得，老年人的问题真的不能单纯在医疗、疾病层面，他们需要理解、读懂，需要沟通和尊重。

黄　煌：对，他们有尊严，你把他们弄得一丝不挂，成天躺在床上，生活不能自理，他们没有尊严可言，活得没有意思。

在安乐死的问题上，他是这样看待的：他说人都是喜欢生的，没有人喜欢死，想死说明他想解除痛苦，但是解除痛苦本来应该是我们医生最大的职责。病人想死，说明你没有尽到责任，你就让人家安乐死，有了这条路，这样医生以后就不去研究难题了。村井先生是个具有人文关怀的医生，好医生！这个对我影响很大。

还有，村井先生看问题非常辩证。他说对待老年人的身体不能求全责备，你不能把老人的生化指标搞得非常正常，血脂稍微高一点，血压高一点，其实问题不大的。有时候，老人血压降到正常值以下了，他反而头晕了，可能出去一不小心就跌倒了，跌倒了导致骨折，骨折以后躺在床上一躺就是几个月，肌肉就萎缩了，营养吸收能力下降了，肺部感染了，得肺炎了，最后变成了老年性痴呆……本来这个老人可以活得再久一点，生活质量可以更好一点，就是因为降压药用过头了，就走向不归路。

村井先生的这些观点，对我的影响就非常大，所以我现在提出来这样的观点，生命，其实是一种感觉，不是数字。

田　原：多谢您，大家都会老，问题是老了以后，我们自己还能了解自己吗？所以我们需要榜样，需要提前学习，我们需要您这样的好医生。咱们谈话，感觉黄老师温暖、性情。可您看病时很有"范儿"。

黄　煌：没有这个精神状态啊，就驾驭不了诊疗场面。很多病人，就要靠你这种精神状态来感染他、激励他、消除他的疑虑和不安。

田　原：感觉很重要。记得采访台湾的一个医师，64岁，看上去像四十几岁，人很胖，大概有200斤，他说我血压不高，血脂也不高，谁说非得一个标准体重的人才能身体好呢？

黄　煌：生命是一种感觉，不是数字，感觉很重要。但我们现在就是数字化了。拉条线，上面的就正常，下面就不正常，然后就人为地制造了很多疾病。中医历来是重视感觉的，所谓疾病，就是痛苦，无论是肉体上的痛苦，还是心灵上的痛苦，只要不能适应生活，不能适应社会，那就是疾病。

田　原：很多六七十岁的老人，高血压了，高血糖了，这个时候经方一定有帮助。

黄　煌：一定的。这个时候是要注意保健或药物干预的。我们通常要问他，您哪里不舒服？他在血压高时或者血糖高时，是有症状的，是有感觉的。

如果血压过高的话，很多人会头痛，头脑昏昏的；血糖高的话，会感到疲倦。有的我们也可以看出来的，这个脸潮红的，那个是皮肤黄暗的，或者体型肥胖的；血脂高的人满脸油光，血黏度高的人脸色发暗……

这些自觉症状以及医生的他觉症状，都是中医选方用药的目标和指征。中医是不看数字的。

2.百病皆生于气

黄　煌：精神压力，是一种病因，现在临床上很多疾病与精神压力有关。这种精神压力古代的中国人称之为"气"，也就是说，很多病都是气出来的。

有句医学谚语，叫"百病皆生于气"。不同的情绪变动，都可以出现不同的机体反应。

《黄帝内经》说过："怒则气上，喜则气缓，恐则气下，惊则气乱，劳则气耗，思则气结。"人发怒可以导致气血上冲，怒发冲冠，许多人一怒之下，倒下了，脑溢血了，这就是"怒则气上"。

有些老人过大寿，四世同堂，大家轮番敬酒，过度兴奋，反而心脏病发了，就是"喜则气缓"；"恐则气下"是什么意思呢？人受惊吓，一下子大小便失禁了，男人性功能障碍了。

田　原：气机不畅就和堵车差不多。受寒、劳累、紧张、生气等等，都可以造成体内堵车。长期恐惧的人一定影响健康。

黄　煌：当然，临床上发现，不少的高血压，就是被吓出来的。上次来了个年轻人，也就三十岁刚出头吧，胖胖的，脸圆圆的，有高血压。一问呢，原先没有发现。后来母亲心梗突发了，父亲脑溢血住院了，他参与抢救的过程，亲眼目睹了亲人患病的痛苦状况，然后过几天一查，发现自己血压也高了，这时他紧张啊，结果越紧张血压越高。而且有个特点，在家量血压还好，一到医院，血压就往上窜。这种高血压，我们称之为"白大褂综合征"。

田　原：问题是我们如何正视自己的紧张。很多人看见医院和医生都紧张。我自己几年前都是这个样子，体检的时候，就会担心什么什么的。

黄　煌：他回家就好了。所以高血压是一个心身症，身心相关，不单纯就是一个动脉硬化。这个往往我就给他用温胆汤。然后，我给他解释说：你的脉象我看了，血管柔韧性还非常好，不会脑溢血的，也不会心肌梗塞。一般病人都会放松一些，症状也会减轻或改善。

田　原：这样"心虚"的人临床多见？

黄　煌：很多！血糖也有这个问题啊，紧张血糖就高。所以，心情对于健康的影响真的是太大了。

田　原：总听人开玩笑说：我叫不紧张。看来这句话真应该常说说。因为生活有时候就是麻绳，越结越紧。学会不紧张，反而豁然开朗。

老年人什么体质人比较多见？

黄　煌：瘀血性体质、热性体质、实性体质都比较多见。

田　原：是大柴胡汤体质吗？

黄　煌：大柴胡汤体质是我们医生用的行话，这种体质从虚实的角度看，属于实性；从寒热的角度看，属于热性；从气血的角度看，属于气滞。也就是说，这种体内容易有火热，容易积聚代谢产物，容易出现情绪的波动继而导致功能的紊乱。

这种人容易出现便秘、腹痛、腹胀、反流、血压高、血脂高、肥胖、舌苔厚等症状。有的人还伴有胆结石，有的人有胰腺炎，有的人有高脂血症、脂肪肝，有的便秘，有的人有食管的反流，按压以后比较充实或者疼痛，这些我们用大柴胡汤。这种高血压我们给他用大柴胡汤，效果很好。

田　原：实性、热性、气滞，似乎是一种积聚和能量。这样的人好像胖人多一些。

黄　煌：许多大柴胡汤体质的人情绪容易波动，有的时候很开朗，有的时候却有抑郁，有的时候还烦躁。

他们容易生气，而情绪波动大了，就会出现不适，特别是消化道症状明显，腹胀、腹痛、食欲不振、腹泻便秘等，有的患者就是放不出屁，嗳不出气，肚子鼓鼓的，上腹部按压的话硬硬的，就像充满气的轮胎。这就是气滞。而且不仅是气滞，可能还有食积或郁热，甚至瘀血。这种情况下，必须使用大柴胡汤，一泻而愈。腹胀、腹痛消失了，人的心情也会好转。

田　原：大柴胡汤是和解之方，充满了中国文化的智慧！真是感谢仲景先师，老人病不能强行出汗，不可强攻，也不可温补，定要和解才为上策。

3. "树老虫多，人老病多"，老年人要看老年科

田　原：还说老年人，给我们自己做一个功课。我们乃至整个社会还没有做更多准备，为老龄社会做些什么？

黄　煌：这个问题很重要，我希望国家尽快建立一些老年医院。老年人为这个国家，这个民族，已经做出了这么多的牺牲和贡献，晚年没有一个安好的就医环境和生活环境怎么行？

田　原：真希望老人没有病，只是生命的衰老而已，如同叶落归根。老年人一定需要进老年医院吗？

黄　煌：俗话说："树老虫多，人老病多"，老年人的疾病也是非常多的。入院老人平均诊断病名是5种，死亡老人解剖发现，平均下来有7处病理改变。比如说心脏会有改变，主动脉硬化了，肝脏也可能出现硬化了，前列腺肥大增生了，胃里头可能出现有溃疡，胆囊、肾脏这都有所改变，或者哪里有肿瘤了……所以，老人的病种多。病种多，你去看专科怎么行呢？所以，有些老年人常常在各个专科之间转，有的还按下葫芦浮起瓢，这里好了，那里又坏了，顾此失彼，捉襟见肘的情况屡屡发生。老年人不能看专科，老人专门有老年科，老年科就是个综合科。

田　原：可是现在咱们没有老年科……经方里有老人常用的方吗？

黄　煌：当然有。这些方都是针对老年人的体质用药的。也就是说，这些方针对的不是一种病，更不是单个症状，而是一种体质状态，是综合性极强的配方，比如黄芪桂枝五物汤、柴胡加龙骨牡蛎汤、薯蓣丸、肾气丸、三黄泻心汤、桂枝茯苓丸等都是。

我说说黄芪桂枝五物汤吧。这种方由黄芪、桂枝、芍药、生姜、大枣五味药构成。这是一首治疗老年人心脑血管疾病的常用方。古代是用来治疗一种叫做"血痹"的疾病，也就是血脉痹阻不通导致的疾病，比如身体麻木疼痛、活动不灵活、脉涩或弱等。这种血痹病，一些"尊荣人"特别多见。尊荣人，就是那些社会地位比较高，较少体力劳动的人，其特征是"骨弱肌肤盛"，骨弱，不是骨头软，而是肌肉没有力，或者筋骨脆弱，容易骨折，容易酸痛；这肌肤盛呢？是指体型硕大肥胖。这种人，容易出现多汗、汗后容易受凉，容易出现浮肿、关节痛，容易出现胸闷气短等。这种人现在门诊上是很多见的。

田　原：这是黄芪桂枝五物汤体质。

黄　煌：对的，我们就这么称呼。和大柴胡汤体质完全不同，他肉是松的，不紧的，往下坠，肚子软软的，像棉花枕头一样，肚子可以这么左右晃动啊，而食欲都非常好，吃了以后，痛不痛啊？不痛。胀不胀啊？不胀。他们常常说，我的胃口好，很能吃，但就是没力。能食而无力，常常是我使用大剂量黄芪的指征。还有啊，这些人大多脸色黄暗，缺乏光泽，舌头胖大而紫暗。而且，一动就出汗，这就是所谓的气虚自汗。

所以，黄芪桂枝五物汤特别适合于那些气虚的老年人。那些老年人患有糖尿病、高血压、冠心病、脑梗以及骨关节退行性疾病的特别多。

田　原：三黄泻心汤与黄芪桂枝五物汤相反？

黄　煌：对。三黄泻心汤是清热泻火方，特别适用于那些热性体质的老年人。三黄泻心汤的体质，身体壮实、结实，满面红光，油腻，容易出血，烦躁，脾气暴躁。特别是那些心肝火旺的老人，面红目赤、烦躁不安、头痛头晕、口苦便秘，就可以用三黄泻心汤。现在，许多老年人，不一定都是虚，都是寒，相反，体内多热多火，有火的老人，只要不让火气太旺，不上冲，就能长寿。

田　原：学习了。 其实经方不仅仅是治病，很有人生道理。过热、过虚总要调整平衡。还有对老人的鼓励我觉得很重要，不是他们老了就没用了。我和70多岁的妈妈说，您要好好养命，给我们做个榜样！你能活90岁、100岁，这说明我们也能活到这个岁数！健健康康地活到100岁，这也是妈妈的责任呀。她很爱听啊。

黄　煌：所以现在的老年人，我认为首先要考虑心理问题，然后生理会出现相应的变化。身心是合一的，就像一个人，当你饿的时候，就很容易暴躁，他就不耐烦。老年人之所以出现心理问题，和大脑的改变有关系，和内分泌功能的减退、失调有关系。所以，老年人的病，一定要从整体出发，不能头痛医头、脚痛医脚，重视体质，身心同调。老年科要非常重视老人的心理问题，重视老人的体质。

经方传奇三：说"汤"

为了让有莘氏让出自己的爱厨，商汤决定迎娶他的女儿为妻，一个素未谋面的女子。而伊，早已从路人口中，听闻了商汤的名字。

很早的时候，他就知道尧舜的故事，像是与生俱来的天赋，他如此洞悉尧舜之道，也因此迫切地渴望有这样一位帝王，拥有尧舜的智慧和魄力，结束这动荡的时代。

传言让他知道，商汤也许就是那个人，他有感觉，自己已经足够成熟，他能够辅佐商汤，改朝换代。

作为有莘氏女儿的陪嫁奴隶，伊到了商国。商汤做的第一件事，就是让他说"汤"。

所谓"汤"，是水火交融的产物，"氵"为水为阴，"昜"为火为阳。

于是伊说："凡味之本，水最为始。五味三材，九沸九变，火为之纪。"

所谓"五味三材"，是指酸、甜、苦、辣、咸五种味道，以及水、木、火三种原材。

"水为最始"，既不会争抢任何食物的味道，又会计食物得到滋润，不被烧焦，正如后世老子所说"上善若水"；木，则是火与水的媒介，能够接通"天"与"地"；而火，则是整锅食材的主宰，腥、臊、膻，都在火的操控下，改变味道——

请注意这个"道"字。在中医的文化里，将食材分成五味，有个词叫"一味蛮干"，为什么"一味"就是蛮干？是否"五味杂陈"，才是丰富而平衡的，如同五行，都是天道使然，所以一个好厨子，不仅要会烹饪，还要精于"味之道"。

——如果现代医学能够穿越过去，解剖煮熟的食物，恐怕会说，是火改变了水与汤中食材的分子排列秩序，以至于味道、质地、色泽全部都发生了变化，再用五味调和，就是难得的美味。

这则记载在《吕氏春秋》里的故事，足以让世人明了，早在数千年前，中国人已然懂得通过"火候"的控制，通过文火、武火交相调节，使得鱼肉色白如玉，凝而不散；能让红肉熟而不硬。

足见，早在几千年前，人类对火的使用，已经不仅是取暖和烤熟食物，而是达到了人类智慧的一个至高点。

除了有水火交融，汤还要"九沸九变"。

"九"，本就是最大的阳数，可见一碗火候十足的热汤，已经注入了多少阳力，多少温暖。在寒冷之地久待，或者受到惊吓、刺激，造成一时慌神、忧郁、恐惧，只要喝上一碗热汤，瞬时就能暖身、暖心。

喝热汤，也是一种治疗。

除此之外"阴阳之化，四时之数"也极为重要。

多少祖传的面馆儿、汤铺、灌汤包、大棒骨，让人吃上一口，就再也放不下了，所有的秘密，就在那百年，甚至千年祖传的"老汤头"里。这汤头必定如伊所说，五味俱全，火候恰当，常常都要经过几十个时辰的熬煮。并且很多秘方汤，要选择煮汤的季节、时辰……总之，这鼎中微妙神奇的变化，不是一两句话就能够说清楚的。

伊所说的汤，不仅在说至臻佳肴，不只为了鼓动商汤伐夏，遍尝天下美味的野心，而是一语点透了水火既济、阴阳之道、五行之变。懂得了这些，将其用于厨道，可得美味；用于医道，可以活人；用于国道，可以开疆、安邦。

"治大国若烹小鲜也。"治万物皆同一理。

第三回　经方里的"靓女汤"

没有丑女人。每个女人都是一朵玫瑰花。

很多女人外表难看，都与体内气血失调有关。

按这种比喻，那些热性体质的女性，需要用荆芥连翘汤，黄连阿胶汤等清热药的女人，都属于红玫瑰，她的黏膜充血，皮肤出油，烦躁热烈，是红辣椒。

那些有瘀血的女性，需要用桂枝茯苓丸等活血化瘀的女人，属于紫玫瑰，她的血液循环差，皮肤营养不良，发暗发紫，而且粗糙。

还有前面适用温经汤的女人，皮肤憔悴、口唇干枯、手掌毛糙，属于干玫瑰，皮肤没有了光泽和弹性……

1. 柴归汤——"黄脸婆"的焕容汤

田　原：从人文的角度来说，疾病是具有时代性的，是某一个时代的集体性表现，用哲学语言来说，这是一个"集体性无意识"的时代，人们普遍存在自我意识的缺失、迷茫，又找不到回归的道路。不仅老人如此，女人更是如此，肩负的担子很重。

我发现中年女人，很大一个群体，到了这个年纪，也会出现身体功能的改变，然后导致家庭、孩子等多方面矛盾的出现，内心里非常孤独。

咱们谈谈中年女性的体质，有哪些趋同性。

黄　煌：30 多岁的女性呢，自己身体还是非常好，健康问题不是很大，她是为了孩子，为了老人，为了老公寻找一些好的保健方法，她们像保健医生和家庭医生一样。我们中医的很多书都是她们喜欢的。

女人 40 多岁以后呢，生理和心理都容易出问题，精神压力比较大，首先工作压力就大，为什么？下面有比她年轻的，上面还有资格更老的，家庭的负担又重，所以 40 多岁的女性是最艰苦的时候。

田　原：也是最容易出问题的时候。

黄　煌：没错。

田　原：您如何理解我们，在临床上能给予什么样的帮助呢？

黄　煌：我还没有做一个更系统的归类，我只是说这个阶段的女性，用得最多的就是一张方，小柴胡汤加当归芍药散，我叫它"柴归汤"。因为中医讲小柴胡汤加小陷胸汤叫"柴陷汤"，小柴胡汤加五苓散叫"柴苓汤"，根据这样的命名原则，我就叫它"柴归汤"。

这个方子就治疗从 35～45 岁这个阶段女性最多见的症状，比如怕冷啊，疲倦乏力啊，情绪低落啊，脸色黄了，生黄褐斑啊，月经量少了，甚至稀发了，这里痛、那里痛，皮肤干燥啊，眼睛干涩啊，等等，变成小黄脸婆了。所以，我叫这种病症为"黄脸婆综合征"。

其实到了这个年纪，很多女人已经在免疫功能上出问题了，干燥综合征、桥本氏病、类风湿性关节炎、自身免疫性肝病等等，都容易出现了。

田　原：干燥综合征好理解一些，什么是桥本氏病？

黄　煌：桥本氏病，是一个叫桥本的日本人发现的病，其实就是甲状腺炎，或者慢性淋巴细胞性甲状腺炎，女性高发。这个病，一会儿甲亢，一会儿甲减，不好治，缠绵难愈。我经常用柴归汤来治疗的。

因为黄脸女人特别多见。这种女人，表面上看宛如常人，细细一问，症状很多，不是一个方面的问题，气、血、水、肝、脾、肾都失调了，体内还有风、寒、湿、热，整个乱套了。

田　原：这么多问题，还好没有集中在一个人身上。感觉一定很难受啊。您怎么解决？

黄　煌：吃药，用柴归汤。一般情况下，我开一个月的量，每天只吃一顿，一剂药吃两天。说实话，喝中药调理，你让有工作的人早一顿、晚一顿，好多人也吃不下，难以坚持。吃一顿，像服保健品一样，很多人能接受。不少人有这样的反馈：服药一两个月下来，感觉很舒服，脸色明显好转了，不那么枯黄了，色斑也变浅了，情绪也好转了，怕冷也没有了，疲倦感也减轻了。甚至有的告诉我，吃了柴归汤以后，她的性冷淡明显缓解了，性欲浓了。

田　原：这个"柴归汤"，平时可以在家煎煮来吃，比如出现这些症状的时候吃一点，有没有一个相对安全的剂量范畴？

黄　煌：当然有，可以写在这里。柴胡 15g、黄芩 5g、姜制半夏 10g、党参 10g、生甘草 5g、当归 10g、川芎 15g、白芍 30g、茯苓 15g、白术 15g、泽泻 15g、干姜 10g、红枣 30g。水煎，分两天服用。

田　原：中年妇女居家旅行必备之良药？

黄　煌：本方安全，而且口感不错，但有的患者会腹鸣、腹泻。此方比较安全，如果对证下药，则无所谓不良反应。如出现发热，是好现象，可以继续服用，不必急于用抗生素或退热剂。还有，应该嘱咐患者经期保暖，防止疲劳。在服用方法上，此方可以采用一剂服两天或者隔日服用的办法，一般服用 2～3 月。

田　原：当然，柴归汤不是大米粥，不是人人可以长期服用的保健品，还是需要医生的指导。

2. 美人儿来一碗温经汤

今天，有位熟人执意要来拜年，她告诉我，女儿手掌皲裂今年大好。原来她女儿每年手掌裂口、皮肤粗糙，皮肤科看过，外涂药膏，没有效果。但服用了我开的膏滋药以后，效果十分明显。我记得那是3个月前，她带女儿来诊。闭经多年，服用雌激素替代。姑娘发育不良，个头也比较矮小。我当即告诉她，必须长期服用中药。

我开的是温经汤。

温经汤可以治疗女性手掌皲裂，是日本大塚敬节先生和史数道明先生的经验。他们用温经汤治疗不孕症、月经不调时，发现患者的手掌皮肤干燥开裂，随着月经状况的好转，手掌也变得滋润。

这个发现很有趣，原来月经不调与手掌皮肤相关！后来，我在治疗女性月经不调时，也注意其手掌皮肤，一般来说，手掌皮肤滋润、嫩白者，大多月经正常，而手掌皮肤干燥，尤其是指端皮肤粗糙干裂，甚至擦手时沙沙作响者，大多有月经不调或闭经。有些虽然没开裂，但甲沟多毛刺，指甲脆裂者，也常常伴有月经异常。

值得惊叹的是，张仲景在《金匮要略》中已经提及温经汤证有"手掌烦热"。所以，我常说温经汤是美容方，也是美手方。

温经汤可用汤剂，也可以用膏剂。放上红枣、桂圆、冰糖或麦芽糖，可以使药味可口，便于常服。如加芝麻、核桃仁更香。鹿角胶是传统补肾填精的药物，对月经不调、不排卵等有调理作用，所以，我也常加入。我称之为温经膏。许多女性每天早晚各冲一汤匙，十分方便。服用以后，肤嫩，唇红，女人味更足。

——黄煌医话

田　原："温经汤"是女性的美容汤、美手妙方……美哉！妙哉！

黄　煌：用中医的话说，就是养血、温经、调经，暖宫啊。但是我们可以把它称作是东方的"雌激素"，女人的美丽方。

女人之所以是女人，就是因为有月经啊，中医说"女人以血为本"，就是讲的经血，不是讲我们身体里流的这个血。经血主要是个现象，它并不是本质的东西。

这个现象是什么呢？月经没来的时候，丑小鸭一个，胸平平，瘦瘦的，脸黄黄的，很难看，月经来了以后，看着她，体态丰盈起来了，乳房丰满起来了……

结婚以后，那是少妇，这时的月经非常顺畅，月经量也多，颜色也红，皮肤也红润，嘴唇也饱满，性感十足，这个时候的女人生育能力特别强。

但是到了"七七四十九，天癸竭"，月经终了，这个时候的女人，脸色就黄、暗，人就"枯"了，嘴唇也干瘪了，手也粗糙了。

所以古人发现，月经对女人的整个影响太大了，才提出"女人以血为本"的观点。这也是一个非常重要的经验。无论是调体、还是治病，中医都非常重视调整女人的月经。

田　原：既然"温经汤"是女人的"美丽方"，除了月经不调的女人，能不能当作一种调理药物，一段时间吃一些？

黄　煌：它毕竟是药物，还是有它的适应症的，只有当血虚的时候，或者说，当女性荷尔蒙水平低下的情况下才用。但中医不懂性激素，不看局部的改变，而是看整体，问她的月经状况。

"温经汤"最初是为了让女人容易怀孕。

有的女子月经稀发，几个月来一次，还有的干脆不来；还有的正常来，但是血色比较淡，量少，这都不容易怀孕，喝温经汤，能让女人的月经调顺。这是古人发现的一个最主要的现象，这是使用温经汤的第一个指征。

第二个呢，可以发现什么呢？女人的手。张仲景说"手掌烦热"。月经不调后，有些人的手掌皮肤会有变化，手掌、脚掌干燥，摩擦后沙沙地响，容易裂口或有毛刺，或有疼痛或发热感。不是月经调顺时那么洁白光润柔软，这是第二个指征。

第三个指征呢，是口唇。张仲景说"唇口干燥"，不少月经不调的女性口唇干瘪，不饱满，颜色比较淡，干燥，开裂，或疼痛或热感。

除了这三个主要的特征外，从整体外貌上看，那就是人干枯了，看上去憔悴，没有了女人那种丰润的感觉。

田　原：闭经是个很大的问题了。

黄　煌：我看的闭经，大多是大一、大二的女生，也有高中生。一般都要在半年不来月经才叫闭经啊。

闭经有两种，一种原发性的，一种继发性的。原发性的有，但是不多，比较难治。继发性的多，相对好调。继发性的闭经多是过度节食、乱吃减肥药以及过度人流、精神压力大，这些诱发因素。都可以服用中药调理。温经汤常用。

上次有一个高二女生，一直不来月经，人不发育，像黄花菜一样，很自卑。她爸爸陪她来看，我给开了温经汤。我对她爸爸讲，这药要贵一点，温经汤里面有阿胶嘛，我还加了鹿角胶。她爸爸说没关系。这个姑娘喝了两三个月，看着她脸色越来越红润，曲线越来越明显，最后，月经来了。

田　原：温经汤原方？

黄　煌：就是原方，一般不要加减，原方就有效。后来，这个姑娘还送来一个自己打的中国结。

田　原：这个温经汤，通过您的讲解，就是女人生命里的一首诗，或者是甘露，那么美好，让女人有了女人滋味。

黄　煌：它就是给女人以魅力的。不过，这方有点苦，为了可口些，可以再加点红枣。

（编者注："温经汤"《金匮要略》所载原方——吴茱萸三两，当归、川芎、芍药、人参、桂枝、阿胶、牡丹皮（去心）、生姜、甘草各二两，半夏半升，麦门冬一升（去心）。上以水一斗，煮取三升，分温三服。）

3.每个女人都是一朵玫瑰花

田　原：远在天边近在眼前，经方如此了解人性、如此美好，温经汤对女人如此温柔、体贴。

《伤寒论》中有多少经方是专门针对女人的？

黄　煌：是这样，古代的医生重点要解决女人的三大问题——第一是女人能不能怀上孩子的问题，生孩子是女人第一要务，温经汤就是解决能不能怀上的问题的基本方；第二，要解决怀上以后能不能保得住、养得好的问题，就是保胎、养胎的问题。这个是当归芍药散、芎归胶艾汤、当归散、白术散等经方来担当；第三，是解决生得下，产后能够养得好，月子坐得好这个问题，这方面的经方，有桂枝茯苓丸，下瘀血汤、竹皮大丸等。特别是桂枝茯苓丸，那是下死胎的方，胎死腹中，产妇生命危在旦夕，要吃桂枝茯苓丸。这张经方，后世又称之为夺命丹、催生汤，就是这个道理。

经方中关于妇人病的方子不是很多，但是看妇科病，需要结合整体来治疗的比如清代医家舒驰远先生，他治疗难产用什么？麻黄汤。那个产妇已经阵痛好长时间，就是下不来，各种药也吃过了，后来舒驰远先生一看，病人很壮实，恶寒、无汗、项背强，这是太阳经的病，是伤寒啊，吃麻黄汤！一剂麻黄汤，服后出一身汗，人就轻松了，有了食欲，一碗饭下肚，气力来了，小孩子就生出来了。

还有好玩的，他见胎动不安，一看是热证，汗多啊，口渴啊，就用白虎汤。

田　原：难产用麻黄汤。胎动不安用白虎汤？岂非很凶险。

黄　煌：有是证用是方，方证相应，就安全，就有效。胎动不安，先兆流产的，我也用经方，黄连阿胶汤效果就挺好。白虎汤也用过。

田　原：最近我在学习古中医与伤寒论，越发感慨，更理解那些医者对仲景先师的敬拜，祖宗的智慧令我辈汗颜呢。也感谢您传播经方，尤其代表女人感谢您。

黄　煌：其实没有丑女人。很多女人外表难看，都与体内气血失调有关。

每个女人都是一朵玫瑰花。

按这种比喻，那些热性体质的女性，需要用荆芥连翘汤，黄连阿胶汤等清热药的女人，都属于红玫瑰，她的黏膜充血，皮肤出油，烦躁热烈，是红辣椒。

那些有瘀血的女性，需要用桂枝茯苓丸等活血化瘀的女人，属于紫玫瑰，她的血液循环差，皮肤营养不良，发暗发紫，而且粗糙。

还有前面我说的适用温经汤的女人，皮肤憔悴、口唇干枯、手掌毛糙，属于干玫瑰，皮肤没有了光泽和弹性。

田　原：这样看女人是医者的文化情怀，也是女人的骄傲。

黄　煌：紫玫瑰女人在中老年女性中多见，青年女性也有。首先是她的皮肤，显得粗糙，发紫发暗，容易脱皮屑，如鱼鳞，甚至蛇皮，或者容易生丘疹疮痘，容易形成疤痕。这是瘀血的皮肤。

一个肤如凝脂的女人，像杨贵妃那样，是没有瘀血的，她的血液顺畅、没有阻碍，才能充分的灌溉皮肤，皮肤光洁如玉，这是健康的标志。瘀血的皮肤一般在脸上比较明显，但有的时候，女性会化妆，反而脸上看不出来，但其他地方可以看得出来，特别是下肢，在小腿和脚掌。

所以现在我有个"腿诊"，我经常要把病人的裤管拉起来。

田　原：我一直觉得腿诊很古老。只是现在流于形式了。您都看到了什么？

黄　煌："腿诊"内容包含的可多啦，其中非常重要的就是皮肤啊，皮肤光滑不光滑，很多用桂枝茯苓丸的女性，原来的皮肤是粗糙、干燥的，到了冬天是脱屑的；再看皮肤的颜色，是发暗发紫的，甚至发黑有溃疡的；再看看下肢的静脉血管有没有曲张？还有看脚底会不会开裂，有没有很多老茧鸡眼？还有，是问下患者自己的感觉，很多有瘀血的人会感到下肢冷、麻、痛、抽筋等。

就是在考虑用温经汤时，也要看小腿。适合用温经汤的女人，腿上是无毛的。发为血之余嘛，她血虚嘛，腿上就没有毛，而且比较干，比较黄，皮肤很薄，缺少滋润，说是朵干玫瑰，就是这个意思。反过来，浓眉大眼，毛发很多的人，不能用温经汤的。

田　原：哦，不能随便用的温经汤。您除了看小腿的皮肤感觉以外，还看什么呢？

黄　煌：其实对于诊断疾病来说，看小腿非比寻常，患者小腿肌肉的大小、粗细也要告诉我很多信息。一般来说，小腿粗的人，身体都是比较棒的，大多能吃，食欲好，就是生肿瘤的话，也活得长，因为有储备。所以，肿瘤患者一来，我必定看小腿，如果小腿很细，像竹竿，肌肉萎缩，中医说大肉已脱，胃气不足，这提示体质差，生存期就不会很长，也经不起疾病的消耗。判断愈后，诊断疾病，确定方证，"腿诊"对我来说太有用啦！

田　原：您给的这个信息很好，大家自己可以观察自己，其实小腿的色泽和粗细可以改变。但是这是一个不小的"工程"，后天改变先天。您这个经验很好啊。

黄　煌：小腿的形状，其实与体质相关。这是我的临床经验。不过，其实腿诊古已有之，《伤寒论》、《金匮要略》中就有了，张仲景经常讲到脚啊，比如说脚挛急，就是抽筋，用芍药甘草汤；还有下肢肿，导致难以屈伸，用防己黄芪汤。但是，经验还在形成过程中，还有待观察，还要总结。夏天上街，我就经常观察前面女人、男人的小腿，各人的腿形都不一样的，有的像小瓦罐，很粗，有的很细，有的人曲线非常美，有的人上面一个团，就是下面细的……

人体内有瘀血也好，水湿也好，都会表现在下面。但很多人都没注意到这个部位。腿诊更重要是因为比较真，为什么真呢？现在大多数女士的脸蛋经过加工，涂了很多东西，本色都遮掩掉了，嘴唇也涂了口红，看不出来啊，但在腿上是无法掩饰的。

田　原：这种体质透着她特有的生命体征，发病的类型，疾病走向……其实咱们说到了很多体质，腿诊的辨识也很高？

黄　煌：我的腿诊只是一点经验，用于鉴别方证，供医生参考的。比如麻黄体质的人，皮肤比较粗厚，不容易出汗，毛比较多，她腿毛就比较重；桂枝体质的人，偏瘦、偏白，容易出汗，皮肤比较滋润，她腿上的毛就少；黄芪体质的人，下肢容易浮肿；大黄体质的人，小腿肌肉结实……所以我有桂枝茯苓丸的腿，温经汤的腿，芍药甘草汤的腿，也就是说，腿诊是体质识别法中的一个部分。而且，我讲的体质，是和药和方密切联系在一起的，是比较稳定的药证及方证，所以我称之为药人和方人。这些药人与方人，在体型、体貌上有一定的特征，在行为心理方面有一定的特征，在疾病的易趋性方面有特殊的走向和规律，容易患哪些疾病，容易出现哪些症状，都有一定的规律。体质辨明以后，有利于寻找更为对应的处方。

经方传奇四：仲景"拾汤"

全世界的饮食文化中，都有"汤文化"，饮汤，不在其美味，而是能从中汲取水火交融，或者说阴阳交融的均衡能量。

越是古老的国度，越能发现远古即存在的"汤文化"，有学者发现，约在公元前 8000 年～公元前 7000 年间，近东地区的人就已经学会了"煲汤"，他们会在地上挖一个坑，铺上兽皮做锅，放入水和要煮的食物，在坑的周围燃起柴火。

如法国著名厨师路易斯·古伊所说："汤是餐桌上的第一佳肴。"

作为世界上最早熟的民族，中国人当然不会仅仅满足于当个"吃货"，只在意味蕾的片刻享受，所以中国人发明了"汤药"。火和水，通过煎煮的方式，悄悄放散着草药的性味，通过这种微妙的气化，拓展了草本植物的能量，治愈人类几乎所有疾病。

有人说，张仲景之所以用"汤药"，是因为"水能净万物，故用汤也"，而我想说，他对"汤药"所赋予的内涵，应比这句话深刻得多。

这个张仲景是谁呢？关于他，已经是伊故去一千多年以后的事情了。

如果我们有穿越时空的机器，可以回到过去，好好地看看在伊和张仲景相隔这一千多年里，还有谁精心地研究着"汤"？又有谁想到将更多的草药放入水里煎成汤药，而不是咀嚼和研粉？

我们有时间机器吗？没有，所以关于"汤药"的记载，只好从仲景先师说起。

第四回　犀利解读《伤寒论》

我们要穿越，需要回归，到张仲景的时代，回到东汉末年，我们跟着张仲景抄方，跟着张仲景看病，要这样的思路。

小泽征尔是日本的一个著名的指挥家，他说到《二泉映月》，听到这首曲的时候，他要跪下来，因为这是发自人心灵深处的呼喊，这是催人泪下的，听这首曲，是要跪下来的。

我说啊，《伤寒论》这本书，我们也应该跪下来读的。

张仲景被后世推为"医圣"这是一点不假的。世界医学史上，《伤寒论》能够延续1800年，至今仍然是我们临床医生必读的书，甚至还有专门研究《伤寒论》的博士，这在世界医学史上是绝无仅有的，《伤寒论》是我们中医人的"圣经"，我是把《伤寒论》奉在这样一个地位的。

1. 一张经方就是一个人

田　原：希望每个有文化自觉的女人都来喜欢《伤寒论》，喜欢黄煌老师。

黄　煌：谢谢你这个提议。要爱经方。

田　原：您有统计了多少种药人和方人？

黄　煌：我说的药人，不过是桂枝体质、麻黄体质、柴胡体质、大黄体质、黄芪体质、半夏体质、人参体质等几种，这些药人，就是适合比较长时间并大剂量服用这种药物及其配方的人群。方人比药人更细一些，所以数量比较多，应该说绝大部分的经方，都有对应的适用人群，这都可以看做是方人。

比如说，我临床比较多见的方人有桂枝汤人、小建中汤人、大柴胡汤人、柴胡加龙骨牡蛎汤人、温经汤人、温胆汤人、桂枝茯苓丸人、当归芍药散人、防己黄芪汤人、防风通圣散人、五积散人、荆芥连翘汤人，等等。我的治学原则是不求其全但求其真，我只是将临床上发现的、那些常见的人群特征作了一些粗略的描述，而且这么多人，多是亚洲的黄种人，所以，是不全的，并没有对全人类做一个体质的归类或分析。随着临床经验的积累，不排除还会有新的方人出现，慢慢地，一步一步来归纳总结。比如，现在一些经方研究者就提出了当归体质、附子体质，还有很多方人，如乌梅丸人、薯蓣丸人等。我期待这些经验能够与大家共享。

田　原：事实上您在做一个历史与现代的对接工作。

黄　煌：我在尝试把古代的东西用现代的语言来诠释，试图破解古方使用的一些密码，这就是我的兴趣。我发现，很多经方使用的密码隐藏在古籍的字里行间，隐藏在非常简略的表述之间，一直没有能够破译，我就是想做这个工作。一些研究的成果，记载在我的一本小书里，书名《张仲景五十味药证》。我研究了张仲景五十味常用的药物，研究了他用这些药物的规律和指征。

田　原：现在中药非常多，几千种，就是中药房里面，最少也有二三百种。真是很难辨识使用。

黄　煌：其实很多药使用不到，关键的常用的，也就那么几十味。张仲景的使用频率达 3 次以上的，是这 50 味药。

田　原：《伤寒论》是一本圣书，是一部不朽的中医学的经典著作，是中医配方的始祖。但是后人一直摸不透的是，张仲景没有药物学，《伤寒论》是本方书。那么，张仲景是如何认识每一味药的功能？

黄　煌：这个问题好。他是怎么用每味药的？历史上也没有任何记载。有人说《神农本草经》是《伤寒论》的源头。《神农本草经》是现存最古老的药物学著作，与《伤寒论》应该关系密切，但是细细看来，两本书的风格还是不一致的。何以见得呢？首先，《神农本草经》共收录365味药，为什么是365味药？和天数相应。全书的药物分类是上中下三品分类，上品是长生不老的，比如说，吃了以后能够轻身，延年不老，做神仙啊。而且你看这里面的功效大多都是悦颜色、水上飞等等。这说明《神农本草经》和东汉盛行的黄老之学、神仙学密切相关。所以说，《神农本草经》虽然是谈药物，其中有丰富而且重要的用药经验，但编著者的出发点是在养生，是在成仙。

田　原：《神农本草经》是一本养生家的书。

黄　煌：对。一本服食家的书，还不是属于临床医生治病的书，或者说，不是疾医的书。古代，把医生分类，有疾医、食医、疡医、兽医四种，这个是《周礼》上的分类。

那么张仲景的药物学，就不能局限在《神农本草经》。80年代中期，我在南京医学院图书馆看到了一本日本古籍，书名叫《药徵》，这是日本古方派代表人物古益东洞所撰写的，他的《药徵》也是研究张仲景的药物学，其思路是通过《伤寒论》、《金匮要略》的方，通过经方来研究药，他对经方方证进行归纳分析，最后提取药证。我借鉴了这种研究思路。在仲景方中，凡是用药超过3次以上的，我就可以来分析、归纳、总结。

田　原：这个思路好。

黄　煌：比如黄连，我找最大量方，哪张方用黄连的量最大，这个方证呢，就可以把它定为是黄连的药证；然后，再看最简配伍方，比如黄连阿胶汤，只有四味药，配伍最简单，黄连阿胶汤的方证"心中烦、不得卧"，就可以视为黄连证。原来，在古人的眼睛里面，黄连既不是什么消炎药，甚至也不是清热药，那时没这个概念。在张仲景眼睛里，黄连就是除烦药，烦躁不安，"心中烦，不得卧"，翻来覆去，没法睡觉，那种状态要用黄连，而且大剂量用黄连，要用四两。喔，黄连原来是除烦药！对吧？后世用黄连，也有这方面的经验，后世有张方叫"交泰丸"，成分是黄连、肉桂，用来治疗失眠。还有一张方，叫朱砂安神丸，也用黄连。黄连抗焦虑，在焦虑不安的时候更要大剂量使用黄连，烦，是一个使用黄连最主要的指征。所以凡是用黄连的，都有心烦，都有失眠。

田　原：张仲景用黄连，还有小剂量的吗？

黄　煌：有。只用一两，如半夏泻心汤、生姜泻心汤等，黄连只用一两。小剂量的黄连干什么？张仲景没有讲到烦，但他有讲到"痞"，讲到"利"，痞，就是胃里不舒服；利，就是腹泻拉肚子。这种用法，那就和我们现在差不多，黄连用来治疗消化道的炎症，上腹部难受，他就用黄连，黄连治痞。痞的同时会有烦吗？也有，只是比较轻，没有黄连阿胶汤那么严重。临床上，很多胃病的人睡眠都不太好，所谓"胃不和则卧不安"。

田　原：小小黄连大文章。记住了。

（编者注：黄连、肉桂作为一首方剂使用，名叫交泰丸，本方出自《韩氏医通》，原方由生川连 15g，肉桂心 1.5g（两药之比为 10：1）组成。上 2 味，研细，白蜜为丸。每服 1.5 ～ 2.5g，空腹时用淡盐汤下。功能交通心肾，清火安神。主治心火偏亢、肾阳虚衰、心肾不交、上热下寒、心悸怔忡、失眠多梦等病症。）

田　原：我记得有医家讲过"黄连清火第一，败脾第一"。

黄　煌：所以我们在使用黄连的时候，必须重视患者的精神状态。就是我们前面讲过的，很多药都和大脑有关，烦躁不安的人，注意力不能集中的人，那个时候用黄连才有效。如果已经是精神萎靡，话也讲不动，心跳又缓慢，这时候黄连就不能用。张仲景《伤寒论》的精妙之处，是用白描的手法，给你勾勒出一个方人出来，活生生的一个人，一个鲜活的人在我面前，"心中烦，不得卧"，不就是一个翻来覆去，爬起来又躺下，焦虑不安的那个人吗？我说，我们学经方，如果能把每个方人在脑海中显影了，学习就成功了……一张经方一个人，一百经方一百个人，经方已经个性化了，已经拟人化了，这是古代经方的魅力，这是《伤寒论》的魅力！如果你一百个经方人熟悉了，记住了，以后临床上望、闻、问、切，一下就能知道开什么经方了。

田　原：如此理解与使用经方，一张经方一个人，不管怎样说，经方穿越了时空。

2. 我们应该跪下来读《伤寒论》

田　原：圣典《伤寒论》，近两千年来，一直让后人感动。感动于一个人，一本书，穿越时空启迪世人，治愈疾病。我记得采访聂惠民教授，她真的是一谈到张仲景，就要哭了，她说，张仲景和他的《伤寒论》，没有他就没有我今天。

黄　煌：很多经方人都有这个感情。

小泽征尔是日本的一个著名的指挥家，他说到《二泉映月》，听到这首曲的时候，他要跪下来，因为这是发自人心灵深处的呼喊，这是催人泪下的，听这首曲，是要跪下来的。那么瞎子阿炳居然能够发现这个心中的旋律，心声。我说啊，《伤寒论》这本书，我们也应该跪下来读的。张仲景被后世推为"医圣"这是一点不假的。世界医学史上，《伤寒论》能够延续 1800 年，至今仍然是我们临床医生必读的书，甚至还有专门研究《伤寒论》的博士，这在世界医学史上是绝无仅有的，《伤寒论》是我们中医人的"圣经"，我是把《伤寒论》奉在这样一个地位的。

2011 年 4 月，我们四百多个经方人集中在南阳，祭奠张仲景，因为张仲景是河南南阳人，当时，我们来到仲景山下，在仲景像下，宣读祭文，很多人都掉泪了……"经方"是人类使用天然药物的一个经验结晶，这是不得了的贡献。

田　原：所以在一千多年以后，仍能征服世人。

黄　煌：经方效果好啊，效如桴鼓，就像敲鼓一样，其应如响。还有，覆杯而愈，这是以前的说法，喝完一碗药，把杯子翻过来，就这汤液刚下肚的时候，这病痛就缓解了。

先讲一个我治疗母亲吐泻的故事。今年春节，我母亲从老家来南京过年，大年夜我们在一个宾馆吃的饭。年初一下午，弟弟打电话给我，说母亲不舒服，拉肚子，呕吐。我当时怀疑是不是晚上吃的海鲜出了问题。家里有藿香正气丸，我说先吃点。随后我带上自己做的黄连肉桂丸，赶到我弟弟家。老母亲住在我弟弟家。到了一看，老人精神还好，但还是不断地吐，还水泻，吃下去药，个久义吐掉了。老人说不知怎么回事，吃的东西就是挂不住。我觉得不对，病情不轻，不是普通的消化不良！

这是古代所说的水逆症，水入即吐。用什么方呢？用五苓散，通阳利水。我马上设法到门诊部取来五苓散。五苓散……共 5 味药，白术、茯苓、猪苓、泽泻，还有桂枝，这 5 味药，全打成粉。这个药怎么服？按照张仲景的办法，用米汤。正巧，家里刚好有碗糜粥，老人家一天没吃东西了，有粥正好。

田　原：五苓散有现成的粉剂？

黄　煌：是的，我让门诊部做的。我把五苓散放粥里调匀了，让母亲吃，她吃得很慢，一口一口，奇怪，五苓散粥下肚，就不吐了。不吐了，人就舒服了。你想，米粥也进去了，等于补充糖分啊，到了晚上，又有一次轻微腹泻，从此一夜无事。第二天基本就好了。近八旬的老人，这么她也没挂水啊。这是我在龙年开出的第一张经方。呕吐、腹泻，水泻，都是水嘛，以前叫水逆症，也叫蓄水症，水积蓄在体腔内。水逆证、蓄水证大多见于急性胃肠炎、食物中毒等，这次老人家可能是食物中毒。这么严重的吐泻，五苓散一吃居然能够马上就解决，让大家惊喜得不得了。

田　原：啊，效果真是不错！

黄　煌：再说有一个故事，也是经方治的大病。前年我去德国讲学，我妻子跟我出去，可能是旅途疲劳啊，也可能是受凉啊，她腹胀了两天，大便拉黑血。那天上午我在上课，她来了。脸色苍白，嘴唇发紫，额头冷汗直冒，二楼也爬不上来，虚脱啊！德国朋友问我是否叫救护车？我想，在德国，去医院也未必方便，怎么办？我说先平躺。当时她脉搏模糊，血压一定很低。

我问德国朋友，你诊所有没有附子理中丸？他说有，台湾产的颗粒剂，日本技术。我说好，快拿过来。

我又问，肉桂粉有没有？也有。

我说还要糖！因为她早晨没吃早饭，需要能量。有！

德国朋友将喝咖啡用的方糖拿过来，我拿了5块方糖，然后用开水冲调，然后一口口喂给她吃。她躺在针灸床上，我又用热水袋捂她的肚子。她脸色苍白，嘴唇暗紫，她是一个虚寒型的出血，附子理中汤是温阳的，加肉桂更好。

半个多小时以后，我看她脸色慢慢红润起来，血压上来了！上午9点多钟发病的，中午12点钟已经稳定了，脸色很好了，有了饥饿感。我说要喝粥，德国硬的粗麦面包不能吃。这时，听课的一位德国医生举起了手，他带来了大米粥。他来自慕尼黑，非常喜欢中国文化，平时喜欢中国饮食文化。这次，他不仅有煲好的粥，大米和麦片熬的，而且居然还有萝卜干和广东阳江豆豉，简直太好了！真的没有想到！粥软易于消化，而且等于是挂葡萄糖啊，萝卜干等于是盐分啊，这个阳江豆豉呢，好比是维生素B族和氨基酸，一下子都补充了。我妻子吃得很香。好，到了晚上，她就起床跟我坐着车到慕尼黑去了。

看我救治的过程，德国医生们简直是服得不得了。我的那位朋友狄特马医生说，这个案例，他终身难忘！

田　原：过程确实够惊险的。不过我还是有疑问，您会不会考虑她这次好了，以后还会不会犯呢？

黄　煌：可能会的。

田　原：再犯的时候还这样去治疗？

黄　煌：要看她那时出现的情况，如果她还出现这些症状，我就用这种方法，有是证用是方，有这个证，我就用这个方，这就是我临床用经方的原则。

田　原：但这样不太符合治未病的思想了，因为你不考虑它为什么来的？

黄　煌：也要讲原因，但这个原因不仅仅是局部的病变，还有看整体的反应状态，这就是我常说的体质。我只管你现在体质什么状态，出现了什么症状，我要怎么解决它，整体的状况改变了，局部的病变就能解决了。人是活人，机体就会自动调节啊！我们是非常重视机体自身的这个自愈的力量。《伤寒论》的精神，就是将病人当人看，治的不仅仅是人的病，而是病的人。这是一种东方的智慧！

中国的文化是不找原因的，包括佛教，佛教解决很多心理问题，他就是强调不找原因。不像弗洛伊德的学说，他要找原因，分析，你以前是什么样，最后发现你小时候父爱或者是母爱出了什么问题，他是从性上找原因，他是分析法，我们不是。东方的文明就是包容、承认，承认这个现实，然后来解决这个问题。

3. 疾病也是身体的 "本能"

田　原：我还有一个想法，会不会是这样，我们讲处理问题的时候，矛盾激化到一定程度，白热化的时候，这个时候介入一下，就能够瞬间逆转。是张仲景讲的 "欲解时"？您太太平时有胃炎或其他问题吗？

黄　煌：会有反流。

田　原：经过旅途劳顿，心情变化，水土不服等因素，忽然间出现了一个高度的反应，矛盾集中的体现。

黄　煌：大乱有大治。机体处在那样一种混乱的状态，肯定要自我调整，生命体具有这样的特征。经方是帮助机体，将这种自我稳定、自我调整的机能发挥到极致，是帮助不是替代。我反对终生服药，药毕竟是药，都有偏性的，长久服用，会有不良反应的。但是现在有些医学思想就有些问题，喜欢替代，一开药就告诉病人需终生服药，这种观念有问题，长期服药就出问题了。所以，经方强调有是证用是方，没有这个安全有效使用这张方的证据，就不用这个方了。证据，是经方方证的特征。

我们举个例子。大柴胡汤，现在用来治疗胆结石，但是很多人说，大柴胡汤对胆结石没有效果，为什么？说吃了大柴胡汤他的胆结石没有排掉。他认为大柴胡汤治疗胆结石就是化掉胆结石，其实不是。张仲景是用大柴胡汤来治疗 "宿食"，宿食，就是食积，吃多了以后引起的腹胀腹痛。用手按，按了以后上腹部胀满疼痛，张仲景说："按之心下满痛者，此为实也，当下之，宜大柴胡汤。"这明明提示，用大柴胡汤需要上腹部的胀满与疼痛。这种情况，就多见于胆结石的急性发作期或者伴有炎症的时候，发作的时候，上腹痛啦、呕吐啦，发热啦，这个时候用大柴胡汤，就非常有效。以前有一个老中医，治疗胆结石很有经验，病人很多。他治病有个要求，就是叫病人要吃猪蹄或者是油煎鸡蛋，大家知道胆结石的患者是不能吃油腻东西的，一吃就犯了。

田　原：尤其不能吃鸡蛋。

黄　煌：但他就要让吃，吃了以后出现什么？痛。然后，他就让病人服用大柴胡汤加味方，就有效。

田　原：意在激化矛盾。

黄 煌：服后会泻，一泻人就舒服了，有的人石头居然也能排出来了。对证下药，这就是中医的奥妙。按之心下满痛，就是用大柴胡汤的指征。经方一定要有证，要有用这个方的证据，或者说要有最恰当的用药时机，这就厉害啦！这才叫病机！病机就是机遇、机会、时机，我们要抓住。

田 原：不到最痛苦的时候，这个机会不会来？

黄 煌：对呀，你最痛苦的是什么？我先问这个问题。因为古代的医生的首要任务，是解决病人的痛苦，所谓疾苦。苦，就是病。于是，古代相传的很多临床经验，都是以病人的痛苦症状为抓手的。如果你一点症状都没有，寻找方证就比较困难。

田 原：郭生白老师从"本能系统论"的角度来分析《伤寒论》，认为疾病完全出自身体对自然界变化的一种本能反应，比方说一个人感冒了，招惹了风寒，会传变、发展，最后表现出一个阶段性的结果，那么在治疗的时候，也要顺应身体的反应，"顺势而为"，当矛盾激化到一定程度，再快刀斩乱麻，您是不是也这样认为？

黄 煌：是的，《伤寒论》讲的就是"势"，因势利导，托邪外出。当然如果细说的话，体质是本身的一个"势"，还有一个天地之势，就是外界环境，还有时间等，这些因素，在疾病的过程中相互作用，形成了一种"势"，向上的还是向下的，往外的还是往里的，是高扬亢奋的，还是低沉压抑的，这种趋势，需要加以分析。

这个思路是非常有意思的，它不只是中医的思想，而是传统文化的一个根脉所在，比如都江堰，是春秋战国时期建造的，这个水利工程就非常巧妙地利用了岷山的地势、岷江的水势，还有四川盆地的天势，雨季和旱季的水流是不一样的。他就利用了这个自然界的变化规律，就建成了一个自动的灌溉系统，这是太伟大了！

《伤寒论》就这个思路嘛，它研究病势，研究疾病过程中邪正双方处在什么样的一个状态，然后选择合适的治疗方药帮助机体把病邪托出体外，促使机体康复。因势利导，托邪外出。这是一种假说，是一种模型，把人的反应状态分成邪正表里寒热虚实等，治疗的目的就是把病邪托出体外，让机体净化，恢复平衡，修复创伤，达到新的平衡。

清代伤寒家钱潢说过这样一句话，"受本难知，发则可辨，因发知受"。他的意思说，人体感受了什么疾病原因，我们是很难弄明白的，也是说不清楚的；"发则可辨"，但是一旦你发病了，我们就可以辨别了；"因发知受"，就是根据你发病的状态，我来反过来推测你感受了什么病因，这才产生了风、寒、暑、湿、燥、火的概念，所谓的六淫。这就是古代中医的疾病观。六淫，其实是对人机体反应状态的一种概括，而并不是你真正感受了自然界的变化，所以寒流来了，未必一定就出现寒性的疾病，天冷了反而更多的是热性疾病。

这个很多人会有体会，越是天冷，人的血压越高，死亡率越高，心梗、中风等病的发病率越高，天冷的时候容易上火、咽喉疼痛、鼻子出血、口干舌燥等等，这个季节，大黄、黄连、黄芩、栀子、连翘等用得多。而夏天外面很热，现代人容易受凉，拉肚子的，腰疼的，反而容易受凉，附子、干姜、肉桂、麻黄等这些热药用得多。为什么？这就是因为机体的反应状态不一样，在不同的气候状态下，反应不一样，并不是与气温正相关。中医说的寒，不是三九严寒，中医说的热，也不是高温酷暑。

所以说，钱潢的这句话非常重要，这就是我们中医的病因观。经方是不管病因的，不管你"受"了什么东西，只看你如何"发"，然后根据如何"发"，来决定如何调，如何调整机体的机能，促使疾病尽快得到控制。

田　原：郭生白在《本能系统论》中，就说到他在给人看病的时候，这个人又是肾囊肿，又是糖尿病，有十几种病，他都没有管，就用经方治疗这个糖尿病，最后糖尿病好了，所有病都好了。

黄　煌：这个很平常的，我可以讲一个例子。一个老干部，已经80多岁了，他得了很多病，有糖尿病，有帕金森氏病，有脑梗，有高血压，有严重的便秘，有前列腺增生，有房颤，这就够多的了，后来又出现了不明原因的高烧。高烧了就住院啦，住院以后查，发现血液里面有细菌，就用抗生素，一开始用了有效，后来就没效了，还是发烧，医院没办法了，说你还是请中医治疗吧。后来就跑到我这里来了。来我这里，我看是个黄芪体质，我就用经方黄芪桂枝五物汤，量还用得比较大，吃了以后居然烧就不发了，而且自我感觉非常好。更让人惊奇的是，他原来十个指甲都是发黄很厚的，老年人的指甲，居然都换成嫩红的、新的指甲。

他很坚持，吃了好几个月，现在还在吃。

田　原：等于给了生命一个再造工程。

黄　煌：对，他的血液循环改善了，心脏也好得多了，整个状态也好得多了。

中医往往就是这样，抓整体，也不管你糖尿病还是什么病，只管"人"。

老人家血糖可能还高一些，没关系啊，他状态好了，舒服就行了嘛，我的理念就是这样。他不发烧了，不痛苦了。

田　原：医生看病都说痊愈了，或者临床痊愈了，唯独到您这儿就舒服了。这舒服是一个什么标准啊？

黄　煌：舒服就是没有痛苦，吃得下，睡得着，拉得出，心情好，那就行了，生命不就这样的嘛，哪有十全十美，标标准准的人啊，找不到。舒服就可以了，生命其实是一种感觉。什么叫痊愈了？西医经常会让病人终身服药，精神病治不了，糖尿病治不好，高血压治不好，都要终生服药，怎么叫痊愈啊？古代的中医很实在，病人舒服就行了。

田　原：实际上舒服很简单，有时候会觉得身体不舒服，但有一件事儿想开啦，或者大哭了一声，大笑了一场，他就舒服了，也不用吃药啊。

黄　煌：那是心灵舒服了，我们还要做到肉体舒服，这点非常重要。肉体不舒服，心灵也不舒服的，经常疼痛的人，叫他怎么笑得起来啊？所以经方最高的境界，就是让从心灵到肉体，都达到舒服的状态。

田　原：也是一种解脱的状态。从难受到不难受，一下子顺了一口气，唉呀我太舒服了，就是一种解脱的感觉。

黄　煌：这就是好嘛，以前讲的神效不就这个感觉嘛，以前的人看病都到要死要活的状态才请郎中过来，郎中一般一剂药，把他扳过来，一下子转危为安，就不吃药了。经方是让人舒服的。

田　原：这样学中医太简单了。

黄　煌：经方是方，是药物的绝妙组合。学医要从经方开始，要从方入手，不是从理入手的，没有必要先学那么繁杂的理论，更没有必要先从背诵《黄帝内经》开始。看来的什么人，生的什么病，然后考虑用什么方？倒过来，学了这张方，用熟悉，用于那种体质，能治疗哪些疾病。要模拟一种看病的场景，将那些平面的方证转换成立体的活生生的病人。学医啊，就像学语言一样，小孩学话哪有先学语法的？都是从单词入手，从场景入手，什么场景说什么话呀！慢慢就记住了。现在学语言，从语法入手，像那么复杂的词语结构，主谓宾，什么格，什么式，搞得那个复杂，唉呀，没有必要。多听多说，记住那些短语，就行。

田　原：这是一个非常新鲜的角度，方、病、人。"黄煌式"新经方……

黄　煌：我的医学思想其实比较简单，只是研究三个点及其之间的关系。这三个点是方、病、人。我说的方，大多是经方，是几千年相传的药物的经典组合，是临床有效经验方，这些方，不仅药物组合固定，就是药量比例也基本固定。我说的病，就是疾病，有的是古代认识的疾病，比如血痹、虚劳、痞、利、烦、黄疸等，也有的是现代医学的诊断的疾病，比如糖尿病、高血压、急慢性肾炎、支气管哮喘等等。这些病，应该有初中末的发展过程，有特有的临床表现特征，当然，还应该有特有的病理变化。我说的人呢，也就是我常说的体质，这是一种相对稳定或者已经固化了的方证群，在体型体貌上、在心理行为上，在发病趋向上，还有在疾病表现特征以及反应方式上，都有特有的变化规律和临床特征。我临床看病，就抓这三个点，诊疗思路就在这三个点之间转换：这首方对哪些病有效？这首方对什么样的人安全？然后，什么样的人多见于哪些方证？什么样的人容易患有哪些疾病？这种病应该用那些方？……就是这样，循环往复，倒来倒去，临床看病，脑子里就是这个三角思维，就是这个方、病、人的三角关系。我就研究这点东西。但是，方、病、人这三个点都是实实在在的，都是不可含糊的，不会产生歧义的。

4. "张仲景不找病因"

田　原：离开经方这个范畴，其他中医人怎么看病？

黄　煌：中医看病，思路可多了！难以统一，也不好多加评论。有人说，条条大路通罗马，都能治好病。话虽然这么说，但其中还是有优劣高下宽窄之别的。从目前培养人才的角度来说，最不能提倡的是对症状下药的思路，头痛医头，脚痛医脚，有什么症状他就用什么样的药，症状一多，方子就变得很大。这应该不是经方的思路。

田　原：思路决定出路。我们一位编辑的父亲感冒了，马上就用了麻黄汤，一副就好了。我说你花了多少钱？他说一块多钱。我在想，经方背后的文化是什么？答案很简单，是对生命结构的理解，才能达到如此简洁的高度。

黄　煌：就是方证相应的思路，它是顺应人的整体反应，根据人体的反应状态来用药。生命体是大自然的一种造化，在疾病过程中，生命体的反应过程是复杂的，但其结果应该是简单的，生命体有生命体自己的办法，可能没有像我们想象的那么复杂。

比如有感冒的时候，出身汗就行了，经方麻黄汤就解决这个发汗的问题。

田　原：方子这么简单，有没有玄妙的道家理论？

黄　煌：开始他的理念可能会有一种奇奇怪怪的想法，但这是促使他去实践的一个动因，然后他在实践过程中去观察，去总结，去发现，哦，这个方子有效，在什么情况下有效？这个人出现什么症状了？或者这个人是什么样体质的人？是什么条件下他用这个方子就有效了？

桂枝汤是用于自汗的，容易心慌的，脉象弱的，那这个人就可以用桂枝汤。反过来，不容易出汗的，皮肤干燥的，脉搏有力的，就用麻黄汤。古人这个思维方式其实非常简单。因为大自然本身的运行方式是简单的，大道至简。倒是我们后人把中医搞得太复杂了，说了一大通的理论，思来想去，几道弯过来了，反而方子开杂了。现在好多人用药就是对症下药嘛，你头痛我就加牡蛎，腰痛加桑寄生，大便不通加润肠药，胃口不好用开胃药……随便这么一加不就加了二三十味药了嘛？与这种思路相比，西医比你厉害了，它对疾病下药，它就抓住你的病因是什么，就针对病因治疗，比较简单，疗效也比你对症状下药好。而经方医学则比一些西医的思路高出一筹，经方不仅是对病用药，还要考虑到体质，要对"病的人"用药，层次更高。

田　原：疾病也许不是问题，只不过是一个阶段性的矛盾。

黄　煌：对。张仲景就是这样的，他找原因吗？不找原因。张仲景就是这样，中医就是这样。一部《伤寒论》，就是"方证相应"四个字，"病与方相应者，乃服之"。《伤寒论》有这样的说法：病与方相应的，你才可以服用。书中还有柴胡证、桂枝证等提法，有什么证在，就能用什么方。方证是《伤寒论》的一个核心概念。"有是证"，有这样一个证，"用是方"，用这样一个方，就这么简单，大道至简。所以我说，读《伤寒论》，如果搞不清楚每个方的方证，那就读不通《伤寒论》，也学不好经方。

田　原：伟大的《伤寒论》！

早些年我在采访李老的时候，对《伤寒论》也还陌生，我们对话的时候，紧紧围绕着一个"阳气"，现在回过头去看，其实是李老从《伤寒论》中悟到了这一面，而《伤寒论》还有很多面。如果把它的方剂看作是一个个经过复杂、缜密的公式的运算结果，那我觉得，有些人，一直想推敲他是怎么计算出来的，而您就很简单，执着地去相信这个结果就好了，就像是圆周率和黄金分割律能够适用于人类的各个领域一样，经方能够适用于人的各种病症，只要对"证"。

黄　煌：辨证论治，大家都会说，但如何认识？恐怕就难以统一。我认为，"辨证"的"辨"不是思辩的"辩"，"辨"者识也，识者认也，所以古人叫辨证是认证，或者叫识证。认识是一个什么样的过程？那就是直观的，直觉的。

但也有人是不同意我的说法的，他们认识的辨证论治，是用理念来推测辨病机，此辨是思辨，是理性的。但我们不是，我们是感性的。

证的概念是什么？证是证据，是用这个方的证据，但这个证据必须是客观的，就像法官判案似的，要有人证、物证，而人证、物证是看得见摸得着的。

田　原：而不是医生想当然给我一个莫须有的证据。

黄　煌：对，你空洞地去讲理法没用，在临床看病，要有客观的证据和指征，要看得见、摸得着的。什么是看得见、摸得着的？就是我讲的体征，我讲的这个人，要能画得出来的，那个活生生的"人"。

5. 我们需要对身体宽容

诊室里又来了一个70多岁的老人，长年失眠、便秘，但看上去眼神颇有神采，精力也出奇的好。

在人们的想法里，一个人健康的标准，就是能吃能睡，二便畅通，但黄煌对老人说了一番话，极具颠覆性，他说："你不要把便秘看作惟一的追求目标，好像我便秘治好，我的人生才是幸福的，才是完美的，你要带着它，它是你生理的特征，你懂吗？你这种火体的人还长寿，怕什么？有点痛苦是正常的。瘦怕什么，瘦心脏负担轻啊，你不想着这个问题。瘦又不是一下子能吃成胖子的，你便秘几十年了，你不是好好地活着，有什么不好的呢？便秘就是后门紧啊，后门紧主寿你懂吗？你以为拉稀就好啊？你这个体征这么瘦，再一拉稀，皮包骨头，你会一命呜呼的，你精力那么充沛当然睡不着觉，你脑子好得很。比我脑子都好，两眼炯炯有神。"

田　原：国内来讲，您是经方高手吗？

黄　煌：还有高手，用得比较好的嘛，我不能说上等，中上等应该可以的。我主要致力于经方的推广，把它用比较简单的语言能够表达出来，便于推广。

因为我是老师，我希望学生尽快学到这个东西。我呼吁一下，这是宝贝！让大家不要忘却经方。我的学问并不是中医的全部，但我至少给他们打开一扇窗，请他们看一看，这里有欣欣向荣的一块芳草地；开一扇门，给他们提供一条路，让他们尽快登堂入室而已。这是我对自己的评价。

我只是做这个工作。我很清醒，我是经方的推广者，我的定位在这里。我没有发现什么新的、好的经方。

好像是鲁迅先生说的，大凡好诗，唐代已经做完；那我说啊，大凡好方，汉代已经找到。我能做的工作只是推广而已，说得冠冕堂皇一些，中华民族的优秀瑰宝，不能在我们这代人手上失落。

田　原：谈笑风生间，您就把中医盘活了。可听您谈中医就不是博大精深、深奥难懂。

黄　煌：难道一定要用晦涩的语言来讲中医吗？

田　原：一定不要用更为古典的语言来表述中医吗？

黄　煌：一定不要用。

田　原：我赞成！您对那位便秘老人说的话很有意思，每个人都有自己的体征，有的时候你的生命体征是你应该带着的，它是你的一个和世界沟通的角度和方式，你干嘛要改变它呢？问题是：如何改变方为上策？你说他那么瘦，后门儿紧了，还会长寿，我觉得这个观点有思量，可能会解决很多人的困惑。但是，有些专家特别强调二便的问题，你一定吃多少，要排多少，有的人就纠结了，我为什么能吃就不能出呢？我是不是有什么病？

黄　煌：他就是违反自然。自然有它的一套规律嘛，老天爷就规定你这样一个特征，你非得让他改变，他改变不了的。人是必然要有遗憾的，不可能十全十美。

田　原：我们每个人的相貌也是不一样的。但是我们都想成为美女帅哥。是一个理想，也许实现也许实现不了。

黄　煌：对呀。

田　原：对我们每个人来说，要通过中医所代表的生命文化搞清楚自己，我们应该接受什么，或者我们应该改变什么？它是有一个分寸和尺度的。黄老师说，我们要接受一些疾病，或者一些疾病的表现。这是你生命体征中的一部分。

黄　煌：我们需要宽容，对自己的身体，对我们所处的环境，我们要宽容一些，不要苛求，要学会适应，这是非常重要的。

我们往往不想适应，只想外界来适应我，或他人来适应我，这个是不行的。东方的智慧就是宽容，就是适应，无条件的适应。《伤寒论》也就是讲适应。在外界的刺激下，人体应该会主动地去适应，去形成一个新的平衡。这种机体自动处在稳定的状态，称之为"自稳态"。而很多经方就是帮助机体去达到这种平衡，是着眼于自稳态的。比如桂枝汤，无汗的能发汗，自汗的能止汗，为什么？止汗发汗的其实不是桂枝汤本身，而是机体自稳态发挥了作用，汗出的有无，则是自稳态的一种表现形式而已。

同样，有些经方，对血压过高的可以降，血压过低的可以升，比如真武汤，血糖过高的可以降，血糖过低的可以升；比如黄芪桂枝五物汤，都具有双向调节的作用。因为这些方都是着眼于机体自稳态功能的调整。

田　原：谈到经方，我倒觉得咱们牵引出一个问题来，就是治病和养生，看起来是一件事儿，实际上是两个层面的问题，一个事情的两个方面，或者是两个角度。从经方的角度，它针对的就是病证，矛盾出现到这个程度，我马上解决这个矛盾。从养生的角度，可能从另外一个层面入手。

黄　煌：也可以这么理解，疾病就是在外界各种强大的刺激下，机体的内稳态发生了变化，出现了失衡状态，中医所谓的阴阳不调、营卫不调、肝脾不和等等。这个时候，病人非常痛苦，已经是非治疗不可的状态，这就叫疾病。但是，如果机体没有发生什么变化，阴阳并没有发生明显偏差，病人的感觉还不算太坏，这个情况下，一般就可以不用药物来治疗，只是通过饮食的调养，来维护这种内稳态，这时候就是养生。

田　原：现如今大家把看病和养生混淆了？

黄　煌：有这种情况，因为养生和治病其实很模糊。什么叫健康？什么叫不健康？有一个非常模糊的地带，所以才有亚健康概念的出来。

有的人，认为自己是健康的，但是我们看出来是有病的；也有的病人认为自己就是大病了，但是我们看还没有什么大的病。

有的是心理上的，有的确实是机体发生了比较大的功能上的改变，有的甚至组织已经出现了萎缩……

所以在我们中医看起来，没有一个绝对的病人，也没有一个绝对的健康人。我还是回到咋天讲的，就是他要有自己的感觉。你感觉如何？

田　原：要在乎自己的感觉。

黄　煌：当然，生命是种感觉，这是我的一个基调。现在很多疾病，大部分都伴有很大程度的心理改变。

我们现在看的慢性病多，发现很多慢性病都和精神心理因素有关系，有的是心理压力，导致生理机能的改变，从而引发疾病；有的是因为长期病痛的折磨，然后引起心理的改变。在慢性疾病中，身心是互为影响的，不能把它们截然分开来。

田　原：您自己的身体出现过什么问题吗？

黄　煌：大问题没有。

田　原：也是一直要调整吗？

黄　煌：有时要注意的。我出国经常都带附子理中丸，还有葛根汤颗粒，万一有什么情况要吃一点的。比如说这次到德国，疲劳、受凉，就感觉到不太舒服，就要吃葛根汤，晚上发点汗，把寒气透出来了，第二天就舒服了；要是肚子不大舒服，就吃附子理中丸。

田　原：对附子理中丸比较钟情。

黄　煌：这是非常好的药。

田　原：附子吃多了会有副作用？

黄　煌：是药三分毒，我不常吃药，吃药大多是短期服用。我在临床上，经常关照病人，或吃五天停两天，或者吃三天停两天，或者一天吃一顿，一天就半剂药。我不太主张大剂量并长期服用很多药物。

田　原：有人评价您是一位平民医生，说您对老百姓的情感真实。

黄　煌：我不喜欢用贵药，医生就是治病的，很多常用药就是治病的。

田　原：是"经方"决定的，您要做平易近人的好医生？

黄　煌：经方都是平常的普通的药物，但很好用，有效，安全，老百姓吃得起。还有，我最讨厌医生卖药做生意，要做生意就不来学医了。

我的曾祖父是当地有名的中医，但我的祖父是做生意的，他当时是我们镇上商会的会长。

做生意，就本本分分挣钱；当医生，应认认真真看病。不要把开方人与卖药人的角色颠倒了。我反对把行医当成生意做，我喜欢把看病当作做学问，我希望做一名学者型的中医。

田　原：临床看西医的指标吗？

黄　煌：看啊，病人都看，我能不看嘛！

我也在观察不同的指标和方药之间的关系，现代的诊断数据和指标是一定要利用的。我的启蒙老师叶秉仁先生就是这个态度，学术无国界，治病在疗效，他中西医临床都非常精通。

搞中医，也不是做表面文章，中医难道一定要穿长袍马褂？开方一定要用毛笔？毛泽东也说过，说中医的手术刀非得要有龙？说不通啊！

什么叫中医啊？你搞中医诊所非搞得古色古香，全是明式家具红木的？

上次去一家诊所，诊室里放了张过去乡下老百姓用的两屉桌，很旧了，看得很别扭。还有那椅子，也弄来那种太师椅之类的，我说不行，硬梆梆、冷冰冰，换！把你转来转去的那个皮椅子拿过来。因为我看病需要转身弯腰，要不断给病人摸肚子看小腿，这样看、那样看，还有转过来写病历处方，那种古代家具动不了，不适宜医用！

我搞诊室布置，当然要现代化，我希望将德国的、美国的、日本的那种现代诊所的式样拿过来，要利于诊疗，要舒适，要明亮，要人性化、要让现代人感到舒适。中医诊所弄得暗乎乎的，还说什么古色古香，我不欣赏。

田　原：太刻意了就不是中医的味道了。

黄　煌：但我不反对在中医诊所里装饰中医文化的元素，但只能是点缀，但毕竟是医疗机构，不是文物陈列室。

支撑中医诊所发展的，应该是中医的医学思想，如以人为本，如整体观念；还有是中医的行医准则，比如医者仁心、慈悲为怀，如平等对待每一个求医者等等；还有就是中医诊所要搞中医，如用经典方药，如开展针灸推拿等传统诊疗技术，这是中医诊所的核心和灵魂。

6.《伤寒杂病论》原来是一本军医看的书

田　原：《伤寒杂病论》里很多方，好像和日常生活相关，比如桂枝汤，张仲景喝完药之后喝一碗热粥，出点儿微汗……

黄　煌：是这样。怎么来理解这个问题呢？是因为患者这个时候已经处在一个血糖比较低的状态下，需要通过喝粥来补充能量，就像现在医院要挂糖水一样。喝粥有利于发汗，中医说粥能养胃气，生津液。

田　原：也很简单。

黄　煌：怎样理解桂枝汤呢？或者说，怎样理解《伤寒杂病论》呢？我们要穿越，需要回归，到张仲景的时代，回到东汉末年，我们跟着张仲景抄方，跟着张仲景看病，要这样的思路。张仲景生活的年代，是中国历史上战争最频繁的一个年代。战争年代，一些优良的社会资源，首先保证军事的需要，所以呢，名医作为一种社会稀缺资源，一定会被军人征用。那个时候军人的常见病多发病，一定是医生们要重点研究的，要研究如何尽快治好病，保护军队的战斗力。我推测，张仲景当年身处军阀混战的中原，一定看过很多军人的疾病，特别是那些发热性疾病，所谓的伤寒病，张仲景看得更多。军队中爆发的那些传染病，样本大，疾病发生发展的规律，常见的与罕见的，典型的与不典型的，也最容易观察到，个体差异也最容易发现。只有在这种临床实践中，张仲景才能够写出如此真实传神的《伤寒杂病论》。甚至我大胆地设想，《伤寒杂病论》可能是一本军医看的书，军人的病，战争年代的常见病，在书里面可以反映出来。

也就是说，如果我要写一本《伤寒杂病论》通俗本的话，就要在战争场景中来诠释张仲景的智慧，来展示经方的魅力。

田　原：这个推测很大胆，也很有趣。

黄　煌：张仲景一定看了很多军人的病，才有那么生动的记录，《伤寒杂病论》的每一条，都可以看做是一个个的案例。比如刚才说到的大柴胡汤。大柴胡汤证是什么？或者说，大柴胡汤是治疗什么病的？那是庆功宴以后，那个将军喝了很多酒，吃了很多肉，到了半夜里，肚子痛得要命，然后紧急召唤张仲景去。张仲景跑到帐中一看，见那将军痛得哇哇叫，一摸肚子，绷硬，吃太多了。什么病？宿食。该如何治疗？下！用何方？大柴胡汤。大柴胡汤一下，大便一通，痛就止了。那个将军生的可能就是胰腺炎，也可能是胆结石急性发作。"按之心下满痛，此为实也，当下之，宜用大柴胡汤"，这句原文，可能就是当年学生记录下的那段张仲景的现场讲话实录。

田　原：不管是什么病名，证都是一样的。

黄　煌：是的，病不同，表现是一样的，证都一样，这个将军也可能是消化不良，都有可能。那现在我们回到桂枝汤的话题上。桂枝汤是张仲景的常用方，是军人常用的体力恢复方和强壮方。你看，一群战士从战场上下来了，已经是征战几回，他们疲惫不堪，身心交瘁，那时候战争要花体力的，大量的出汗，拼命的冲杀，还要受惊吓，刀光剑影，飞箭如蝗，一会儿一个刀砍过来，一会儿一个头飞出去……战役结束以后，他们还要拖着疲惫的身体回到驻地，一路上风餐露宿，饥寒交迫，到营地时，这些人都不成形了，一个个面黄肌瘦，一脸倦容，对这群军人怎么处置？要知道，对饿了几天的人是不能马上吃肉喝酒的，只能先一人一碗桂枝汤。桂枝汤是什么？姜汤啊，复方姜枣汤啊，就是我们家常的生姜红枣汤，再加点桂枝、芍药和甘草，煮出来，香喷喷，有点辣，有点甜，这是张什么方？驱寒方、抗疲劳方、调理方、强壮方。那些军人都喝下去以后，上粥！　碗热粥。饿极了的时候最好喝粥，粥是什么呢？是糖，米粥最容易使血糖上升。糖尿病人不能吃粥为什么？它的糖化指数最高，瞬间可以升高血糖，饿得要死的人，昏厥的人，最好的办法就是米汤，一下子血糖就上来了，循环功能就容易恢复，比挂糖水还快呢。喝粥后，张仲景要他们赶快盖上被子，睡觉。桂枝汤加上热粥和温覆，人到半夜，就会出汗了，浑身出透汗，是热汗，出了汗以后，人就有精神了，第二天，这些小伙子们生龙活虎，能上战场了。

田　原：这是您演绎出来的？

黄　煌：我演绎的。

田　原：真有才，那有没有确实考证过？

黄　煌：没有，我是为了理解桂枝汤，给学生编的故事，不是说的真实的历史，别误会。桂枝汤证有自汗，有脉弱，还要心悸心慌，还要怕风，都是那些体质比较瘦弱的人，再加上疲劳、寒冷、饥饿、创伤、精神紧张等持续刺激导致的，这种疾病，是古人认识的疾病，张仲景称为桂枝汤证，换句话说，就是桂枝汤病，或者说是桂枝汤综合症。那桂枝汤呢，是我们的生姜红枣汤的提升版。

桂枝汤也并不是包治百病的方，有的军人吃了桂枝汤以后，也出了汗，但身体还不好，那是病重了，发汗以后还在发烧，反反复复的，可能是肺结核了。这个时候，疾病处在迁延期，寒热往来，来来往往。那怎么办？用小柴胡汤呀！小柴胡是退烧方，柴胡、黄芩、半夏、人参、生姜、甘草、红枣，也是 7 味药。

田　原：小柴胡汤就能把迁延不愈的发烧给退下去。

黄　煌：对呀，所以感冒并不全都吃桂枝汤，有的还是吃小柴胡汤。

田　原：还有一些人吃了小柴胡汤也没好的呢？

黄　煌：还没好，肚子还痛，疲劳，人也瘦了，那可能是肝脏出问题了，或者有的人是营养不良了，贫血了，就该小建中汤上了。小建中汤是桂枝汤倍用芍药，还要加一大块饴糖，麦芽糖啊，补充营养啊。腹痛的人、贫血的人、便秘的人，吃小建中汤最合适。吃完了以后他脸色红润，食欲上升，体重也能上升，所以，小建中汤是增肥方。还有的军人吃了桂枝汤以后，还不行，晚上睡不好觉，心悸严重，连肚脐下都悸动了，而且出汗多，体质非常差，头发稀疏，脸色惨白，那种就要在桂枝汤的基础上加龙骨牡蛎了，方名桂枝加龙骨牡蛎汤。这种类似桂枝汤的方，多了，桂枝汤有很多不同的加味方。

田　原：这样理解经方很有意思。

黄　煌：还有呢！战争恐惧症，一听炮响，屁滚尿流，呆如木鸡，那就是张仲景原文所说的"胸满烦惊，谵语，小便不利，一身尽重不可转侧"的柴胡加龙骨牡蛎汤证。柴胡加龙骨牡蛎汤是治疗战争抑郁症、战争恐惧症的好方。就像电影《集结号》里头就有的，一说打仗就吓坏了，尿裤子，不往上冲了，吓得都不能动了。还有，美国大兵在阿富汗战场伊拉克战场也出现很多这种抑郁症，影响战斗力，还影响转业后的就业生活。这些人，吃点柴胡加龙骨牡蛎汤应该有效。

田　原：再没有别人这么解析《伤寒论》了，六经辨证都跑到九霄云外去了……

黄　煌：我就这么解析，不要那些理性的东西，我就要感性的东西。

田　原：很多人一听六经辨证就晕菜了。

黄　煌：这就很好理解了嘛，老百姓听我这么一解释，就会用经方了嘛。再说说半夏厚朴汤，半夏、厚朴、茯苓、苏梗、生姜，这几味药干什么的？张仲景说主治"妇人咽中如有炙脔"，就是说这个女人喉咙里面有个东西堵着，像一块烤肉，吐也吐不出来，咽也咽不下去，非常难受。

在我看来，半夏厚朴汤治疗的，可能是一个在战争中失去亲人的妇女，因为悲伤过度，不断哭泣，哭了以后，咽喉哽咽，老是这里不舒服，那里不舒服，情绪低落。这是情志病，所谓的神经症，这个时候，用半夏厚朴汤有用。包括那个甘麦大枣汤也是这样。

战争中间要失去亲人，也可能她孩子死掉了，或者她的丈夫战死了，然后哭得过度引起的。读《伤寒杂病论》，都可以把经方放到这种战争背景下来演绎。

田　原：如果这样演绎的话，张仲景是战争残酷的年代，到了我们这个时代，其实每个人也都在战争中，只不过这个战争是没有硝烟的，而且现代人的这种苦处，或者悲伤、恐惧，可能不亚于当时那个年代。

黄　煌：一样的。所以现在柴胡剂、半夏剂用得更多，精神性疾病更多了嘛。

田　原：战乱年代可能反而还想开了，豁出去了，死就死吧，现在还死不起呢。这么看病可太有意思了。

黄　煌：好玩嘛。所以看病其实也不难的，很鲜活的形象就出来了，《伤寒杂病论》的原文就不是平面的东西，是立体的了，活的了。

田　原：《伤寒杂病论》是一个很大话题，仿佛常谈常新。而您对《伤寒杂病论》、对经方的理解或者诠释，颠覆了很多人对传统中医的认知，我们还得再"约会"一次，仔细谈谈您书里写到的"经方体质"，您这么多年在临床上发现了哪些方人、药人，相信对人们使用经方来调整体质，会起到很好的指导作用。如您所说，为人们重新了解经方，使用经方，打开一扇登堂入室的大门……期待倾听更多的精彩观点。

黄　煌：好。

（未完待续）

经方传奇五：三国之炎

那是在东汉末年，连年瘟疫，伤寒横行。

曹植这样描写当时的瘟疫："家家有伏尸之痛，室室有号泣之哀，或阖门而殪，或覆族而丧"——中原南阳，200多人的张氏家族，不到10年时间，族人死去大半，最后只有40多人活了下来，这其中，就包括一个叫张机，字仲景的小孩。

十年，足够一个稚童成长为能担当起家道的男子汉，更何况一个每天都要面对血肉至亲死去的孩子。他眼看着家人感染，求医无门，眼看着所谓的神医施展骗术，赚取人命，眼看着江湖贩子拿着"神药"，掠夺贫苦人家一年的粮食钱……

就是在这样的背景下，成就了张仲景的救世心怀，一点点接触医道，他不但将《素问》、《九卷》反复研读，更将《八十一难》、《阴阳大论》、《胎胪药录》等古代医书一一精读，并广泛借鉴其他医家的治疗方法，结合个人临床诊断经验，研究治疗伤寒杂病的方法，并于建安十年（公元205年）开始着手撰写《伤寒杂病论》。

奇怪的是，诸多史书里，居然都未曾详细提及他与伊的千年之交，他是如何借鉴了伊的"汤"。

一直到今天，关于张仲景的用药规则，仍然是一个谜。

经方传奇六：图解汤液

《伤寒论》真的是一个谜吗？还是根本已经无法读懂？就如同我们读不懂繁体字，更别说甲骨文、金文。世界上有许多古老的文字，都成了谜团。这些我们眼里的谜团，在当时的人看来，就是生活的一部分，也许，我们这个世界，已经到了一个"后回归时代"，在生活方式逐渐寻找回归之路的时候，首先思维要回归。

如果说《伤寒论》真的是从伊所著的《汤液经法》化生而来，如果《汤液经法》真的汲取了《神农本草经》五行与五味的精华，那么，要理解《伤寒论》，破解它的方剂密码，是不是首先需要放弃科学的武装，认可古人的思维？谜团也许就不再是谜团了。

以下所附伊尹汤液经法图，供各位中医爱好者，经方爱好者研读。

汤液经法

图1：汤液经法五味五行互含变化图式

	旋覆花 大黄　泽泻　厚朴 硝石	
蜀椒 桂枝　姜　细辛 附子	大枣 甘草　人参　麦冬 茯苓	豉 枳实　芍药　五味子 薯蓣
	黄连 黄芩　白术　竹叶 地黄	

图释：

味辛皆属木，桂为之主，椒为火，姜为土，细辛为金，附子为水。

味咸皆属火，旋覆[花]为之主，大黄为木，泽泻为土，厚朴为金，硝石为水。

味甘皆属土，人参为之主，甘草为木，大枣为火，麦冬为金，茯苓为水。

味酸皆属金，五味[子]为之主，枳实为木，豉为火，芍药为土，薯蓣为水。

味苦皆属水，地黄为之主，黄芩为木，黄连为火，白术为土，竹叶为金。

此二十五味，为诸药之精，多疗诸五脏六腑内损诸病，学者当深契焉。

图2：汤液经法图

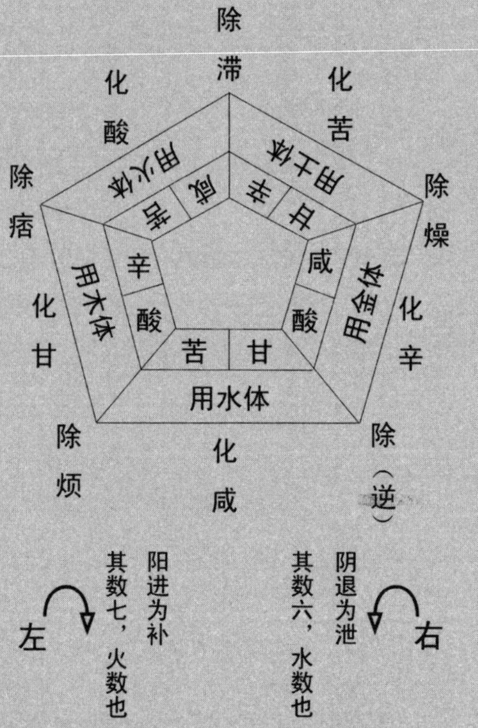

（且听下回分解——经方传奇七：穿越东汉）

"运气"的秘密

"五运六气"重要研究成果及观点

　　作为"龙砂医派"的传承基地，江苏省江阴市致和堂，多年来与中华中医药学会及中国中医科学院等机构，邀请权威学者、专家，共同组织、发起多次"五运六气"、膏方等主题学术研讨会议。

　　本期沙龙从研讨会发表论文中，甄选出三位在各自领域有独特建树的专家，将他们的最新研究成果及重要观点一一呈现，从考古、文献、物候等学科领域，多视角、多维度地探讨——"五运六气"与宇宙运行周期性规律，与大气候变化及人类疾病谱变化之间的关系。

　　解读"运气"的秘密，予有志于古中医的同道以启迪：

　　海洋微生物、无脊椎动物、鱼类，到陆地爬行动物，以至人类统治地球，是"巧合"还是"运气"？

　　地球生物的周期性灭绝，几世代的严寒，与银河系、宇宙的"运气"又有何联系？

　　四季、六气、二十四节气、七十二候……地球怎样的运转，成就了瘟疫的流行？

　　人体的健康与疾病，究竟与"运气"是怎样进行的联系？

　　寿终正寝，尽享天年，需要与"老天爷"达成怎样的协议？

　　……

第一篇　宇宙的"运气"

柯资能　（中国科技大学科技史与科技考古系副教授）

1. 宇宙的年龄

昼夜更替，秋收冬藏。

大自然有其内在的节律，各种节律都离不开天文，这是天文周期长期磨合的结果。人类是大自然长期演化的产物，自然受到了天文周期的制约。

古人经长期观察发现，天地自然及生命现象中存在着一个简单的周期性规则，称之为"五运六气"。古人坚称，五运六气来自对天文的观察。可是具体怎么来的，我们不甚了了，如五气经天之类，亦无天文实际。

有些学者喜欢寻找一些接近"60"的天文周期，来解释五运六气的来源，假如这种测度正确，从《黄帝内经》产生到现在，在其流传过程之中，将会产生整体性失真，必须经过全面修订才能使用。但事实上，这种整体性失真和修订从未出现过。

为了更好地理解、运用五运六气理论，我们在此对太阳系及地球演化的大势，进行大致梳理，可以此为素材，借用干支模式，在更大的时空范围内思考运气理论的内涵及边界。

北宋易学家邵雍，将年月日时的周期框架向外拓展，以三十年为一世，十二世为一运，三十运为一会，十二会为一元。我们对一元 12.96 万年的大周期进行干支结构标定，用以讨论一元内的大势。我们发现，邵雍的大周期与 13 万年来地球气候大格局存在某种对应，正好与一元的长度相类。

为了把整个宇宙的演化纳入干支模式的观察视野，我们不妨将邵雍的框架进一步推演，即三十元为一大世，十二大世为一大运，三十大运为一大会，十二大会为一大元。则一大元等于 167.9616 亿年，正好可以把宇宙大爆炸包含进去。

通过对超新星、宇宙微波背景辐射温度涨落、星系之间相关函数的测量，我们都能独立得到宇宙的年龄，大约为 137.3±1.2 亿年。

2. 太阳系遭受银河的"周期性毁灭打击"？

2008 年，科学界首次确定，太阳系形成于 45.68 亿年之前。

起初，太阳系还只是一个由气体和尘埃组成的云团状天体构造；而行星们快速演化的过程，则持续了 200 万年～400 万年；之后，它们的演化过程均慢了下来。

太阳质量为 $1.9891×10^{30}$kg，约占太阳系总质量的 99.86%，相当于 33.3 万个地球的质量。

太阳系沿着一个距离银河系银心大约 3 万光年的圆形轨道独自运行，它的速度大约是每秒 220 千米。太阳系绕银心完成一周公转，大约在 2.2 亿年～2.5 亿年之间。自从太阳系形成以来，它已经至少这样转了 20 周。

于是有科学家推测，太阳系在银河系中的路径，是在地球上化石记录中观测到的周期性生物集群灭绝的因素之一。

一个假说假设，太阳绕银心公转带来的竖向震荡，使它规律性地经过银道面。当太阳轨道把太阳带出银道面时，银河潮汐的影响就弱一些；而当它每隔 2 千万年～2.5 千万年进入银河盘时，它就会受到远为强烈的"盘潮汐"的影响。根据此数学模型，奥尔特彗星的流量会增大 4 倍，导致毁灭性打击的可能大大增加。

3. 星际物质稀薄，造就稳定的"生物宇宙环境"

"猎户臂"是银河系内的一条小螺旋臂，因靠近猎户座而得名。它位于"人马臂"和"英仙臂"之间。"太阳系"即处于"猎户臂"内，因此"猎户臂"也被称为"本地臂"。

太阳系和地球，在猎户臂内的本星系泡内，距离银河中心大约 8000 秒差距（2.6 万光年）。本星际云位于本星系泡和"Loop I Bubble"遭遇之处，太阳和其他少数几颗恒星位于此处，包括著名的太阳系外恒星系半人马座 α、织女星、大角星和北落师门。

过去数百万年，稀薄的星际气体流过"本地泡"。太阳系在大约 4.4 万年～15 万年前进入其中一个大约 30 光年大小的相当冷（7000K）而稀薄（每立方厘米 0.1 个原子，相对于银河系水平）的本地星云中，并且还会继续在里面运行 1 万～2 万年。星际气体对地球的影响目前尚不明确，但不难想象，当太阳系处在一个星际物质稀薄的区域，为地球上的生物创造了一个较为平稳的宇宙环境。

4. 太阳黑子影响地球 "运气"

"太阳活动周期"，或称为"太阳磁活动周期"，是太阳黑子数及其他现象的准周期变化，大约 11.2 年为一个周期。

"太阳黑子"是太阳光球中的暗黑斑点，磁场比周围强，温度比周围低，是主要的太阳活动现象。活跃时会对地球的磁场产生影响，从而影响地球的大气活动，造成气候异常，影响农业生产。

100 多年以前，一位瑞士的天文学家就曾发现，太阳黑子多的时候，地球上的气候干燥，农业丰收；黑子少的时候，气候潮湿，暴雨成灾。

一些统计资料表明，太阳黑子活动高峰容易造成异常的气候，可能会引发一些致病微生物，如流感病毒的变异，增强其传染性和毒性，为疾病的流行创造条件。统计研究表明，流感的世界大流行，不仅发生在太阳活动最强时期，也发生在太阳活动最弱时期。在运气理论的框架下，充分利用太阳黑子活动资料，能够更好地为疫病预测预警服务。

5. "冰期"出现，其地球轨道有配置

米兰科维奇理论的起点，是以天文因素变化导致的地球轨道三要素，即偏心率、地轴倾斜度、岁差的周期性变化为基准的。

地球轨道的变化，可以进一步引起地球大气圈顶部太阳辐射纬度配置和季节配置的周期性变化，从而驱动气候的波动。

必须指出的是，如果将一年内大气圈顶部接受的太阳辐射沿不同纬度、不同季节加和的话，则不管轨道要素如何变化，其总量总是基本不变的，而变化的只是其纬度分配和季节分配。

这就面临了一个核心问题：地球轨道怎样配置，才有利于冰期气候的出现？

对此，米兰科维奇的回答是：当地轴倾斜度减小，北半球夏季，地球处在远日点时，最有利于冰期气候的出现。可以看出，这样的轨道要素配置，将导致北半球高纬度区夏季太阳辐射量的减小。因此，米氏理论可以概括为：65°N附近夏季太阳辐射变化，是驱动第四纪冰期旋回的主要原因。

附：地球史上的 N 大冰期

在地质史上，地球是以"宙、代、纪、世"划分时代的。

冥古宙——地球有"大气层"之前：

冥古宙，开始于同位素年龄 4 567.17±0.7 百万年（Ma），结束于 3800 百万年（Ma）。

一般认为，最原始的地壳形成于距今 45 亿年，在地球的原始地壳上开始逐步形成水；到 40 亿年左右，原始的水圈可能已具雏形，同时出现了最早的沉积，逐步形成地壳的沉积圈；约 39 亿年前，形成了地幔和地壳，表面是岩石，没有土壤，也没有大片的海洋，只有密布的陨石坑。

太古宙晚期——持续 5 亿年的"第一冰河期"：

太古宙，开始于同位素年龄 3800 百万年（Ma），结束于 2500 百万年（Ma）。

约 38 亿年前，由凝聚体进化成水中最原始的生命——菌类与蓝绿藻。

35 亿年前，蓝绿藻在海洋中建立起由浅海海底微生物构成的生态系统。

33 亿年前，大气圈中已含有一定的二氧化碳，能进行光合作用的蓝绿藻大量繁殖。

29 亿年前，地球上出现了大量蓝绿藻形成的叠层石，表明这一时期地球上已经出现了游离氧，以及进行光合作用的原核生物。

28 亿年前，太古宙晚期出现了地球形成以来的第一次冰河期，并延续了 5 亿年之久。

元古宙晚期——持续 2 亿多年的"震旦纪冰期"：

元古宙，距今约 25 亿年～5.7 亿年，共分为 3 代：

距今 25 亿年～18 亿年，为"古元古代"，出现了多细胞植物生物群；距今 18 亿年～10 亿年，为"中元古代"；距今 10 亿年～5.7 亿年，为"新元古代"。

其中，"新元古代"后半段，即距今 8 亿年～5.7 亿年单划分，称"震旦纪"，期间为一次大冰期——"震旦纪冰期"。此时多细胞动物群，海洋生态系统已经复杂多样，充满生机。

显生宙古生代——"寒武纪大爆炸"和"生物集群大灭绝"并存：

显生宙，顾名思义，这个时期地球上显著地出现大量生物，是距今 5.7 亿年以来有大量生物化石出现的时期。

它包括了 3 代，即古生代、中生代和新生代。

古生代，距今约 5.7 亿年～2.5 亿年，又分为了"早古生代"和"晚古生代"。

"早古生代"为海生无脊椎动物时代，分为了寒武纪（5.7 亿年～5.1 亿年）、奥陶纪（5.1 亿年～4.38 亿年）和志留纪（4.38 亿年～4.1 亿年）。

在寒武纪时期，绝大多数无脊椎动物在其初期的几百万年的很短时间内出现，又被称为"寒武纪生命大爆炸"。其中，三叶虫是早古生代重要的化石门类，其分布广，数量多，演化迅速，直到二叠纪末才绝灭。

奥陶纪，是无脊椎动物的繁荣期，开始出现了原始的脊椎动物。

志留纪，脊椎动物大量出现，出现了昆虫和蛛类节肢动物，植物成功登陆。

"晚古生代"为鱼类与两栖类动物时代。分为了泥盆纪（4.1 亿年～3.55 亿年）、石炭纪（3.55 亿年～2.9 亿年）、二叠纪（2.9 亿年～2.5 亿年）。

泥盆纪，是鱼类的天下，晚期出现了两栖类动物。生命从海洋登上陆地，建立了由维管植物，即包括藻类植物、裸子植物、被子植物组成的陆地生态系统。至此，完整的生物圈最终形成。

石炭纪，大陆上出现了大规模的森林，给煤的形成创造了有利条件。石炭纪晚期，脊椎动物摆脱了对水的依赖，成为爬行类；陆生昆虫突然崛起。

二叠纪，最著名的要数"生物大灭绝事件"。在地质史上，曾发生过 5 次"生物集群大灭绝"，即奥陶纪末、泥盆纪末、二叠纪末、三叠纪末和白垩纪末的生物大规模绝灭。其中，二叠纪末的生物绝灭事件却是规模最大、涉及生物类群最多、影响最为深远的一次，也是史上最重要的成煤期。

显生宙中生代——恐龙时代

中生代，距今约 2.5 亿年～6500 万年，持续约 1.85 亿年，分为三叠纪（2.5亿年～2.03 亿年）、侏罗纪（2.03 亿年～1.35 亿年）、白垩纪（1.35 亿年～6500万年）。

三叠纪，是古生代生物群消亡，和现代生物群开始形成的交替期，爬行类崛起。

侏罗纪，开始了恐龙长达 1 亿多年的霸业，直到 6500 万年前神秘地退出历史舞台，哺乳动物才得到了发展的机会。

显生宙新生代至今——人类仍处于第四纪大冰川期之中：

新生代，距今约 6500 万年起至今，分为了第三纪（6500 万年～258.8 万年）、第四纪（258.8 万年至今）。

第三纪，是哺乳动物的时代。

第四纪，是人类的时代。

自元古宙震旦纪以来，地球共经历了三次大冰川气候。

第一次是"震旦纪大冰川期"，距今约 6 亿年；

第二次是"石炭－二叠纪大冰川期"，距今约 2～3 亿年；

第三次是"第四纪大冰川期"，一般以 258.8 万年前北极冰盖形成为分界。

前两次大冰川期气候的周期大约是千万年至亿年左右。

我们纵观人类时代，从 1.8 万年以来的气候变化来看：

1.8 万年前为最冷期；

1.5 万年前海平面最低；

随后迅速升温；

后又在 1.28 万年～1.15 万年出现一段持续 1300 年左右的小冰期，史称"新仙女木期"。新仙女木事件发生非常突然，至今仍未有足够的证据证明其发生的原因；

距今 1.15 万年后又突然升温，直至现在，其中，9000 年前后，3000 年前后，呈出现两次较为明显的小冰期，历史时代为"魏晋南北朝小冰期"和"明清小冰期"。

在邵雍体系中，公元 304～663 年，大运辛未，"魏晋南北朝小冰期"大致在此时间范围；公元 664～1023 年大运壬申，公元 1024～1383 年大运癸酉，公元 1384～1743 年大运甲戌，"明清小冰期"大致在此时间范围。

注：本文摘选自第三届国际五运六气学术研讨会讲稿《五运六气的天文周期背景解读》。原文约 11 000 字，限于篇幅，有所删节、调整，标题为编者所加。

第二篇 天灾·物候中的疫病密码

杨玉环 （清华大学博士后，"中医疫病预测"课题组成员）

1. 瘟疫，成就中医大家

我国古代，共出现 3 次瘟疫高峰：

一是东汉末年的建安 9～24 年，即公元 204～219 年，中原地区瘟疫流行凶猛。据魏文帝曹丕回忆："昔年疾疫，亲故多受其灾"，"疫疠多起，士人雕落"。那时中原"家家有伏尸之痛，室室有号泣之声，或合门而亡，或举族而丧"。

这一时期是瘟疫肆虐的大流行期，也是战胜瘟疫的中医著作涌现的高峰期。

治疗传染病方面，以张仲景的《伤寒论》最为经典，397 法，130 方。《伤寒论》以"气候不正"为依据编写，同时强调了"接触传染"的防治工作。张仲景在"伤寒卒病论"中写到当时与疫病作斗争时的惨况："余宗族素多，向逾二百，自建安以来，犹未十年，其亡者三分之二，伤寒十居其七。"经过多年的经验总结，此后人们认为："夫天行时异之病者，是春时应暖而反大寒，夏时应热反大凉，秋时应凉反大热，冬时应寒反大温，此非其时而有其异之气。"这样的反常气候，就容易发生瘟疫。

第二次瘟疫大流行，是十二世纪前后，即 1109 年至 1234 年。此次瘟疫高峰，"疫死者半"，"开封大疫，诸门出柩 90 余万万"。此次天气异动，成就了金元四大家之一的"李杲"，和他的医学名著《脾胃论》。

话说到了明代万历，至清康熙年间，即公元 1580～1663 年，中国经历着寒冷灾变时期，第三次瘟疫大流行。最严重的数 1641 年，南北两直隶、山东、安徽、浙江、贵州、湖南等地疾疫大流行，仅山东东明一县，"春二月瘟疫大作，有一家死数口者，有一家全殁者，白骨山积，遗骸遍野"。近3年后，1643年，"有疙瘩瘟，羊毛瘟等，呼病即亡，不留片刻。八九月间，死者数百万……至霜雪渐繁，势始渐杀。"仅山东一地，"春夏间瘟疫盛行，甚至户灭村绝"。

本时期瘟疫抗争，吴有性作为中医的杰出代表，他在《瘟疫论》中提到："温疫之为病，非风、非寒、非暑、非湿，乃天地间别有一种异气所感"，名曰"疠气"或"疫气"。他所采取的瘟疫方剂，对当时瘟疫的防治的确是卓有成效的。

2.《黄帝内经》早已说过：物候变迁是瘟疫流行的重要原因

《黄帝内经》阐发的"五运六气"，是中国古代对天文、气象的变化，及其影响人体发病规律的理论总结。

《黄帝内经》把一年分为四季、十二旬、七十二候，详细记录了每一候的特点，和人体生理的正常反应。"从其气则和，违其气则病"，《天元纪大论》、《五运行大论》、《气交变大论》等章节，将人体健康和天地环境的运行变化，作了较为系统的研究。其他古史文献，都与《黄帝内经》的思路一致，如：

《吕氏春秋》说："孟春行秋令，季春行夏令，仲夏行秋令，则民疾疫"，"疠疾，气不和之疾"。

《后汉书·顺帝纪》说："上干天和，疫疠为灾。"气候反常，寒暑错位，是形成瘟疫环境条件的重要原因。

《周礼天官》、《公羊传》等古籍也说，瘟疫流行的重要原因，就是气候反常。

《淮南子》更是明确地指出：季春"行夏令，则民多疾疫"。

这些，无不印证了《黄帝内经》五运六气的思想，历代史料都证明了物候变迁是瘟疫发生的重要原因之一，绝不仅仅是"细菌"、"病毒"等微小生物，凭一己之力所能为之。

3. "古"中医物候学

如果说物候学研究的是植物的生长荣枯、动物的季节活动等随物候变化的现象，是一门分析、了解自然界动植物和环境条件的周期变化的相互规律，及自然季节的变化规律的科学的话，那么，古中医已远远达到，甚至超出物候学的研究范畴。

按照现代的学科界定，物候学研究主要包括了3个方面：

①植物物候，又称为作物物候，如各种植物的发芽、展叶、开花、叶色变、叶落等现象，及农作物生育期中的物候现象。

②动物物候，如候鸟、昆虫及其他动物的迁徙、初鸣、终鸣、冬眠等现象。

③水文、气象现象，如初霜、终霜、结冰、消融、初雪、终雪等自然现象。

现代物候学的研究，主要从空间上进行划分，以自然地理作为区域划分，考察南北差异、东西差异、垂直方向上的差异等等；或者从时间上进行阐述，研究气候变化与动植物的相互关系。当然，作自然地理区划时，也要以物候作为依据。

以此为标准，我们先来看看我国最早的一部物候著作《夏小正》。

《夏小正》，乃3000年前西周初期，专门阐述物候的著作。全书不到400字，文辞古朴简练，内容丰富。

「正月」

启蛰；雁北乡，雉震呴；鱼陟负冰；囿有见韭；田鼠出；獭祭鱼；

鹰则为鸠；柳稊；梅杏杝桃则华；缇缟；鸡桴粥。

时有俊风；寒日涤冻涂。

鞠则见；初昏参中；斗柄县（悬）在下。

农纬厥来，家率均田；采芸。

——西周·《夏小正》

《夏小正》是按一年12个月，分别记载了物候、气象、天象和重要的政事，特别是有关生产方面的政事，如农耕、蚕桑、养马等。其中，最突出的部分就是物候。由于农业生产的需要，我们国家很早就注意收集物候资料，并按农历月份记载下来，适时安排农业生产。

据《夏小正》所记载的物候，梅、杏和山桃在正月开花，又提到了淮河、大海、扬子鳄，这些都是当时淮河、长江沿海一带的物候景象。

话说到了19世纪中叶，太平天国颁发《天历》，《天历》之中的《萌芽月令》，就是以物候指导农时的月历。而中国近代的物候学，则是由当时著名的地理学家、气象学家竺可桢教授创导的。竺可桢，是浙江大学的校长，曾与蔡元培、蒋梦麟、罗家伦一起，被尊为"中国高校四大校长"。他担任浙江大学校长13年，创建了中国大学中的第一个地学系，创办了中央研究院气象研究所。1931 年，他发表了《论新月令》，在文中总结了中国古代物候方面的成就，并倡议用新方法开展物候观测研究。1961 年，他建立全国物候观测网，制定物候观测方法；1973 年，他在其著名论文《中国近五千年来气候变迁的初步研究》中，用物理学的研究方法，分析了气候的变迁，此论文在国内外气象学界引发了强烈的反响。

而古中医物候学的主要规律，在《黄帝内经》中则得到了较为完整的体现。

《内经》认为，物候现象有年度循环的规律，并指出用"圭"来精确计算年度循环规律的方法。"立端于始，表正于中，推余于终，而天度毕矣"，"移光定位，正立而待之"，其认为在一年当中，由于阴阳相互盛衰的变化，使自然界产生四时、六气、二十四节气、七十二候的物候现象，以年为单位，周而复始，六十年一大循环。

此外，物候是以气候为转移的，并不完全随时日而改变，应根据实际气候变化观测物候变化，《黄帝内经》在《素问·五运行大论》中指出："天地阴阳者，不以数推，以象之谓也。"而在《素问·至真要大论》中，黄帝与岐伯的对话，更是概括了其中的要点，黄帝问："胜复之动，时有常乎？气有要乎？"岐伯回答："时有常位，而气无要也。"节气是固定的，而物候却是波动的。

4. 六气，强烈影响宇宙万物的繁育差异

在运气学中，六气敷布，万物的生化现象不同。

> 厥阴所至为生化，少阴所至为荣化，太阴所至为濡化，少阳所至为茂化，阳明所至为坚化，太阳所至为藏化，布政之常也。
> 厥阴所至为毛化，少阴所至为羽化，太阴所至为裸化，少阳所至为羽化，阳明所至为介化，太阳所至为鳞化，布政之常也。

——《素问·六元正纪大论》

当厥阴之气来临之时，可促万物生发；当少阴之气来临之时，可促万物荣华；当太阴之气来临之时，万物滋润；当少阳之气来临之时，万物茂盛；当阳明之气来临之时，万物坚实，成熟；当太阳之气来临之时，万物蛰藏。

这便是六气敷布之时，万物所呈之象。你也可以根据万物之象的变化，感受六气究竟何时到来。

六气的来临，还会对生物的生长繁殖产生不同的影响。

厥阴之气，因其是木气，所以木气到来之时，生活在木丛之中的"毛虫"会大量繁殖。"毛虫"，也就是出生之后，身上长满毛的动物。

少阴和少阳，一个君火，一个相火，同属火气。火气来临之时，则身上长满羽毛，可在空中飞翔的"羽虫"化育。

太阴湿土，为土气，土气来临之时，则身上无毛无羽、无介无鳞的"裸虫"会大量繁殖。

阳明之气，乃金气，金气来临之时，则身披介甲、显得无比金坚的"介虫"会大量繁殖。

如果说《黄帝内经》最早论述了"中医物候学"理论的话，那么，《黄帝内经》认为，生物的化生也是物候变化之一，气候变化直接影响生物的化生，这也是有规律可寻的。

5. 郁发，是自然界气候的自稳调节

有关"郁发"的问题，在《素问·六元正纪大论》作了专门的讨论。

郁发有其规律可寻，"郁极乃发，待时而作也"。也就是说，气"郁"到了极点，只待时机成熟，便成爆发的态势。但同时也指出，自然气候变化十分复杂，其"政无恒也"，其郁发的时间没有定时可寻。但与此同时，《黄帝内经》又告诉我们，虽然郁发无定时，但有先兆可知。在《六元正纪大论》之中，详细描述了五运郁发的先兆：

"长川草偃，柔叶呈阴，松吟高山，虎啸岩帕"，是木郁将发的先兆；"华发水凝，山川冰雪，焰阳午泽"，是火郁将发的先兆；"云横天山，浮游生灭"，是土郁将发的先兆；而见"夜零白露，林莽声傶"，则是金郁将发的先兆；若见"太虚深玄，气犹麻散，微见而隐，色黑微黄"，是水郁将发的先兆。

而五郁之发时的气候物候，与人体疾病表现出的性质基本一致，打个比方，土郁之发时，民众的发病规律如下：

"岩谷震惊，雷殷气交……洪水乃从，川流漫衍"，"民病心腹胀，肠鸣而

为数后，甚则心痛胁膜，呕吐霍乱，饮发注下，胕肿身重"。（《素问·六元正纪大论》）也就是说，土郁而发之时，老天爷雷雨大作，山谷震动，阴云密布，天昏地暗，山洪暴发，田地被淹，暴发过后气候正常，生物恢复正常生长。而土郁之际，人体脾胃消化吸收的功能失常，出现腹痛，胁肋胀满，恶心呕吐，上吐下泻，浮肿，身重等表现，与老天爷发病的症状基本一致。推其土郁而发的时间，大约在四之气，也就是大暑以后、秋分以前，农历 6 ～ 8 月这段时间。

附：二十四节气——地球随太阳的律动节奏

把六气分配到春、夏、秋、冬四时，共得二十四节气：

大寒、立春、雨水、惊蛰四节，风气主令；

春分、清明、谷雨、立夏四节，火气主令；

小满、芒种、夏至、小暑四节，热气主令；

大暑、立秋、处暑、白露四节，湿气主令；

秋分、寒露、霜降、立冬四节，燥气主令；

小雪、大雪、冬至、小寒四节，寒气主令。

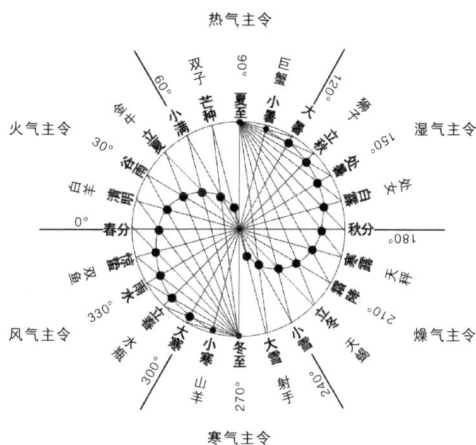

六气与二十四节气、黄道十二宫相应图

二十四节气是战国时期黄河中下游的产物，因此，古书所载的物候，也只限于黄河中下游的见闻。

影响物候的因素很多，有东南西北之分，有山岳、平原之别，有滨海大陆之异，但多有一共同特征：因时而异。因此，引发物候变化的"老天爷"因素多有其共性。

由于二十四节气比较客观地反映了一年四季气温、降雨、物候等方面的变化，所以古代劳动人民用它来安排农事活动。

【大寒】春天未到，"风"气先来

大寒共15天，5天一候，共分为三候：一候鸡乳，二候征鸟厉疾，三候水泽腹坚。

大寒时节，头5日可以孵小鸡了；第二个5日，鹰隼之类的征鸟，盘旋于空中，努力寻找食物，以抵御严寒；最后5日，若水面结冰，冰一定是最厚，最结实的。

俗话说："大寒小寒，冷成一团。"大寒，在天文之中，太阳来到黄经300°，即每年1月20日前后，风气主令，是一年之中最为寒冷的时期。这时寒潮频繁南下，风大，低温，天寒地冻。每到这个时节，铁路、邮电、石油、海上运输等部门高度警惕，采取一切措施，以防大风降温、大雪等灾害性天气带来的恶劣影响。

【立春】10℃，春天的分界线？

一候东风解冻，二候蛰虫始振，三候鱼陟负冰。

每年2月4日或5日，当太阳到达黄经315°时，即为"立春"时节。

古代的"四立"，即春、夏、秋、冬四季的开始，其农业意义为"春种、夏长、秋收、冬藏"，概括的是黄河中下游农业生产与气候之间的关系。但中国幅员辽阔，地理条件复杂，各地气候相差悬殊，四季长短不一。立春第一候——"东风解冻"，与黄河中下游土壤解冻日期基本一致，但作为全国春季开始的标志，失之过早。因此，"立"的具体气候意义不显著，不能适用全国各地。

中国气候学上，常以每5天的日平均气温稳定在10℃以上的始日，作为冬、春季的划分，它与黄河中下游立春含义明显存在差异。这种划分方法比较符合实际，立春后气温回升，春耕大忙在全国大部分地区陆续展开。

【雨水】青色在萌动

一候獭祭鱼，二候鸿雁来，三候草木萌动。

公历2月18日前后，当太阳到达黄经330°，为交"雨水"节气。

"雨水"，表达了两层涵义：一是天气回暖，降水量逐渐增多；二是在降水形式上，雪渐少了，雨渐多了。"雨水"过后，全国大部分地区气温回升至0℃以上，黄淮平原日平均气温已达3℃左右，江南平均气温在5℃上下，华南气温在10℃以上，而华北地区平均气温仍在0℃以下。

雨水季节，天气变化不定，是全年寒潮过程出现最多的时节之一，忽冷忽热，乍暖还寒的天气对已萌动和返青生长的作物、林、果等的生长，以及对人们的健康危害很大。在注意做好农作物、大棚蔬菜以及公交部门防寒防冻工作的同时，仍要注意个人的保健工作，以防冬末春初流行病的发生。

【惊蛰】春雷惊醒了冬眠中的动物

一候桃始华，二候仓庚（黄鹂）鸣，三候鹰化为鸠。

每年3月4日～7日，太阳到达黄经345°，春天便进入了惊蛰时节。此时已是桃花红、李花白，黄莺鸣叫，燕飞来，大部分地区都已进入了春耕。春雷萌动，惊醒了蛰伏在泥土中冬眠的各种昆虫，过冬的虫卵也开始孵化。

【春分】太阳运行到黄经0°，"火气"开始主令

一候元鸟至，二候雷乃发声，三候始电。

春分时节，火气始令。

除了全年皆冬的高寒山区和北纬45°以北的地区以外，全国各地平均气温均稳定升达0℃以上。严寒已经逝去，气温回升较快，辽阔的大地上，岸柳青青，莺飞草长，小麦拔节，油菜花香，桃红李白迎春黄，而华南地区更是一派暮春景象。

此时太阳运行已到黄经0°，昼夜平分，白天黑夜各12小时。江南降水迅速增多，进入春季"桃花汛"期；而在"春雨贵如油"的东北、华北、西北等广大地区，降水依然很少，抗御春旱的威胁仍是农业生产上的主要问题。

【清明】万物生长，皆清洁而明净

一候桐始华，二候田鼠化为鹌，三候虹始见。

"春分后十五日，斗指乙，则清明风至"。这个时节，白桐花开，喜阴的田鼠全都回到了地下的洞里，雨后的天空可以见到彩虹。按《岁时百问》的说法，万物生长到了此时，皆清洁而明净，故谓之"清明"。

【谷雨】谷得雨而生

一候萍始生，二候鸣鸠拂其羽，三候戴任降于桑。

每年 4 月 19 日～21 日，太阳到达黄经 30°时为"谷雨"。此时通常天气温和，雨水明显增多，对谷类作物的生长发育关系极大。适量的雨水有利于越冬作物的返青拔节，也有利于春播作物的播种出苗。但雨水过量或严重的干旱，则往往造成危害，影响后期产量。

【立夏】物至此皆假大也

一候蝼蝈鸣，二候蚯蚓出，三候王瓜生。

据记载，周朝时，立夏这天，帝王要亲率文武百官到郊外"迎夏"，并指令司徒等官去各地勉励农民抓紧耕作。"夏，假也，物至此皆假大也。"在这一节气，首先可听到蝼蛄在田间的鸣叫声（一说是蛙声），接着大地上便可看到蚯蚓掘土，然后王瓜的蔓藤开始快速攀爬。

这时太阳到达黄经 45°，但若按现代气候学的标准，日平均气温稳定升达 22℃以上为夏季的开始。"立夏"前后，我国只有福州到南岭一线以南地区真正进入夏季，而东北和西北的部分地区这时刚刚进入春季，全国大部分地区平均气温在 18℃～20℃上下，正是"百般红紫斗芳菲"的仲春和暮春季节。

【小满】籽粒开始灌浆，还未大满

一候苦菜秀，二候靡草死，三候麦秋至。

小满节气之时，苦菜已经枝叶繁茂，而一些喜阴的、枝条细软的草类，在强烈阳光的照射之下渐渐枯死。这时太阳运行到黄经 60°，全国北方地区麦类等夏熟作物籽粒开始饱满，但还未成熟，所以称为"小满"。

此时宜抓紧麦田的虫害防治，预防干热风和突如其来的雷雨大风的袭击。南方宜抓紧水稻的追肥、耘禾，促进分蘖（禾本科等植物在地面以下，或接近地面处发生分枝）。小满节气之后，人们确实关注气象问题，它是收获的前奏，也是炎热夏季的开始，更是疾病容易发生的时候，人们宜向自然学习"未病先防"的意识，从增强机体正气、防止病邪侵害两方面入手。

【芒种】有芒作物成熟，下地最为忙碌

一候螳螂生，二候鹏始鸣，三候反舌无声。

芒种是麦类等有芒作物成熟，夏种开始的季节，是一个反映农业物候现象的节气。农民朋友忙着播种，下地最为繁忙。此时太阳到达黄经 75°，即每年的 6 月 5 日左右。在这一节气中，螳螂在去年深秋产的卵，因感受到阴气的初生，而破壳生出小螳螂；喜阴的伯劳鸟开始在枝头出现，感阴而鸣；与此相反，能够学习其他鸟鸣的反舌鸟，却因为感应到阴气而停止了鸣叫。

【夏至】太阳最高，却非最热

一候鹿角解（鹿，阳兽，其角得阴气而解），二候蜩（蝉）始鸣，三候半夏生（半夏，一种中药，夏天之半，"阳极阴生"之时生长）。

每年6月21日或22日，太阳直射北回归线，是北半球一年中白昼最长的一天。此时太阳角度最高，却不是一年之中天气最热的时候，因为此时接近地表的热量还在积蓄，尚未达到最高峰。俗话说，"热在三伏"，暑热天气以夏至和立秋作为基点计算，大约在七月中旬和八月中旬之间，那时我国各地平均气温渐渐达到一年的最高峰。

【小暑】风中带着热浪

一候温风至，二候蟋蟀居宇，三候鹰始挚（鹰因地面气温太高，而在清凉的高空活动）。

小暑时节，大地不再有一丝凉意，所有的风中都带着热浪。此时太阳到达黄经105°，即每年的7月7日或8日之间。小暑前后，华南西部进入暴雨最多的季节，7月和8月，暴雨日数可占全年的70%以上；在地势起伏较大的地方，常有山洪暴发。但在华南东部，却常因副热带高压的控制，多以连晴高温天气为主，进入伏旱期。

华北、东北地区热带气旋活动频繁，南方大部分地区"雷暴"频发，容易造成自然灾害，须注意预防。

【大暑】气温过高，生长反受抑制

一候腐草为萤，二候土润溽暑，三候大雨时行。

大暑前后，气温高本是气候的正常表现，但气温过高，农作物生长反受抑制，水稻结实率明显下降。华南西部入伏后，光、热、水都处于一年的高峰期，形成对大春作物良好的气候条件；而华南东部的高温长照却往往与少雨相伴，会加剧伏旱对大春作物的不利影响。为了抗御伏旱，前期多注意蓄水，还可根据华南东部地区的气候特点，采取改进作物栽培等措施，以趋利避害。

【立秋】盛夏后的一丝凉风

一候凉风至，二候白露生，三候寒蝉鸣。

气候学上，以每 5 天的日平均气温稳定下降到 22℃ 以下的始日，作为秋季的开始，但与黄河中下游"立秋"日期相差较大。立秋之后，我国中部地区早稻收割，晚稻移栽，大秋作物进入了重要的生长发育时期。

立秋过后，刮风时人们会感觉到凉爽，早晨大地上会有雾气产生，秋天感阴的寒蝉也开始鸣叫起来。

【处暑】暑气渐渐远离

一候鹰乃祭鸟，二候天地始肃，三候禾乃登。

每年 8 月 23 日，处暑节气。《月令七十二候集解》说：处，去也，暑气至此而止。老鹰开始大量捕猎鸟类，天地间万物开始凋零，稻、黍、稷、梁等禾类农作物至此成熟。处暑前后，我国北京、太原、西安、成都和贵阳一线以东及以南的广大地区，以及新疆塔里木盆地日平均气温仍在 22℃ 以上，特别是长江沿岸低海拔地区，在伏旱延续的年份，更感到"秋老虎"的余威；唯西北高原进入处暑秋意正浓，而海拔 3500 米以上呈现初冬景象，牧草渐萎，霜雪日增。

【白露】一场秋雨一场寒

一候鸿雁来（自北而南），二候元鸟归，三候群鸟养羞（羞，粮食也。养羞以备冬月）。

9 月 7 日前后，太阳到达黄经 165°，即进入了白露节气。华南地区一到白露，气温迅速下降、绵雨开始、日照骤减的特点明显，深刻反映出由夏入秋的季节转换。华南地区常年白露期间的平均气温比处暑要低 3℃ 左右。秋雨多出现在白露至霜降前，以岷江、青衣江中下游地区为多，华南中部相对较少。

【秋分】地球无极昼

一候雷始收声，二候蛰虫坏户，三候水始涸。

分，半也。"阴阳相半，昼夜均而寒暑平"。古人认为，雷乃阳气盛而发生，秋分后阴气开始旺盛，所以渐渐不再打雷了。太阳在这一天到达黄经 180°，直射地球赤道，24 小时昼夜均分，全球无极昼极夜现象。燥气主令，故水始干涸。

【寒露】降水量锐减

一候鸿雁来宾，二候雀入大水为蛤，三候菊有黄花。

寒露之后，北方冷空气已有一定势力，我国大部分地区在冷高压控制之下，雨季结束。天气常是昼暖夜凉，晴空万里，对秋收十分有利。我国大陆上绝大部分地区雷暴已消失，只有云南、四川和贵州局部地区尚可听到雷声。华北10月份降水量一般只有9月的一半或更少，西北甚至只有几毫米至20多毫米。干旱少雨给冬小麦的播种带来困难，成为旱地小麦争取高产的主要限制因子之一。

【霜降】蜇虫冬眠

一候豺乃祭兽，二候草木黄落，三候蛰虫咸俯。

公历10月23日，太阳来到黄经210°。

中国黄河流域出现初霜，大部分地区忙于播种三麦，即小麦、大麦、元麦等作物。

大地上的树叶枯黄掉落，蜇虫也全在洞中不动不食，垂下头来进入冬眠状态。

【立冬】寒潮频发，容易伤人

一候水始冻，二候地始冻，三候雉入大水为蜃。

若按"气候学"划分四季的标准，以下半年"候（5天）平均气温"降到10℃以下为冬季，则"立冬为冬日始"的说法与黄淮地区的气候规律基本吻合。而我国最北部的漠河及大兴安岭以北地区，9月上旬早已进入冬季，首都北京10月下旬也已一派冬天的景象，而长江流域的冬季要到"小雪"节气前后才真正开始。

立冬时节，太阳已到达黄经225°，北半球获得的太阳辐射量越来越少，由于此时地表贮存的热量还有一定剩余，所以一般不太冷。这时北方冷空气也已具有较强的势力，常频频南下，有时形成大风、降温，并伴有雨雪的寒潮天气。从多年平均状况来看，11月是寒潮出现最多的月份。剧烈的降温，特别是冷暖异常的天气对人们的生活、健康及农业生产均有严重的不利影响。注意气象预报，根据天气变化及时做好人体防护和农作物寒害、冻害的防御便显得十分重要。

【小雪】阴胜阳，虹藏不见

一候虹藏不见（季春阳胜阴，故虹见；孟冬阴胜阳，故藏而不见），二候天气上升、地气下降，三候闭塞而成冬。

公历11月22日～23日，太阳来到黄经240°，为"小雪"。

这个时期天气逐渐变冷，黄河中下游平均初雪期基本与小雪节令一致。虽然开始下雪，一般雪量较小，并且夜冻昼化。如果冷空气势力较强，暖湿气流又比较活跃，也可能下大雪。

华南地区，由于北面有秦岭、大巴山屏障，阻挡冷空气入侵，杀减了寒潮的威严，"冬暖"显著。整个冬季，华南地区地面温度常保持在 0℃ 以上，所以积雪比降雪更不容易。偶见天空"纷纷扬扬"，却不见地上"碎琼乱玉"。

而在寒冷的西北高原，常年 10 月便开始了降雪，全年降雪可达 60 天以上。甚至在一些高寒地区，全年都有降雪的可能。

【大雪】至此而雪盛

一候鹖鸥不鸣（寒号鸟），二候虎始交，三候荔挺出。

大雪，天气寒冷，连寒号鸟也不再鸣叫。

此时是阴气最盛之时，盛极而衰，阳气已有所萌动，老虎开始求偶，兰草之中的"荔挺"，也感到阳气的萌动而抽出新芽。

此时降雪的可能性比小雪更大，除华南和云南南部无冬区外，我国辽阔的大地已披上冬日盛装，东北、西北地区平均气温已达 -10℃ 以下，黄河流域和华北地区气温也稳定在 0℃ 以下，冬小麦已停止生长；江淮及以南地区小麦、油菜在缓慢生长；而华南、西南小麦进入分蘖期。

【冬至】一阳初生，山中泉水温热

一候蚯蚓结，二候麋角解，三候水泉动。

太阳位于黄经 270°，阳光几乎直射在了南回归线上，也是北半球一年中白昼最短、黑夜最长的一天。

传说中，蚯蚓是"阴曲阳伸"的动物，此时虽然一阳初生，但阴气仍然十分强盛，土中的蚯蚓仍然蜷缩着身体。麋和鹿虽本同科，却阴阳不同，古人认为麋的角是朝后生，所以为阴，而冬至一阳生，麋感阴气渐退而解角。而山中的泉水却因初生的阳气而变得可以流动，并且温热。

民间以冬至日天气的好坏，来预测往后的天气。"冬至黑，过年疏；冬至疏，过年黑"。冬至这天如果没有太阳，那么过年一定放晴；反之，如果冬至放晴，过年就会下雨。湖北一带流行的农谚甚至更加肯定，"冬至晴，年必雨"。这是经多少代人检验过的实践总结。

【小寒】阳气已动，大雁北飞

一候雁北乡，二候鹊始巢，三候雉始雊。

"小寒"一过，就进入了"出门冰上走"的三九天了。虽然小寒到大寒期间，我国大部分地区都是最冷的时期，但候鸟已动。古人认为，大雁是顺阴阳而迁移的，此时阳气已动，所以大雁开始向北迁移；这时的北方，到处可以看到喜鹊，它们已开始了筑巢的生活。到了四九之时，雉感觉到了阳气的生长，而开始了鸣叫。

秦岭、淮河一线，此时平均气温在0℃左右，此线以南已没有了季节性的冻土，冬作物也没有明显的越冬期。江南此时的平均气温在5℃上下，虽然田野里仍是充满生机，但亦时有冷空气南下，造成一定的危害。

注：本文摘选自"全国疫病预测多学科研讨会"讲稿《物候与五运六气疫病预测》，原文约2.5万字，限于篇幅，有所删节、调整，标题为编者所加。

第三篇　养生，需以"运气"为首要准则

孟庆云（中国中医科学院，资深研究员，原中医基础理论研究所所长）

1. 五运"主"病，六气"为"病

人类进入了农牧社会之后，对四季、六气等时间因素都非常重视，在《黄帝内经》中，多篇讨论了四时与六气致病的问题。尤其是在"七篇大论"之中，"五运主病"和"六气为病"是论述得最为确实而系统的内容，它将病象逼真准确地表达出来，同时，也奠定了中医病因学和时病、疫病的理论基础。

五运"主"病——《黄帝内经》相关章节导读

"顺天察运，因变以求气"，这是五运六气的总则。

五运，是五行之气——木、火、土、金、水五气，运行于气交之中。运气学说认为它源于木、火、土、金、水"五星"，在古代也称为岁星、荧惑星、镇星、太白金星、辰星，此"五星"以其五行的特征，和时序的五季相应，从而影响人的健康。

五运，可以用天干为符号来表达，在五种不同的气候模式中，对人体的脏象经络呈现不同的亲和性，这种以时间为特征的致病，即为"五运主病"。

十天干，甲、乙、丙、丁、戊、己、庚、辛、壬、癸。其中，甲己土运，乙庚金运，丙辛水运，丁壬木运，戊癸火运。

《素问·天元纪大论》中指出，五运主病的原因是："五气更立，各有所失，非其位则邪，当其位则正。"

按一年五季的当令时序，其提前或错后，都是"非其位则邪"而致病。所以在《素

问·气交变大论》中详述了岁运太过和不及所累及的脏腑，和主要症状表现的十种情况。大论中虽然没有述及是否有其统计学资料为凭，但这种概括具有"理论模型"的价值，已经是成熟的病因学内容了。

其次，《黄帝内经》又在《素问·六元正纪大论》中叙述了五运回薄，盛衰不同，郁积乃发，发生了五郁的情况。

因其天人相应，所以气候有五郁，人的五脏也呈现五郁，而发生五种郁证。此中论述了五郁之证的特征，也推论出相应的治则治法。后世金元医家朱丹溪就是在研究五郁过程中，以其独到而卓成一家。

"六气为病"导读

从医和述六气，到《黄帝内经》，都把风、寒、暑、湿、燥、火六种因素，作为影响人体健康和疾病的重要因素，统称为"六气"。

在五运六气之中，六气间阐述的是地面垂直气候的特征，以地支为符号，可按阴阳论其属性划分为三阴三阳。如果说五运是以时间气象因素为特矢的话，六气则以空间的垂直气象为主。

但是，六气在不同的年代有其变化，在一年的六个节段中变化更大，所以六气重视的是客气的"司天"、"在泉"。

作为致病因素的六气，在七篇大论纳入《黄帝内经》之前，已经认识到六气太过可为六淫，六气致病都可引起发热，以六气杂至相合来解释痹证、诸风、泄泻、水肿、疼痛等，而在五运六气中的"六气为病"，则更具有深刻性、丰富性与系统性。

"五运六气"中的"六气"，既是可以周期循环出现的六种气候模式，又是以其气化胜复、太过、不及、同化、兼化、非其时有其气等作为重要因素。《素问·五运行大论》以"不当其位者病"，《素问·六元正纪大论》以"非气化者，是谓灾也"。由此可见，六气的异常气化，都能够成为致病的病因，比之"六淫"，具有更多的致病要素。

"六气为病"的理论，对于致病情况的认识，远不是一种病因产生一个症状，而是一种病因引发一系列的"证候群"。

《素问·六元正纪大论》中论述了六气同化之"常"，导致的六大类型的常见病、多发病的情况，称为"病之常也"。此六大类堪为一种疾病模式，可以"各归不胜而为化"，转化为另一类型疾病模式，论中称之为"十二变"。

此外，在《素问·至真要大论》中，以"六气胜复"和"司天"、"在泉"，阐述了六气相胜、六气之复、六气司天和六气在泉，每项分6类，共24类的"病型证候群"。这些应是以实践观察为依据的。其中，"化代违时致病"成为明清温病学派"原温病之始"的理论依据。

2. 从"气化论"推导中医学"周期表"

气化之论，是中国古代传统科学与哲学的核心。其是以"天人合一"和"气的运行"来阐述自然造化之变，及其与人体功能的发生、运行、转化的学说。

气化的认识大致有三个来源：

一是对自然现象，包括天文、气象、大地等的观察；

二是对生命现象的观察；

三是《易经》和中国古代哲学中"气"的理论。

《黄帝内经》中运用"气化论"，并无系统的专论，或质认其渊源。倒是在"七篇大论"中系统地论述了其哲学、天文学的来源，以及气化的规律。

可以说，是五运六气提出了气化学说的理论纲领。

> 太虚廖廓，肇基化元。
>
> 万物资始，五运终天。
>
> 布气真灵，总统坤元。
>
> 九星悬朗，七曜周旋。
>
> 曰阴曰阳，曰柔曰刚，
>
> 幽显既位，寒暑弛张，
>
> 生生化化，品物咸章。

—— 《素问·天元纪大论》引《太史天元册》

这是以元气为资始，继而发生五运，再而星曜，又而阴阳，化为时间万物的"宇宙生成论"，其"元气－五行－阴阳"的化生顺序，与习见的"元气－阴阳－五行"之序迥异，此中的哲学概括，是五运六气"气化"的哲学依据。

《素问·六微旨大论》中，对气化的运动形式的观测法做了具体的论述，"因天之序，盛衰之时，移光定位，正立而待之"，从天文气象，测六节气位的标本中见之应见的数据，进而推验出气化理论。

在五运六气中，"气化论"的纲领如下：

① 升降出入。

② 五运及六气皆因时、因盛衰而化，又皆应人、应脏腑，六气之化为三阴三阳，有开阖枢之变。

③ 气在自然及人体中皆有循行，人体有营卫等诸气在十二经中依时序而循行。

④ 人气有食饮之化，气有精气神之化。

⑤ 气化有"亢"、"害"、"承"、"制"的规律。

⑥ 气化之天人相应，有"标"、"本"、"中"、"见"之别。

⑦ 五运和六气两种气化有"五六相合"之周期，气化异常致病亦有周期，周期可呈规律性与可预测性，即"顺天之时，疾病可与期"。

五运六气以此可堪称中医学的周期表。

七篇大论所叙及的"气化"，到金元及明清亦有所发挥。元代李东垣认为，脾胃为人身气化中枢，主决升降；朱丹溪发扬河间之论，创"相火论"；明代温补学家把气化动力归于"命门"，其中以孙一奎的"动力命门"阐述得最为详赡。

在气化论之应用方面，历代医家更有所创新。如王冰在注文中提出"引火归原"，李东垣创"甘温除热"，朱丹溪论"提壶揭盖"，喻嘉言立"畜鱼置介"，吴鞠通用"增水行舟"法等，把气化之用发扬得至为传神，无怪乎清代蒋廷秀在《吴医汇讲》中称"升降出入"为"辨治百病之纲领"。

3. 病"机"——自然神妙之情理

"病机"一词，在中医经典中两见——

一见于《神农本草经·序录》："凡欲治病，先察其源，先候病机。"

再就是见于七篇大论的《素问·至真要大论》："岐伯曰：审察病机，无失气宜，此之谓也。帝曰：愿闻病机何如？"其后便是著名的"病机十九条"，后世由此再发挥为病机学说。

"机"，为"几"字演来，春秋时出现了"机"字。甲骨文中的"几"字，上为脐带之象，下为板斧的开头，表示新婴诞生与事件的发生。

万变发于一机

东汉的许慎未见过甲骨文,其《说文解字》言"机","从丝从戍"虽误,但他也说"主发谓之机"。

钱钟书先生认为,"机"的蕴义源于《易经》。

《易传·系辞上》曰:"易,圣人之所以极深而研几(机)也。"

《注》曰:"极未形之理曰'深',适动微之会则曰'几'(机)。"

钱钟书引证智者《法华玄义》总括曰:"机有三义:机是微义,是关义,是宜义。"

五运六气之言"病机",是在五运与六气因变交合而致病的初动之时,从微小的征兆可推断其发展趋势。

《鬼谷子·揣》讲"几(机)之势",《阴符经·下篇》言"机在目"、"烛照机先",以及《素问·灵兰秘典论》的"至道在微",都是从微小的征兆去预见推断发展态势和格局,是"反映论"而不是凭空推算。

《素问·至真要大论》依据"岁主藏害"和"以所临藏命其病"的观察所得,精辟地归纳出五脏病机和六气病机,从"诸风掉眩,皆属于肝",到"诸呕吐酸,暴注下迫,皆属于热",共176字,指出据运气作用于脏腑的病象,就可以凭一而断。这在识病上真可以做到"其变机微而所动者大",从初萌之微变能把握全病的机要,可谓"知其要者,一言而终;不知其要者,流散无穷"。

金代的刘完素深得此病机的机要价值,用了35年的时间研究《内经》,在病机上把176字发展为277字,反复论辨以申之,凡两万余言,著成《素问玄机病原式》,此书"盖求运气言象之意,而得其自然神妙之情理"。

4. 顺天之运气,可尽天年

"七篇大论"原本是推测灾害、防病养生之书,相传唐代王冰"夙好养生,幸得真经",便将其纳入《素问》之中。七篇大论之中,在"预测病害因素"指导下的养生理论,堪为古籍中最为完备者。

中国古代,从《左传》以降,"上寿百二十年,中寿百岁,下寿八十",那时就认为人的"天年"是120岁。而《灵枢·天年》和《灵枢·五色》,也以百岁为中寿。

在《素问·上古天真论》中,言人"度百岁而去"。

王冰注:"度百岁,谓至一百二十岁也。"此天寿为120岁,是两个六十甲子周期。所以王冰在《玄珠密语·序》中说道："此者是人能顺天之五行六气者，可尽天年一百二十岁矣。"

既是如此，养生首要，便是遵循五运六气的规律。人既然与天地相应，与天地同元、同息、同化，就要按五运六气"顺天时，善天和"来养生。

对此，七篇大论中的养生，远比象阴阳、法四时、应五脏、避八风等更为深刻，更为系统。

观中国古代养生理论，有"主动说"，如循《易经》"天行健"之论，《吕氏春秋》的"流水不腐"之论，清代颜元的"养身莫善于习动"之论；

有"静养说"，如汉代桓谭的"人生如燃烛"的节耗之论；

也有"动静和谐"之说，如《内经》言"能动能静，解以长生"；

还有言"生命在于激荡"，如《易·大壮·象》之"刚以动故壮，大壮利贞"，如《系辞上》曰"鼓之舞之以尽神"。

除此之外，古代养生还重视天避邪、和食养等。

而五运六气之"论养生"，则是在"天人合一"观的指导下，以顺应五运六气的节奏之下，建立起应时、宜地的防灾避邪的理论系统。

根据气化理论，五运六气的养生更强调一个"动"字，"成败倚伏生乎动"，还提出了"久而增气"的说法，指出人体在对饮食和药物的代谢中，久用则产生"气化惯性"，可改变人体的反应机制。这一论断，不只是在指导养生，也有指导用药的意义。

五运六气的养生理论一再强调"神机"的作用。在运用五运六气理论养生时，《素问·五常政大论》说："夫经络以通，血气以从，复其不足，与众齐同，养之和之，静以待时，谨守其气，无使倾移，其形乃彰，生气以长，命曰圣王。故大要曰：无代化，无违时，必养必和，待其来复。此之谓也。"此可谓五运六气养生理论之总要。《素问·至真要大论》又进一步强调："气血正平，长有天命。"

从上可见，五运六气的"顺时气，善天和"的养生理论具有一定的丰富性和实践性。王冰在《玄珠密语·序》中称其"可以修养五内，资益群生"，又进一步说其祖师称为"本天之机，其来可见，其往可追矣"。

注：本文摘选自"中医五运六气学术研讨会"论文《五运六气在中医学术史上的地位》，原文约6000字，限于篇幅，有所删节、调整，标题为编者所加。

膏方养生怎么吃

五大膏方专家——全面解析膏方养生误区

"国家中医药继续教育项目——膏方制作与临床应用培训班"讲稿选摘

找准体质，才能吃对你的膏方

南京中医药大学 黄煌

膏方不是谁都可以吃的！

冬季进补，也不是谁都可以补的！需要根据人的体质，辨体调膏。

1. 温经膏——女人美丽方

古代女科专方，经典调经方与美容方。

【方药】吴茱萸 50g，党参 120g，麦冬 150g，制半夏 60g，炙甘草 60g，肉桂 60g，当归 120g，白芍 120g，川芎 120g，牡丹皮 120g，阿胶 250g，生地 120g，干姜 60g，红枣 250g。

【辅料】核桃肉 250g，黑芝麻 250g，冰糖 250g。

【制作】核桃肉、黑芝麻分别碾粉备用。其他药除阿胶外，水煎 3 次，过滤去渣，文火浓缩；加入核桃肉、黑芝麻，然后阿胶加黄酒炖化后，与冰糖一起收膏。

【服法】每次服用 15g，1 日 2 次，开水冲服。

【适用人群】适用女性的特征：瘦，皮肤常松弛，腹壁薄而无力；口唇常干燥、不红润；皮肤亦干、发黄或发暗，缺乏光泽，或皮肤潮红、暗红，或呈黄褐斑；甚者手掌、脚掌出现裂口，疼痛或有发热感。某些女性朋友可能出现阴道炎、阴道干枯、瘙痒等症，毛发脱落、干枯、发黄，易于折断。此类体质的女性以此膏方调经美容为佳，也可用于更年期女性朋友的失眠、腹泻，老年性阴道炎、外阴瘙痒、手足皲裂、指掌角化等病症的调理。

【注意事项】体形肥满壮实，营养状态好，面色红润者不宜服用本方。

2. 黄连阿胶加味膏——调理"烦躁身热"体质

古代的除烦止血方。

【方药】黄连 120g，黄芩 250g，白芍 250g，牡丹皮 250g，阿胶 250g，生地 250g。

【辅料】蛋黄适量。

【制作】将黄连、黄芩、白芍、牡丹皮、生地水煎 3 次，过滤去渣，文火浓缩；阿胶加黄酒炖化后收膏。

【服法】取蛋黄 1 个，打散，冲入沸水，放入膏方 10g，调匀服用。1 日 2 次。

【适用人群】形体中等，烦躁身热，失眠多梦，皮肤白、粗糙伴脱屑，或易皮下紫癜、易鼻衄，易口腔溃疡，易关节疼痛者服用。多用于热性疾病后期出现的烦躁、失眠、谵语等虚性兴奋状态，崩漏、便血、尿血、鼻血、咯血、呕血、皮下出血等患者的体质调理。

【注意事项】面色萎黄、神疲倦怠者不宜服用。

3. 薯蓣膏——调理"血虚－神疲乏力"体质

古代的强壮剂、理虚方，适用于消瘦、神疲乏力、贫血为特征的慢性疾病调理。

【方药】山药 600g，生晒参 100g，白术 150g，茯苓 150g，炙甘草 100g，当归 150g，白芍 150g，熟地 200g，川芎 150g，肉桂 100g，大豆卷 150g，麦冬 200g，杏仁 100g，柴胡根 100g，桔梗 100g，阿胶 250g，干姜 100g，防风 100g，红枣 600g。

【辅料】核桃肉 250g，黑芝麻 250g，桂圆肉 250g，冰糖 250g。

【制作】核桃肉、黑芝麻及生晒参分别碾粉备用。其他药除阿胶外，水煎 3 次，过滤去渣，文火浓缩；加入核桃肉、黑芝麻及生晒参粉，阿胶加黄酒炖化后，与冰糖一起收膏。

【服法】每次服用 15g，1 日 2 次，开水冲服。

【适用人群】形体消瘦，贫血状，疲惫乏力，头晕眼花，多伴有低热、心悸气短、食欲不振、骨节酸痛、大便不易成形者。亦适用于恶性肿瘤患者的常规体质调理，或具有上述症状的结核病、血液病、慢性胃病、慢性肝病及痿证患者。

【注意事项】本膏需常服方能有效。

4. 炙甘草膏——调理"赢瘦－大便干结"体质

经典滋阴方，适用于虚弱体质的调理。

【方药】生晒参100g，麦冬500g，生地250g，阿胶500g，肉桂50g，桂枝100g，炙甘草100g，枸杞250g，干姜100g，红枣500g。

【辅料】核桃肉250g，黑芝麻250g，桂圆肉250g，冰糖250g。

【制作】核桃肉、黑芝麻炒熟研粉，生晒参研粉，阿胶加黄酒200ml炖化，其他药用水煎3次，过滤去渣，文火浓缩；加入核桃肉、黑芝麻、红参粉，与阿胶、冰糖一起收膏。

【服法】每次服用15g，1日2次，开水冲服。

【适用人群】赢瘦、面色憔悴，皮肤干枯、贫血、大便干结难解者。亦适用于具有上述症状的肿瘤、心脏病、血液病患者。

【注意事项】服药期间配合红烧猪蹄等富含胶质食物。如出现腹胀，酌情减量。

5. 小建中加味膏——调理"神经性肠胃炎"体质

经典理虚方，强壮性解痉止痛剂。

【方药】生晒参1000g，白芍1000g，桂枝500g，炙甘草400g，生姜500g，红枣500g。

【辅料】饴糖1000g。

【制作】将除饴糖外的6味药用水煎3次，每次1小时，过滤去渣，文火浓缩为清膏，在清膏中加入饴糖，搅拌均匀，加热至沸，浓煎收膏。

【服法】每次服用15g，1日2次，开水冲服。

【适用人群】体型消瘦，皮肤白润，纹理较细腻，或因先天不足或后天过度消耗，而出现精力不足，易疲劳，易出汗，烦热，肢体酸痛等症者。此类人群常易患慢性萎缩性胃炎、胃及十二指肠溃疡、过敏性结肠炎、胃肠神经官能症、痛经、便秘、免疫性肝病、肝硬化、低血压、神经衰弱等病症，或小儿出现尿频及遗尿、小儿头痛、小儿腹痛、婴幼儿便秘等患者的体质调理。

【注意事项】肥满之人，或发热恶寒无汗之人，或发热、烦躁、口渴、舌红、苔干或黄腻者慎用。

孩子们吃什么膏方好

上海中医药大学中医文献研究所 张如青

1. 少年儿童能用膏方进补吗

很多人，甚至一些中医师认为，小儿不适宜服用膏方，即使是患有虚证的小儿，也不能用膏方。其理由为：小儿为"纯阳之体"，生机蓬勃，无须进补；况且小儿正处于生长发育阶段，脏腑柔弱，功能不全，属"稚阴稚阳"，不堪受补。

其实中医儿科的鼻祖，即宋代钱乙，早就总结了小儿的这些特点，"脏腑柔弱，易虚易实，易寒易热"。

既然小儿的体质或疾病有实有虚，那么，根据中医"虚则补之，实则泻之"的原则，当补则补，当泻则泻。

"六味地黄丸"现已风靡于世，成为常人滋补肾阴肾气的灵丹妙药，殊不知，此方原为儿科治疗小儿肾虚的补方，就出自于钱乙的《小儿药证直诀》，原名"地黄圆（丸）"。

2. 什么体质的少年儿童适合服用膏方

膏方口感好，疗效佳，副作用少，服用方便，儿童乐于接受，是一种理想的儿科给药途径。尤其适合一些体质虚弱的慢性病患儿。根据古今临床文献研究，以下小儿病症适宜运用膏方调治：

哮喘、慢性咳嗽、盗汗、厌食、疳症、慢性胃炎、反复呼吸道感染（感冒、鼻炎、扁桃体炎、支气管炎、肺炎）、遗尿、婴幼儿久泻、病毒性心肌炎、多动症等。

3. 小儿膏方与成人膏方有何不同

小儿为"稚阴稚阳"之体，五脏六腑娇嫩柔弱，其形态结构与生理机能尚未成熟，其特点可以概括为：生机蓬勃，发育迅速，脏腑娇嫩、形气未充。

小儿体质的这些特点，导致其抗病能力薄弱，也决定了其具有与成年人不同的病理特点：发病容易，传变迅速，脏气轻灵，随拨随应，易趋康复。

所以，儿科在运用膏方时，应遵循一些特殊的原则：

①注重调理脾胃。小儿"脾常不足"，脾胃（包括肠胃）功能尚未完善，又处于生长发育阶段，对营养的需求较多，脾胃的负担本就相对较重。饮食起居稍有不慎，就容易出现纳呆、脘胀呕吐、腹泻等脾胃消化系统疾病。而膏方性偏滋腻，容易碍脾，影响小儿的消化吸收。所以用膏方调治小儿疾病，尤其要注重脾胃的调理。

②以平补、清补为主。小儿脏腑机能未全，即使有虚证，亦不能大补、峻补。

③药性平和，药量恰当。忌用大温大热，大苦大寒之药，尽量避免使用有毒药物。

④少用、慎用荤膏。阿胶、鹿角胶、龟板胶、鳖甲胶、黄明胶等，均属于荤膏，性滋腻，易滞气碍脾，影响脾胃的消化吸收功能。可多用素膏（冰糖、麦芽糖）、蜂蜜收膏，或用清膏稍加陈阿胶、黄明胶。

⑤静中有动。酌选行气、理气、调气、行血、通络、理脾开胃之品入方。

⑥酌用"开路方"。初诊之时，小儿若内有痰湿、积食，须先用开路方，涤痰化湿，消食祛积。待痰湿、积食去除，方可服用膏方。

4. 案例：过敏性鼻炎的孩子

黄海华，男，13岁，2010年11月16日案。

易感冒，过敏性鼻炎，时有盗汗、自汗，寐差多梦，纳差，二便调。

舌淡红，苔花剥，边有齿印，脉濡滑。受风寒时哮喘时发。

【膏方方药】

炒白术120g，炙鸡内金120g，神曲150g，谷、麦芽各150g，荆芥100g，炒防风100g，蝉蜕100g，前胡150g，辛夷花120g，制苍耳子120g，川芎150g，白芷120g，北沙参150g，碧桃干150g，麻黄根120g，桑叶150g，生侧柏叶150g，鹅不食草150g，糯稻根300g，黄芩150g，生黄芪200g，生地黄150g，当归120g，熟地150g，山萸肉120g，山药150g，牡丹皮120g，泽泻150g，云茯苓150g，珍珠母300g，酸枣仁150g，红景天150g，胡颓叶150g，白果90g，炙麻黄100g，广地龙120g，灵芝150g，紫河车粉50g，蛤蚧2对，阿胶200g，龟板胶200g，冰糖300g，饴糖300g，黄酒1料。

5.案例：支气管扩张、咳嗽的孩子

刘峻昊，男，14岁，2010年12月7日案。

支气管扩张4～5年，反复感染，咳嗽，咯黄白黏痰，咯之不畅，常盗汗，易感冒，二便调，鼻窦炎，鼻塞涕多，脉濡滑略弦，舌红，边齿印，苔黄腻滑润。

因内有痰湿，阻碍肺脾气机，宜先服开路方。

【开路方】

苍术12g，生薏仁30g，冬瓜仁30g，黄芩18g，开金锁18g，蒲公英20g，白花蛇舌草30g，法半夏10g，广陈皮10g，云茯苓15g，白蔻仁6g，芦根15g，鱼腥草30g，前胡15g，丝瓜络30g，炙甘草6g。×7剂。

服开路方1周，痰易咯出，涕减少，咳减轻，苔转薄白腻。前方苦寒药稍减量，嘱再服7剂。然后可服膏方。

【膏方方药】

荆芥100g，连翘100g，鸡血藤300g，熟女贞子150g，蒲公英300g，白花蛇舌草300g，前胡150g，白前150g，桔梗120g，紫菀100g，款冬花100g，广陈皮120g，制半夏120g，云茯苓150g，黄芩180g，百部200g，象贝120g，枇杷叶100g，天竺黄120g，开金锁200g，鱼腥草400g，芦根200g，冬瓜仁300g，生薏仁300g，辛夷花120g，制苍耳子90g，鹅不食草150g，麻黄根120g，炒白芷100g，苍白术各120g，炒防风100g，生黄芪300g，制南星80g，桃杏仁各100g，薄荷50g，川贝粉30g，碧桃干100g，熟地200g，山萸肉120g，益智仁120g，枸杞子120g，五味子100g，麦冬100g，补骨脂120g，山药150g，党参150g，百合120g，炙甘草60g，红景天200g，灵芝150g，阿胶150g，龟板胶200g，鳖甲胶100g，冰糖300g，饴糖300g，黄酒200g。

阿胶真假有讲究，贵药不等于好药

江阴市致和堂中医药研究所 潘纲

随着人民生活条件的改善，饮食结构发生着改变，长期高脂食品、高热量饮品的摄入，人们的体质渐渐起了变化。从体检表中我们常常可以发现，血压、血糖、血脂、血尿酸等指标逐年超越参考值，这必然会带来预想不到的疾病发生。进补，渴望不生病、少生病，人人有个好身体，这几乎成了人们最为迫切的需求。

1. 补药一定很贵吗

补，意味着高价？

正是出于人们普遍的一种心理误区，于是出现了一些商业性的操作甚至炒作，例如，重复用药而且用了一些高价药物，如用了太子参、党参，又用西洋参、人参，高丽参；用了石斛，又用枫斗。石斛一般用的是川石斛或黄草石斛，价格相对便宜；而枫斗不同，用的是铁皮石斛或霍山石斛，价格要高几倍，甚至十几倍。况且枫斗中含有5种季胺生物碱，有抑制心肌的作用，若过量或久服，易诱发心脏疾病。

2. 把一种药当成了三种药

有的人进补，用了茯苓，又用赤苓，再用茯神。其实这三种中草药，均为一物，苓边为皮，皮下为赤苓，中间为茯苓，见有松根的则为茯神。

若用现代药理学分析，更分不清它们的区别：同样含有茯苓聚糖、三帖类化合物、茯苓酸、胆碱、蛋白醇等。

3. 什么样的阿胶是真的

"冬令进补，开春打虎"，江南常有用膏方进补的习俗。而补膏熬制的好坏，与胶类物阿胶有着密切的关系。

中医认为，气血不分家，气为血之帅，血为气之母，血虚必然会引发气虚，所以阿胶不仅是调养女性冲任二脉之血的必用之物，还常常用于男性"气"的调养，以达到补气润肺的功用。

目前市场上的阿胶大体分为四种：一是用纯驴皮熬制的阿胶，此为上品（少见）；二是用驴皮 50%、牛皮 50% 熬制的阿胶，此为中品；三是用牛头皮、牛脚皮（因整张好牛皮要制皮革）熬制的阿胶，为下品；四是用杂皮、旧皮革熬制的阿胶，为伪劣品。

地道真品阿胶原料，必须具备两个条件：

一，用驴皮。

二，用东阿地下水。

如果用驴皮为原料，不用东阿地下水熬制的阿胶，亦是真品。但原料中掺入牛头皮、牛脚皮，不管是掺入 30% 还是 50%，都不符合药典标准，不能配入补方之中。

至于如何识别阿胶的真伪，除了《中华人民共和国药典》规定的阿胶理化鉴别法之外，还可用老药工的经验鉴别法：

①取胶块对光照射，可见琥珀样透明状，质坚而脆，击之易碎，碎粒面见玻璃样光泽者为真，反之则伪。

②闻气：气微，味微甜，无腥臭味者为真，反之则伪。

③"水"鉴法：取胶块打碎，入水加温待溶，见水液呈淡黄棕色，水液纯净，无沉淀物，无腥臭气味者为真，反之则伪。

④"火"鉴法：取胶粒 1～2g，放入坩埚内烧灼，见开裂、膨胀熔化生烟而无焦臭气味，残渣质碎不粘结于坩埚，无砂粒感者为真，反之则伪。

"高血脂"的人怎么"补"

南京中医药大学江阴附属医院、江阴市中医院 顾国龙、张梓冈等

1. 高血脂人，体内多"痰湿"

血脂，乃阴精所化，由于其具有的"黏稠"、"沉着"之性，对维系机体正常的运转起到了重要的作用。而高脂血症，俗名"高血脂"，却是病理产物，存在于血脉之中，属"有形之痰"的范畴。

究高脂血症的病因和病理变化，此类人群素来脾虚痰多，脾胃的消化运转功能不利，而导致血脂郁积；或向来胃火较旺，喜欢食肥甘之物，痰从内生，化为异常血脂；或痰积的时日长了，入络成瘀；或因上了年纪，身体虚弱，脏气衰减，肝肾阴虚，阴不化血，而血瘀痰积，亦可化为异常的"油脂"。

由此看来，高脂血症属于"痰"、"湿"、"浊"、"瘀"的范畴，可从肝、肾、脾三脏论治。

2. 用膏方改善"血脂质"

高血脂如果继续发展，常常会"肝风内动"、"眩晕"、"头痛"等，渐渐脏腑阴阳失衡、气血失调。

调治宜从调血畅络入手，在"辨病"与"辨症"的互补下，根据体质等客观情况进行构架。

如以加味四物汤、黄连温胆汤、天麻白术二陈汤作为基础方。立足于"调治"，权衡膏方中扶"正"与去"实"药间的比例和轻重，去"实"中寓于"调"虚，固本清源，攻守适宜。膏方的药物选择与组方，亦有别于单纯"强身健体"方药和"补品"等的配制。

【膏方方药】以体重65kg成人处方计算

生地黄200g，赤芍200g，川芎80g，当归200g，枸杞子500g，橘络100g，桑椹子700g，山茱萸300g，仙灵脾200g，巴戟天100g，杜仲400g，十大功劳叶300g，桑寄生400g，旱莲草300g，蒲黄40g，参三七80g，鸡血藤250g，茯苓500g，竹茹120g，郁金300g，决明子300g，川贝母200g，瓜蒌皮300g，大

黄 300g，黄芩 300g，玉米须 600g，生山楂 800g，泽泻 100g，半边莲 700g，绞股蓝 300g，鬼箭羽 300g。

【加工制作】上述药物浸泡 10 小时以上，按规范要求煎煮去渣取汁，浓煎。再加入基质阿胶 100g，龟板胶 200g，鳖甲胶 200g，矫味剂木糖醇 500g，进行收膏。膏滋总量重约 2000g。

【服用方法】每日服 2 次，每次 20g，共服约 55 ～ 60 天（8 ～ 10 周）左右，饭前服用。

【注意事项】膏滋药应存放于冰箱内。每次服药宜定量、定时，这是提高膏方效果的前提。一般情况每日服 2 ～ 3 次，既可直接食用，也可用温水冲化饮服，或者夹于食物中食用。如要使食欲下降或控制体重，可空腹服用。如遇其他疾病或需合并使用其他药物时，应另遵医嘱，看是否停服或继续使用膏滋药。

【微调加减】如形体肥腴、纳旺烦热、口渴便坚，舌苔黄腻或薄黄，脉滑或滑数。可参考三黄泻心汤加味。选择或重用黄连、黄芩、大黄、牡丹皮、地骨皮、黄柏、槟榔、草决明、莱菔子等加入组方，以清胃泻热，通腑导滞。

若有头晕胀痛、胸闷时痛、肢麻或偏瘫，舌黯或有瘀斑、苔白腻或浊腻，脉沉滑者，可仿通瘀煎加减。选择或重用当归、红花、桃仁、山楂、丹参、泽泻、泽兰、蒲黄、三棱、莪术、海藻、延胡索、郁金、天麻、钩藤、石决明、川芎、赤芍、地龙、片姜黄、虎杖等。

治疑难重症的"虫药膏方"

南通大学附属医院 朱建华；广东省中医院 郭建文

[指导] 朱良春，国医大师，南通市中医院，南通良春中医药临床研究所

1. 案例：关节痹痛案

杨某，女，40 岁，2006 年 12 月 2 日案。

【案例分析】头眩，颈肩疼痛，肢麻，腰酸腿软，苔薄白，脉细尺弱，乃肾督亏虚，经脉痹阻之征。西医诊断为"颈腰椎增生病"。

【治则】益肾壮督，蠲痹通络。需生活规律，适量运动，始可康复。

【方药】全当归 10g，熟地黄 20g，仙灵脾 15g，生白芍 15g，丹参 20g，片姜黄 10g，鸡血藤 30g，海桐皮 15g，葛根 20g，川芎 10g，潞党参 15g，生白术 15g，茯苓 15g，甘杞子 15g，鹿衔草 30g，威灵仙 15g，蜂房 10g，生黄芪 30g，地鳖虫 10g，豨莶草 30g，桑寄生 20g，陈皮 8g，徐长卿 15g，甘草 4g。×24 贴。

【制作】上药煎服 3 次，去渣，取浓汁，加阿胶、龟板胶各 90g，文冰、蜂蜜各 500g，收膏。

【服法】每次 1 匙，一日 2 次，开水冲服。如遇感冒或便泄，需暂停服用。

【按语】朱老认为，"地鳖虫"具有破血逐瘀、续筋接骨之功效。"蜂房"在《别录》中可治"历节肿出"，经临床验证，蜂房具有蠲痹去风之功效，对关节肿痛、久而不消者有佳效。该患者在辨证基础上，加用蜂房、地鳖虫活血通络，解毒散结，对于骨质增生有可靠疗效。

患者服后头眩、肢麻、颈痛等症状大减，精神状态大为改善。

2. 案例：颅脑动静脉畸形术后失明、痴呆案

林某某，男，36 岁，2009 年 11 月 18 日案。

【案例概述】患者半年前因头痛、呕吐到广州某医院住院，诊断为"左侧颞叶脑出血、脑血管畸形"，给予手术治疗，术后继发脑血管痉挛，脑水肿，导致左侧大脑后动脉闭塞，双目失明，无光感，双侧瞳孔对光反射消失；手术损伤优势半球语言中枢，导致混合性失语，不能理解他人说话，仅能不自主发少许单音

"啊……"、"我……"等，行走不稳，需坐轮椅。间断狂躁，大声呼喊，手舞足蹈，经家人劝说可平息。智能下降，吃饭、穿衣、大小便日常生活均需要家人照顾，小便偶有失禁。舌质淡红，苔薄白，右侧脉滑。

【西医诊断】脑血管畸形术后，血管性痴呆

【中医诊断】痴呆（脑脉瘀阻）

【方药】以健脑散为基础加减组方：制马钱（每次 0.1g 冲服），当归 150g，紫河车 150g，地龙 150g，水蛭 100g，桃仁 300g，土鳖虫 150g，红参 300g，全蝎粉 150g（每次 0.4g 冲服），田七末 150g，蜂房 200g，大黄 100g，石斛 150g，龙血竭粉 100g（每次 0.3g 冲服），胆南星 250g。

【制作】上方加龟板胶 300g，鹿角胶 300g，饴糖 500g 收膏。

【服法】每日 3 次，每次 6g。

患者经过治疗 8 个月时，智能明显改善，理解力恢复，可独立进食，如厕，而且恢复了光感。现代医学认为，"皮质盲"在神经科是无法治疗的，在本案例中也有所恢复，说明健脑散组方精当。

3. 虫类药膏方配制要点

虫类药膏方在配制过程中，需注意以下两点：

①先用开路药，观察服药反应

膏方中使用开路药的目的，主要是稳定病情的同时，健运脾胃，及时了解患者对方药的适应情况。因为虫类药含有较多的动物异体蛋白，少数过敏体质者会出现过敏现象，如皮肤瘙痒，出现红疹等，甚则头痛、呕吐时，依据朱老的经验，应立即停服，并用徐长卿 15g，地肤子 30g，白鲜皮 30g，煎汤内服，多数均可缓解，极个别严重者，则需中西药结合以缓解之。

若出现开路药过敏的情况，一般首先考虑虫类药所导致，应去除虫类药后让患者口服，此时过敏症状若去除，后增加虫类药同样症状仍出现，可确定是该虫类药过敏所致。过敏体质患者不宜使用虫类药，以免不良后果。

②虫类药在膏方中的制备

大多数虫类药可随方药煎煮，但有些虫类药高温煎煮时会破坏活性成分，降低药效，同时对药材来说也是一种浪费。

　　所以，此类虫类药需研粉直接调入清膏中收膏，或服用时冲入，如羚羊角、犀角、鹿茸、紫河车、海马、蛤蚧、猴枣、牛黄等；牛脊髓、猪脊髓应另熬成稀糊状黏膏，调入清膏中收膏；水蛭高温下可破坏水蛭素，降低其活血通络的功效，宜在清膏放冷后调入收膏；全蝎、乌梢蛇等也可研粉调入放冷清膏中收膏，以增强疗效；对于坚硬贝壳类虫类药，如鳖甲、龟板、石决明、牡蛎等，应先煎，使其有效成分充分溶出。

　　编者注：由于篇幅所限，本专题稿件均有所删节、调整，标题为编者所加。

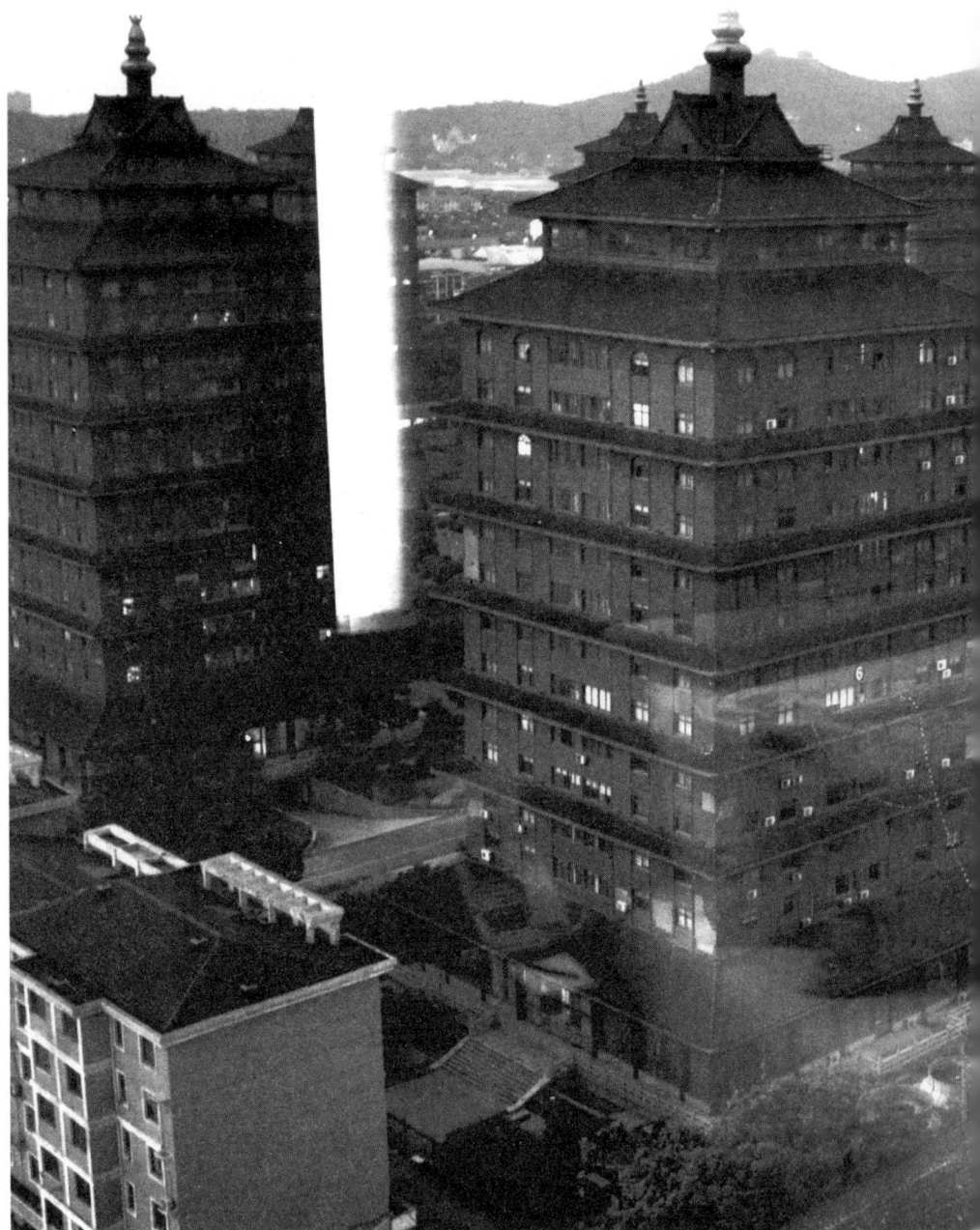

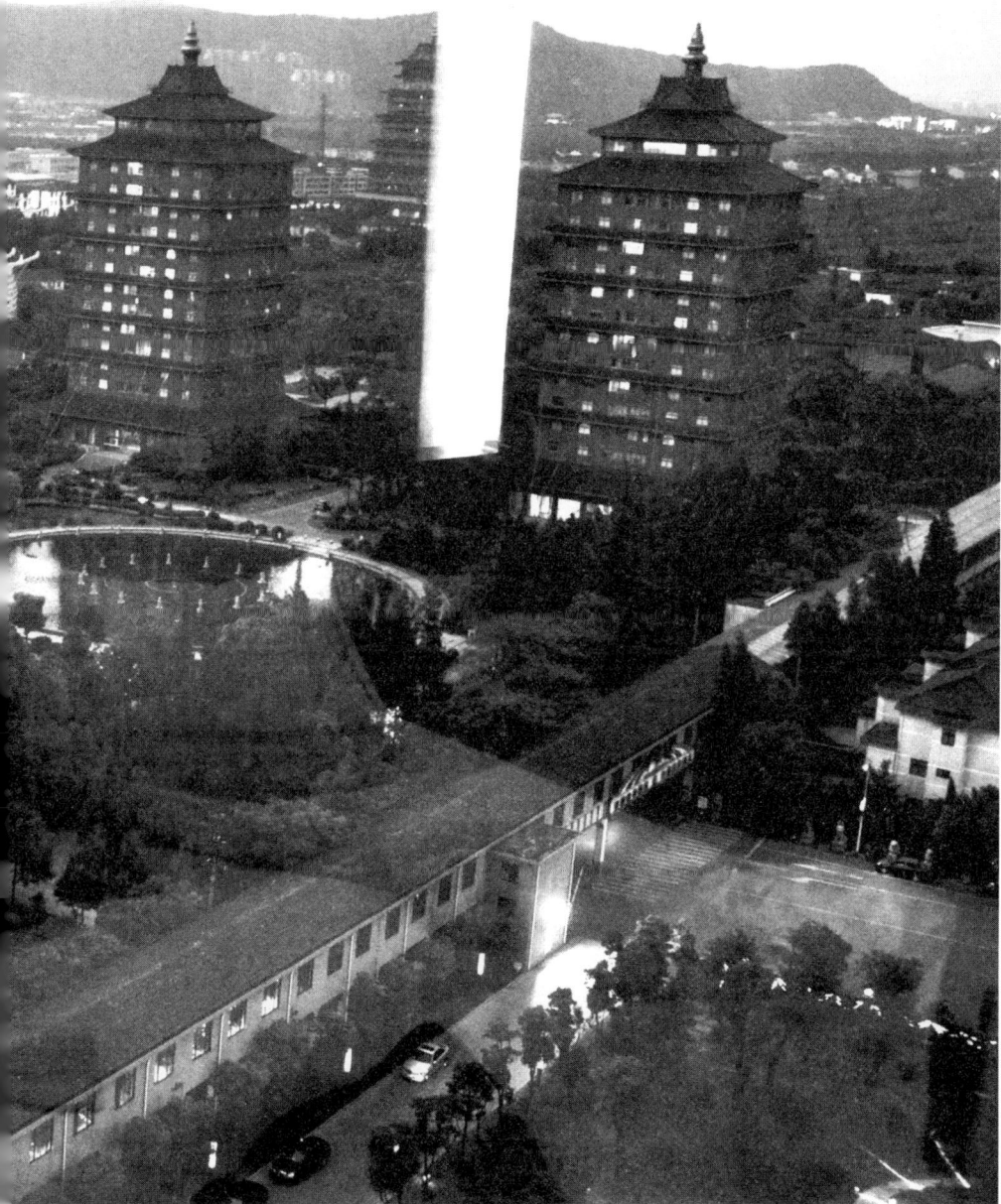

「中医哲学沙龙」（第三期）

从任督二脉 谈经络与中国文化

主　办　中国哲学史学会中医哲学专业委员会

　　　　中国针灸学会腹针专业委员会

协　办　广东省中医院

时　间　2012 年 8 月 22 日

地　点　北京建国门 中国社会科学院

召集人　薄智云（中国针灸学会腹针专业委员会主任委员，薄氏腹针发明人）

主持人　赵中月（中国医药科技出版社，中医文化策划人，作家）

　　赵中月：中医哲学沙龙已经举办两届了，开始的时候定位不是很清晰，只是觉得，从中医哲学这个概念入手，能引申出很多有价值的话题。

　　这样，第一期就讨论中医的哲学处境，也就是从当下人文环境入手，看中医哲学应该处于一个什么样的位置？对人们的现实生活和文化发展能起到什么作用？也就是找到如何介入现实的着眼点。这些想法，是我们举办中医哲学沙龙最开始的动意所在。

　　第二期沙龙谈到针灸问题，其中有多大的文化和哲学内涵，在以往的研究当中看到一些，但是没有集中起来。所以第二次谈针灸以及中国文化。

　　这一次讨论来讨论去，觉得范畴应该进一步收缩，否则就会大而无当，流于空泛了，没有实际意义，于是确定从任督二脉入手，谈经络及其后面的文化支撑。我个人觉得，由针灸过渡到任督和经络，是一种自然的逻辑顺延，是不是应合了古代经络发生的自然过程，这个我没有搞清楚。总之，经络是连通着人体组织的一张网，任督二脉就是这个网的纲纪，也是人体接通宇宙能量的主要通道，而穴位呢，就是时空在人体上一个具体的交汇点，无数个交汇点构成的人体气血循环，全在于任督二脉的纲举目张，甚至可以说是经天纬地，这个并不夸大。

今天在中国社科院开这次沙龙，首先要感谢社科院办公厅邢东田老师的大力支持。中医哲学沙龙是一个同道者聚会交谈的一种民间形式，现在办到这里来，有点登堂入室的意味，随着环境氛围的改善，我相信，今天这次沙龙的话题质量会更值得期待。

很高兴，哲学界两位前辈也到场，一位是中国科学院资深研究员、科学哲学界的泰斗级人物董光璧先生，一位是北京师范大学著名教授、中国哲学史家周桂钿先生，另外还有来自于美国、法国、英国的中医专家，会从不同的视角，从各自的文化背景出发，谈出更有价值的信息。原定出席本次沙龙的国家中医药管理局李大宁副局长，社科院哲学所刘长林教授，广东省中医院吕玉波院长，因为临时有事未能到场，表示遗憾。

下面由薄智云先生做主题发言。

薄智云：前一段时间媒体报道，甘肃卫生厅组织的李少波真气运行学习班，40个学员，都是中医。由于前些年把气功作为伪科学来批判，引起了人们的热议，大概有一百多万人在讨论这个话题，有很多人骂，有很多人赞成。还有媒体采访了研究任督二脉的专家，他们说"一个月打通任督二脉"这种现象根本不可能存在。这样网上就吵成一窝蜂了。其实，通过修炼气功打通周天的现象是存在的。改善身体的健康状态也是客观的。很多人就是通过气功的方法健身。

"真气运行通周天"是李少波先生修炼出的一套养生功法。李少波个人很有说服力，无疾而终，活了102岁。

通周天就是疏通任督二脉。疏通以后，会出现一些经络感传的现象，我们在针灸刺激一些敏感的部位，可以诱发这种现象。经络有个特点，经脉循行线上的症状反映了相关部位上的疾病，既可以通过它进行治疗，也可以通过它诊断。它是中医传统诊断的依据。大家知道任督二脉横跨前后正中线，所以它相关的疾病是很多的。我们且不说前面任脉，后面和脊柱相关的疾病就有很多。疏通督脉就可以治很多的病。从健身来说，现在颈椎病发病率很高，其实你坐一阵，练一练，或者是站起来，有意识地深呼吸，把头往上拔一拔，对颈椎就会有改善的。

经络分为两个大部分，一个是奇经八脉，一个是十二经脉。十二经脉如河流，奇经八脉如湖泊。人体的气血能不能有地方存储呢？有，在脾脏。而任督二脉，一个是居人体的前正中线，一个是居后正中线，它主一身之阴阳，所以很多脏腑气血都存储在任督二脉中，当哪个脏器，或者哪个部位气血充足的时候，它多余出来的气血，平时我们使用消耗不完的气血，就存储到这两个地方，它就相当于一个水库,起着调节作用。旱了以后,调出一点来,灌灌田,没事儿它就存储到这个地方。任督二脉对人体的内循环进行二次调节以外,任脉和督脉也构成了一个小的循环,从任脉到督脉,再由督脉到任脉的小的循环系统。这个循环很有意思,因为我是研究腹针的,对任督二脉研究了 40 年。所以在里面,感觉到我们中医很多说不清的地方,通过任督二脉都可以说清楚。

我们一说五脏六腑,把脑忘了,把女子胞忘了。任督二脉与奇恒之腑构成一个整体的系统。它是通过任督二脉串起来的。肾,主骨生髓,脑为髓海,那么肾和脑子怎么连接的?它是通过督脉连接的。因为督脉居中,它通过脊柱,肾气足了以后,就变成髓了,髓就能填充到脑里面去,所以我们在治疗脑血管病的过程中,通过腹部治疗脑血管病,办法很简单,补肾填髓,填髓就可以把脑子补起来,使脑血管病很多的症状缓解,这是第一个。第二个,任脉把女子胞和内脏连接到一块,所以任督二脉使五脏六腑和奇恒之腑构成了整体的内脏。所以我们说任督带脉冲脉,它是调节妇科疾病、内分泌的。内分泌其实也完全可以包容到我们脏腑系统里面去,大的脏腑活动里面又包容了脑、女子胞,这些是通过任督二脉连接的。从经络生理学角度来看,任督二脉的功能以调节脏腑的亏盈为主。五脏六腑之外,脑、女子胞是奇恒之腑,也是脏腑,也在任脉和督脉的统辖与调节范畴之内。任脉、督脉与脏腑共同形成了一个内循环调节系统。任脉和督脉作为一个小的循环,它自身的状态对身体有一定影响,是一个湖泊,也是一个通道,打通任督二脉之间的循环,称为通周天。

最近这些年,精神系统疾病发病率特别高,而任督二脉的这种调节其实不仅是身体的调节,也是神的调节。中医讲精、气、神,神的调节也离不开任督二脉。针灸可以通周天,能疏通任督二脉。

病人经常会告诉你,通过任脉到督脉有一股热流,像波浪一样循环滚动的感觉,有人描述好像身体飘起来一样,感觉特别轻松。

针刺能够疏通任督二脉是一种普通现象,而这种现象的出现与患者的身体状态、经络的敏感程度和医生的操作技巧相关。我曾经拜访过罗诗荣老中医,他以铺灸治疗哮喘、类风湿性关节炎、肝炎等疾病。我随访病人,疗效出奇的好,方法很简单,就是把蒜泥涂到皮肤上,然后撒药,最后艾炷在督脉排一行,从中间向两头点燃,三次,效果就很明显了。后来我问他弟子,师父当时用的是什么药呀?他说药里面主要有麝香,所以效果特别好。铺灸通督脉的原理是肯定的,药主要起一个增效作用。

中医讲痛则不通,只要是在这些部位发生疼痛,都是经络不通了。所以近年来,西方医学开展脊柱相关疾病的研究，认为许多疾病都与脊柱出现的卡压、变形或退化相关，开始把关注点投向脊柱，采用整体的方法治疗。中医骨科治疗脊柱疾病，手法是通督脉。

大家都知道罗有明，北京的双桥老太，她是用手法通督脉。通督脉的方法很多。去年在美国讲学，脊柱学有100年历史，当时办的学习班就是在脊柱那个学院办的。所以他们西方对脊柱的认识，充其量也就是100年左右，认识到了，它就归拢到中医督脉当中。

由此，也启发了我们，需要重新对任脉和督脉的诊断和治疗功能进行再认识。

不是所有人都需要打通周天，因为在正常情况下，我们人体的周天都是处于正常状态。经络正常状态是无知无觉的，只要我们没有病，说明任督二脉就是通的，当疾病发生的时候，任督二脉才出现问题。所以我们说通周天，一般情况下正常人不需要，只有出现疾病才需要通。通周天并非只有通过长期的气功修炼才能做到。我们针灸是疏通经络的基本方法，任何经过严格培训的医师都可以通过针刺疏通任督二脉。因此打通周天并不神秘。我们从任督二脉中，可以看到经络的认知方式和思维模型，在中医思维模型中，不仅可以清晰地看到中华文明的人文精神和中国哲学的博大精深，而且是一个鲜活的中国哲学载体，提供了一种有别于西方文化的科学思维。

赵中月：薄老师的发言，其中一个问题我很感兴趣，就是精神疾病的问题，我们不从病理学上去看它，其实这是个精神致病的问题。肉体层面上，人与动物相同，不同之处在于人有精神性，那么，这个精神性疾病，它与中医是什么关系？中医学在解决现代人的精神疾病上能发挥哪些作用？

半月之前，跟张超中博士在江阴参加一个会，期间我们聊天儿，他说当年在做博士论文的时候，苦读《黄帝内经》，始终感觉不能贯通。我听着很感兴趣，怎么就不能贯通呢？张博士说《内经》可能有个精髓的东西，一直没有被人们感悟到，这个精髓的东西，可能就是一个词，一个概念，或者那么一个核心点。

后来有一天，他忽然有悟，悟到什么了呢？他说悟到了一个"神"字，精神的神，这样一下子就都读通了。现在都把精神两字组合起来用，其实是关注了精，而忽略了神。这个神在《内经》当中，或者在中医学当中，至关重要，具有至高无上的位置。

前几天在读张博士的论著，其中看到董老师一篇序言，董老对张博士提出来的关于"《内经》当中存在着一种人类独特神秘经验"这句话，给予很高的评价，也认为这种独特的神秘经验，现在人们关注不够。下面，就请董光璧老师发表他的精彩见解。

董光璧：（中国科学院研究员，国际易学联合会会长）
非常高兴参加这个沙龙。

我是中医药的一个受益者。大约 50 年前，上个世纪 60 年代初，我因为劳累过度得了慢性肾炎，西医判断最多还能活 3 年。我吃了 7 年中药好了，已多活了 50 多年。当时正值中国针刺麻醉高潮，我因肾炎要割掉扁桃腺，而针刺麻醉主要用于扁桃腺手术。我因晕针，在北医三院的针麻手术没有成功。这是我与中医药的第一次机缘，以后又有过两次机缘，都属于思考和研究性的机缘。

第二次机缘，在 20 年之后的 80 年代初，在特异功能和气功热中。我作为一个研究者，将中国科学院、国家科委和中国科协三个渠道来的材料，集中到了中国自然辩证法研究会，我和我的同事们看了几尺厚的各地报上来的材料。当时在北京召开了一次讨论会，北京的有关科学研究机构和媒体被邀请参加。与会者的认识是针锋相对的，讨论了一天也没有取得共识。本来想有个结论发表，结果未能如愿。

第三次是又过了 20 年的 2004 年，在清华大学开了一次讨论会，主题是"中国传统文化对中国科技发展的影响"。美国的杨振宁、香港的陈方正和我，三个主要发言人都是物理学出身。陈先生称赞中医是活着的中国传统科学，遭到杨先生的激烈反对。杨先生对中医的主要观点是，中医如果照着原来的路走下去，死路一条。

关于中医的争论，主要涉及的是科学性问题。人们喜欢讨论中医是不是科学。我对于这个问题的看法是，先有医学，后有科学。在科学诞生之前中医学早已作为仁术服务于社会。

我们现在所理解的科学，产生自 17 世纪的欧洲，以牛顿力学为代表的科学。那种科学就是科学院的研究人员现在干着的事儿，干得比较好的就被评为科学院院士。科学有它产生和发展的历史，全世界都是先有医学后有科学。我们通常所说的科学，所指的是自然科学。比如中国科学院学部成立时，设数学和自然科学部，哲学和社会科学部，这表明数学与自然科学是不同的，哲学与社会科学也是有区别的。学术界的这种理解我们不要打破它，重新定义科学会遇到更多的困难。现代文明是以科学为基础的文明，任何传统都在接受科学论证的考验，作为传统文化遗产的中医也不能例外。这是没有办法的，是摆脱不了的命运。你说不让论证，这是不可能的。

那什么是科学性呢？从哲学考虑怎么看这个问题？我是学物理出身的，我上北大想要念的是中文系，是学校要我学物理的，物理学无疑会影响我看问题的角度。在我看来，科学哲学所讨论的科学目的性问题，就是关于科学性的哲学问题之核心，应该成为我们中医哲学沙龙的一个议题。

科学的目的是三重的，即控制、预测和解释（或者说明）。人们期望能控制自然，即使控制不了，若能预测一些事件的发生也可趋吉避凶，而且人们并不满足于控制和预测，还要思考和寻求对于自然现象的理解和解释，特别是那些关乎人类生存和命运的重大自然事件。对自然的控制、预测和解释不是科学的专利，在科学诞生之前这些都已经有过，如祈福、求雨之类的巫术控制，宗教的神启预测，宇宙起源的哲学解释等等，但科学的控制、预测和解释与巫术的控制、神启的预测、哲学的解释不同，科学的控制、科学的预测和科学的解释都是以自然规律为基础。

"覆盖率模型"是科学哲学研究的一个重大成果，虽然它是一个科学说明模型，但也可以用来讨论科学预测。今天在这里没有时间详细讨论这些问题。经过几十年的讨论，已经认识到覆盖率模型对科学的解释并非完善，但有这样一个模型用来分析科学还是很必要的。覆盖率模型是用来讨论形成于17世纪欧洲之科学的，也可以用来对中医的科学性进行论证。

我们可以把中医和科学进行比较，控制的比较、预测的比较和理解的比较。中医药的镇痛、清热、解毒等疗效，无疑体现着其控制作用，中医"治未病"的预防战略显然是以疾病发生的预测为基础的，而以经络理论为核心的中医药学理论当然也属于生理和病理之类的理解和解释。作为"仁术"的中医药学与"科学"的目的一样，要求控制、预测和解释，在哲学的深度上中医的科学性是毋庸置疑的。

作为科学史研究者，我没有中医史研究的经历。但我经常求教一些中医史研究者，比如我常请教廖育群先生。他是我们自然科学史所的上一任所长，他是学中医出身的。我看他们写的论文，我问他们一些自己不清楚的概念。我很重视中医的经络理论，我写的介绍中国古代科技的一本小书，经络理论作为五大发现之一列入。我自己也很愿意参与了解经络理论的研究。

20多年前我参加过一个中医问题的讨论会，我提交的一篇短文是经络的电磁场模型。20年过去了，我还在思考经络问题。这里，说说我现在的想法，我把经络看成一个互联网。互联网是网络的互联，它可不是一般的网络呀。一个个的网络连接在一起，形成一个网络之网。网络是怎么连接在一起的？靠的是网络之间的协议。我们该怎样理解经络理论这份科学遗产？我想它可能就是一个互联网。经络这个互联网连接了哪些主要的网？连接了神经系统的网络、体液循环系统的网络和免疫系统的网络。我想经络可能就是这三大网络互联的一个网络之网。这是我向廖育群等医学史研究者学习的结果。我问他们古代经络能对应的东西是什么？他们告诉我好像是血液系统、神经系统、淋巴系统等等。有的地方说的就是血管，有的地方说的是神经，有的地方说的就是免疫系统。现代医学生理学还没有把这三者连在一起的概念，中医的经络就是连接血液、神经、淋巴三大系统的互联网！这是我所能想到的。

说了一些外行话，谢谢大家的耐心！

赵中月：谢谢董老的发言。关于经络与互联网的形象比喻，堪称是董老的独家妙解，是很有说服力的。下面呢，还要请出一位重量级的专家，周桂钿老师。春节期间和周老师有一次会面，记得周老师讲了一个故事，在大不列颠博物馆，有一本《道德经》……周老师是研究中国哲学，尤其是两汉哲学的大家，欢迎周老师发表观点。

周桂钿：（北京师范大学哲学教授，中华孔子学会副会长）

我是研究哲学的，对医学应该是外行。我曾经写过一本书叫《天地奥秘的探索历程》，用哲学和天文学研究中国古代的天地奥秘的探索问题，把一本书送给张岱年先生，他说你再写一本《人体奥秘的探索历程》，就可以作为姐妹篇。当时我就去买了很多医书，也看了一些。天文学那本写了两年，这本已经过 20 年了，还没写出来，我觉得研究人体奥秘比研究天文学还难。

刚才主持人说到的故事，李岚清到英国去，参观大不列颠博物馆，馆长说恩格斯借用过老子的《道德经》。李岚清据此说：中国的文化对西方有影响，也是马克思主义来源之一。特别是辩证法，黑格尔对老子的评价很高。所以黑格尔的三大规律、五大范畴，老子里面都有。实际上他总结的时候重点参考了老子的那本书，所以中国的辩证法还是比较高明的。恩格斯批评过西方科学有一种形而上学的倾向：僵化、不变。他对老子的辩证法，应该说有比较深的理解。所以黑格尔和恩格斯接受了中国文化。所以李岚清说，马克思主义是总结了全人类的文化成果，其中很重要的有中国文化成果。

我现在也经常想到，我对恩格斯写的《自然辩证法》看过比较多。他很强调的一个，他说只要科学在发展，现在的所有结论都只能是假说，因为要发展，如果不是假说，就是客观实在的，那怎么能发展？那只能站在结论前面发展而已。这个话很深刻，就是到现代，西方的科学界，形而上学还比较多。欧洲很多人，写了很多书，批判科学主义，也叫"唯科学"。我跟何祚麻辩论，他反对伪科学，真伪的伪，我反对"唯科学"，唯物主义的"唯"。我认为他就是唯科学，只要有结论，那都是真理，你跟他不一样就是反科学或者伪科学。发现新现象，应该有思考。他采取不承认的态度。

所以，我认为科学精神首先是怀疑，然后是质问，对什么结论都是相信无疑的，我认为就是科学主义，唯科学。科学就是要发展，这个话，我跟搞自然辩证法最权威的人谈过，他都不接受，我说你可以看看恩格斯的书，恩格斯思想还是很辩证的。我跟搞科学哲学的人也谈过，我说你对恩格斯那个说法有什么不同看法？他说他说得很巧妙，没法驳。人家就是很辩证，你怎么驳？

我后来看了一些医书，我研究了中西方的文化比较，我想西方很大的特点就是优胜劣汰，强调竞争。中国比较强调和谐，或者说平衡。比如说中国过去讲的宇宙模式是天地、阴阳、五行。五行的模式很有意思，五行中的木对应的是东方，对人体里面是肝，对四季里面是春天。五行跟四季怎么对呢？它就用一个土与地方对，每一个后面都加上土，这样给对着。这个东西我研究比较多，发现有所变化，比如说开始心放在中央，这是哲学家搞的，心是中心。但是医学家认为，心对应的是火，中央的是土，对的是脾。我认为这是医学研究的成果得出来的。这个结论后来成为通论。开始提出来的心是中心，对应是土，就跟医学不合拍了。这说明医学跟哲学在中国古代有很多互相促进的问题。

到了董仲舒，提出来五行是"比相生而间相胜"的，这个体系应该是董仲舒提出来的。相生的体系是董仲舒提的，过去都讲相胜，比如说水灭火，后来发现是相生，先讲相胜，后来才有相生。再后来就重新系统化，这样的过程，所以这个哲学跟医学关系很大。

去年我请一个美国教授到国际儒学院讲座。跟我聊天的时候，他说："不懂中医的人不能理解中国哲学。"我听了以后很震撼，我有这个想法，我根本不敢说，因为很多不懂中医的人在讲中国哲学。实际上这个相关性很复杂，没有很深的理解，说不出这个话。

后来我考虑了中西医的关系问题，也考虑科学问题。科学问题，现在很多人都知道，培根说的四大发明，四大发明是没有问题的，但是中国不是仅仅四大发明，培根看中国的东西并不多，他概括的不全。后来李约瑟写《中国科技史》，他有很多研究。他用 ABCD 那样写中国的发明创造，列了 26 项，他说英文字母已经没有了，还有很多甚至很重要的，没有列上去。他讲到这里至少有 26 项发明。后来另外一个也是英国的自然科学家，叫梅森，他写的《自然科学史》，他列了中国发明创造 34 项，一条一条的都在。

我认为他列的比较全。但是我了解的，他那里还有没列上的。比如说经络问题，没有写。还有很多没写的。所以中国人现在没有总结自己的，比如说风的等级，我们上高中学的风是最大 12 级，它最早提出来的是"蒲福风级"，我们中国也有对风的分级，分的 10 级。西方是 12 档，我们是 10 级，没有零级。我在清朝人编的《古今图书集成》书里面看到的，编这个书的时间比蒲福出生的时间还早几十年。那就是说分风的等级是中国人发明的，不是西方的，不是蒲福发明的。《古今图书集成》编成之前，肯定中国已经有了风级。这本书比蒲福出生还早。现在很多人不看书，不了解中国过去的成就，包括这个专业的人都只知道外国的成就。

很多搞这一行的人，比如说搞气象和天文学的，他对中国古代的气象学、天文学，并不是很了解。当然我的《天地奥秘的探索历程》也批评过天文学界的一些人，就是科学院中国科技史里面的那些专家。他们写的书有一个缺陷，中国国学的基础，缺乏训练，比如说把伪书当做经书，本来是明代人编的，他把它当成战国早期的作品。李约瑟没有把这个列上去，那说明，真经假经，他还是有分别的。但是我们中国人稀里糊涂把伪书弄进去，这个使得科学史就被打乱了。

现在做起来很难，现在懂古文的人不多，搞科学、哲学的，很多人不懂。所以这是个问题，也很难办。

谢谢！

杨志敏：（广东省中医院副院长，教授，博士生导师）

刚才周老所说的，我们现在整个文化教育的体系里面，缺乏国学教育。从幼儿园、小学、中学，到高中、大学，都是是用现代的这种科学思维来教育我们的。进入中医学这个领域，没有这种系统的国学思维的话，很难理解中医学里面的内容。所以为什么很多人质疑经络，质疑中医的理论体系？我觉得一点都不奇怪。

简单的道理，比如说学西洋画法的人，是用焦点透视方法去写实，而国画更多的是写意，散点透视，表达一种意境。是两种完全不同的理论和思维方式。

昨天我们跟广州电子信息学院专家讨论，我们中医采集信息，很多是靠人的感官感知，很难用一种客观的、动态的、连续的方式采集信号。现代科技有很好的这种手段，但它是以局部判断，不是关联判断来整合我们人体的健康状态的。

有个年轻女孩就诊，用现代检测仪器评测了一下，没有什么疾病。但我从外观看，从中医的角度，认为她是有问题的，清瘦、脸色㿠白，一点血色都没有，没有精气神。我就说用经络测量，测你的状态是什么样？测出来的功能状态是低下的，说明她不符合我们中医的健康状态的标准。

中医学以一个关联的、系统的、整合的角度，综合判断人的健康问题，而不是从局部的、解剖的、分析的角度。中医师必须具备良好的观察力还有感知力，感知人与自然发生的变化，人自身情绪发生的变化；还有是联想力，就是把各类关系进行关联整合的能力。我觉得作为一个好的中医必须具有这些能力，才能把人体的信息进行整合。

所以我觉得，关键是我们怎么去理清楚，以一个什么样的哲学思维方式，或者是从整体的角度看待我们人体，去引导我们的医生，或者是引导我们的患者。我们患者不接受这种整体的思维的话，他对医生的信任度，对医生的疗效评价，也会产生怀疑。很多时候所谓的医疗纠纷，都是因为对医学理念的不了解，所产生出来的问题。所以我们这种沙龙，自然科学，还有哲学界、医学界的人，能够有机整合出来的东西，能给大众更好的影响，会更有价值，更被大众所接受。

赵中月：关于中医的教育问题，我觉得，中国儿童的国学教育倒是其次，而是中医，中医思维，中医带给人们的生活观、生命观，这个教育在儿童时代必须要启蒙。否则从小学到大学，学了很多的知识，唯独对于养生护命的知识严重缺乏。就像现在我们大部分的成年人，对中医所倡导的生活观、生命观同样懵懂不觉，也需要启蒙，所以应该有这么个启蒙运动。比如现在很多地方建立了治未病中心，都把治未病仅仅理解为一种医疗行为，我觉得很可惜，它应该是一个全民性的教育运动，让人们得到正确的生命健康观的启蒙。

下面，我们来听一听国外中医专家们的发言。先请法国的王永洲先生，没想到您这么年轻，上次哲学沙龙王先生就准备参加，但是没参加上，后来发过来一篇文章，写得很好。王先生，从您的视角来谈谈中医。

王永洲：（中医颊针发明人，欧洲中医药专家联合会针灸委员会主任委员）

在我们中医里，实际上是有表达的。是形、神，在形神之间叫气，做针灸就是调气。

现在身心医学在西方一百多年了，这门课在大学里有，在中国也越来越受到重视。但是身心医学作为一个学科来讲，它能干什么呢？关于这个问题，我在巴黎第十三大学，我是教中医学，我教的学生是取得医生资格的，所以我们之间的碰撞非常多。谈到身心医学的概念，已经有一百多年了，但是身心分离的问题，西方一直是物质和精神分离，精神和肉体分离，所以它出现了这个行业，心理学家、精神分析学家，他们在干这个事儿。而医学、医生在做另外一个事儿。这两个事是没办法揉和在一起的，所以他们之间经常打仗。虽然这两个学科都是诞生在西方，但他们之间这种不可调和的东西，非常有意思，有时候我有点窃窃自喜，喜的是中医，我要感谢我们的老祖宗，老讲中医整体观念，首先是一个很大的哲学观念，就是天人合一。

第二个跟我们联系很紧的是神形合一，正是因为有了这个，五脏派生出来的东西不仅仅是生理学机能的东西、形态的东西，它派生出一个概念叫五神脏，也就是说五脏分属五智、五情，有了这个文化基础，身心问题，对中医从来不构成一个问题。我们可以顺理成章通过疏肝、健脾、补肾，来治疗忧郁症、焦虑症，治疗很多身心性的疾病，以及很多精神性的疾病，我们通过调气，用小针去调，连忧郁症都开始治疗。

在国外做了十几年医生，也做了8年的老师，我感觉到文化给我们巨大的支持，一直是我在国外立足的动力，或者是一个骄傲的资本。也就是说，我不仅仅是医生的身份，我背靠着一个几千年的文明做我的支撑，我感觉到很自豪。我的学生羡慕我，居然能看懂两千多年前的东西。我说是啊，尽管《黄帝内经》我还不能说都读懂。

这一点，我觉得文化的延续很重要。

邵晓鸿：（中医师，美国中西医结合学会会长）

我行医已经二十多年了，在国外也呆了18年，经历这么多的病例，我自己的体会，中医很浩瀚，很难把它形成结构。但是老祖宗教给我们的天人合一，无论它多么深厚，它最后都归结到一个原点，就是最简单的，我们说的阴阳表里，寒热虚实，我们也是秉承着这些东西去看病，完全是使用我们先辈留下的东西，用八纲辨证。

我在美国看了很多病人，很多年轻女孩，经常出现的就是痛经。我不用做其他检查，一摸她的手，是冰凉的。按理说，20岁的年轻人，正气充盛，可她的手是冰凉的。她说去化验了，女性荷尔蒙是正常的。她们习惯喝冰水，在空调下工作，压力很大，生活很紧张。我们中医归结为气血失调，没有查出什么东西，但是表现有了，如果没有中医八纲辨证的思维和技能，我们也束手难策。通过我们的调理，让她得到改善，最后她也相信了中医。

到了国外，回头再来看我们的教育体制，确实是入了一个歧途，耽误了很多时间。每个学生在求学的过程当中，都想学到真正的东西，但是我们的教育确实是偏移了。在医院里，如果我今天不看化验单，这个病人一来，不做一系列的检查，是不可以的，因为医院没了效益，没有办法赚钱，每个医生都要这样做。

我走出去了，在国外的一间小诊所里，只能做些小事情，大的使命感谈不到，但是欣慰的是我能用我的知识和能力，做我所能做的事情，证明了我们中医存在的必要性和正确性。

金　峥：（中医师，英国中医学会常务秘书长）

我在英国觉得找到了中医发展的新天地。在英国做中医，不能介入到他的医院系统里，我们只是很小的一个诊所。所用的武器就是老祖宗给我们留下的望、闻、问、切，病人来了，我们不管西医诊断的是什么，我们只要换中医的思维，按照中医的辨证论治去治疗，往往能达到一个超乎想象的疗效。这种在我们看来是正常的疗效，在英国人眼中就是奇迹。

一个小女孩，她得了青春期抑郁症，拼命减肥，差点把自己饿死。她姥姥是我的病人，有一天，她说外孙女快饿死了，在医院里，不吃饭，只能下胃管，问我们能不能帮她？我说好吧，就试一下。然后她就把女孩带来了，她真的很瘦，眼睛的神都已经没了。我们就按照中医辨证的方法，主要使用针灸、推拿，再用安神健脑的中药去治疗。不到 7 次，她就完全康复了。

我们首先调她的神，第二才是调形，也就是说她的精神状态不改善的话，光给她身体补充能量是没有用的，先给她安神，像这种病人肯定脾虚，肝也瘀阻，所以要补脾疏肝，这些方法一用上，她很快就康复了，然后考上了大学。

我认为，中医到了国外更能找到原初的一些东西，带我们回到老祖宗那个时代，回到那种原始思维和原始方法。这样去做，我们的心静下来了，也不需要去看化验指标。

现在的经济环境下，人们很难静下心来做学问，都在心浮气躁的去赚钱。中医院也好，中医药大学也好，很多精力都用在做这些事情。我现在，只想尽我个人的努力，多学一点，学习真正的传统中医，而不是科研上的中医，或者是现代化的中医，那是我们不需要的。

邢东田：（中国社会科学院办公厅，研究员）

最近中科院出了一个报告，关于中国的农业现代化，基本上以美国为标准，说中国还差多少年。这个报告问题很多，关键是理论有错误。写报告的单位要开会讨论。这个会是开放的，让大家去报名，韩孟老师跟我说要报名，我不想去，因为到那儿以后肯定是跟他们打架，道不同不相为谋，跟他们观点不一样，没什么意思。但最后韩老师还是去报名了。张南老师那天也去了，说会上还是有些人不太同意现代化观点。

赵中月老师看到韩老师发的通知，让我讲讲农业问题。我说其实不懂农业问题，但 80 年代关注过农业现代化问题。我原来在学校做过现代化的论坛，当时我觉得现代化是一个方向。这些年，经过反思，包括在宗教所工作的十几年，到目前来说，现代化，我是持保留态度的。

现代化是一个不断进步的线性发展过程，其前提是假定资源和环境永远可以支撑。这其实是不可能的，违背基本常识。在历史上，只要是大量的资源集中在少数地区，最后的结果是文明的崩溃。原因就在于它的支撑是有限度的，不可能无限度的发展。但是主流的意识认为可以无限发展，比如现在的城市化，这是现代化核心的东西。

像北京市，按专家的计算，地上水就够六七百万人用，只能支撑这么多人。北京市以前四季青送菜，把大粪拉出去做肥料，还有老上海，虽然是个城市，却建立了循环系统。现在这个系统被打破了，良性循环被打破了。我觉得人类社会首先要解决它和自然的良性循环的问题。这也是中国文化，是中医强调的问题，天人合一的和谐观。

从这个角度来说，我觉得国外从文艺复兴也好，或者是从工业革命，或者文艺复兴以后的宗教改革，基本观念都是线性发展做主导，无限的发展，有限的资源无法支撑。西方目前这种现代化，理念上来自基督教的线性发展观，有古罗马的影子，主要是从犹太教出来的。它在神的国度里向天国不停地发展，地球不过是一个路过的旅店。

这种发展观，运用到现实当中，是很危险的一件事情。而且犹太这个民族和我们不一样，我们采取的是包容、和谐的生命发展观，比如说人和自然的和谐，人和人之间的和谐，国和国之间的。犹太文化是对抗性的，因为犹太人比较少，弱小，受到各种强敌的欺凌，感到四处都是危机。他们是一个游走的民族，被迫到处漂泊，《圣经》里头讲到，他们到埃及，又到欧洲，从来没有一个固定的地方，所以他是没有家园的概念的。

按照他们的教义，无论什么事都是对抗式，表现在医学上是对抗性的，表现在农业上是对抗性的，对自然完全对抗，对文化，对其他的问题也是对抗性的。这样的文化是没有出路的。它的政治制度也好，或者是其他的制度也好，可能有不少长处。但人类生存才是最根本的，是硬道理，其他问题是第二位、第三位的。

发展也好，改革也好，如果没有考虑这个问题，很危险。

这种发展就像癌症一样。癌症就是打破了身体的良性循环，片面地、疯狂地无限地发展，吸取所有营养来供养自己，最后人就死亡了。我们要对这个进行深刻的反思。从这个角度来说，中医承担的使命很重。

西方一些先进人士，也开始关注生态文明了。现在我也找不出一个更好的办法，找不出来，只能是这么说一说。

我的观点，在一些会上说，争议比较大。目前我们要解决的最大问题，一个是"天人"的问题，就是人与自然无法良性循环的问题；一个是天下的问题，天下就是我们现在的世界格局，是利于我们的生态文明的？还是恶性竞争？

怎么解决这个世界性的难题，天人和天下，我们在古代智慧中是可以找到解决办法的，但是我们现在还解决不了。刚才董老师讲科学的问题，我觉得它实际上是一个话语权。周老师讲一个假定性的问题，我们人类社会是处在这样一种假定的状态下……

这是我的思考，有点悲观。

赵中月：邢老师对现代化"耿耿于怀"，从个人角度，我很赞同这个观点。这就引出一个现代性的制度问题，现在出现的很多负面问题，都跟现代制度有关。当下，全球化、工业化浪潮愈演愈烈，以普世价值的名义强力推行现代政治、经济、金融、贸易、大众文化等等所谓现代制度，其实都是资本在操纵。现在已经可以清楚地看出，这些制度产生了很多悖谬性的恶果。反之，在这个语境当中看中医、中医文化和哲学，它所呈现出的另一个走向，可能就是未来时代性的走向，走向天、地、人三者的和谐共存。我们不好说这可能就是一个历史性的必然，但是，中医所代表的中国文化，为我们反思现代性，可能提供了一个很好的镜鉴或切入点。这一点大家都有共识，我不多说。

今天，咱们中医哲学委员会的几位专家都在场，请张南老师讲话。

张　南：（社科院中医药国情调研组副组长）

我接着刚才的话题说，我们人类的无限发展观和地球的有限资源，这种模式它还能支撑多久？工业革命200年，在世界的博弈中我们败了下来，为了奋起直追，我们才接受西方的理念。而西方的前沿科学家，特别是获得诺贝尔奖的科学家们，已经在呼吁，就是说人类的获救，可能要从两千多年前，从东方的老子、孔子这里面寻找。怎么拯救呢？在西方的最大力量就是绿党了，它强调生态，对资本加科技发展的硬道理，采取了一个否定，甚至是过度的批判，以至它形成了一个意识形态，形成了人类发展的又一个价值观。

如何解决人类与自然，人类与社会和谐的发展？这个在西方兴起的拯救，像文艺复兴一样。但是我们看到，本质上，在 2500 年前，中国在这方面的理论学说、框架体系是相当完整的。我并不是说过去替代今天。因此中医的复苏回归，它不光反映在医疗危机，人类对这个社会不公的问题，同时也是对人类现代化的发展模式在进行反思，在寻找着可靠的出路。出路有两种，一种是人们在假设，我上天国还有什么用？还有一种是回归历史，回归到反思。

东方在 2500 年前，农耕文明，农学与医学，包括天文学，它有这个东西。当年罗马帝国垮台之后，中世纪教皇统治，人们摆脱束缚，人文主义兴起，这是一个发展。第二次文艺复兴还要启蒙，是什么启蒙？启蒙是我们这个民族，对自己几千年前原创的历史延续的东西，丢掉了。启蒙就是回归它的原创。

21 世纪的发展，应该是从工业文明向生态文明转换。不再是以 GDP 的增长作为惟一标准，不是财富观，不是谁强谁弱的问题，而是一个以中医为代表的可持续的，强调人与自然，人与社会的和谐的发展。

但是这个发展很难，因为工业文明以来，把西方的森林法则发展到极致，物竞天择、适者生存发挥到了极致。过去战争，现在战争打不起，还有其他各个方面的竞争博弈，就是控制与反控制。因此我们完全放弃这个也很难，因为现行的历史阶段，你跟一群疯子来讲这些事情的话，跟霸权主义讲也不太现实。作为理性的人类应该有所思考，有什么样的一个价值取向，用什么样的方式，以有限的资源，获取人类社会长治久安的发展？

中医思维就提供了一个有效解决问题的思路，可以作为价值观引领。

中医不光是人医，还有兽医。我们曾经调研 2005 年猪流感的爆发，农民还有一些企业家损失惨重。广东那边，群众自发，或者是叫社会自发，不是政府引导，更不是科学家提出的发展模式——还是对抗拼命发展，他们采取回归中兽医。中兽医跟中医学是相互拯救，共同成长的。现代化之后，这个东西被破坏了。现代化的养殖模式，大规模集群化养殖，为了防疫，大量的抗生素、激素吃掉，造成很大的危机，就是疾病。现在越来越多的传染性疾病，人畜共染的疾病，在 21 世纪都爆发了，非典、禽流感、猪流感，等等。

农业现代化的结果是超大量的化肥和农药的使用，现在农村的污染比城市还严重。大面积的土地，区域性的污染，怎么净化，要付出相当大的代价。也有学者开始回归中农药，所以中医学的理念，人医、兽医，中农药，就是保证人类健康的吃饭，社会健康的发展。中医的使命，或者它该承载的功能确实不是我们说说而已，在这个过程中转换理念，转换发展模式，转换价值观，都是一个很艰巨的任务。

21世纪生命科学，在西方是以基因科学为基础，人类一旦控制它，将是个灾难。所以生命科学应该是中医为主，而不是西方那种简单的直线发展观，不以那个为主题的话，我们人类不至于面临更多的灾难。中医在这10年，也就是遇到的三次大的疫情危机中，体现出了独有的价值。因此，中医对社会科学的引导极其重要。希望大家多提出一些观点，提供更多的智慧。

赵中月：好在最近这几年，关注中医的人越来越多，各个方面的人都有，都在关注。这个已经成为一种趋势，令人感到大有希望。刚才，张南老师说到中兽医，一开始的时候，我对这个问题没在意，后来才想起，小时候，在农村生产队时期，一个村子里面，一个大队里肯定有一个赤脚医生，再一个就是有一个兽医，这个兽医就是用传统中医的思维和方法，给牲畜治病。现在呢，我经常去农村，有很多调查点，找中医可以找到，但是找兽医真的找不到。这不光是一个医疗技术遗失的问题，而是人与自然的生态链出现了断裂，我们吃的动物不健康，人类怎么能够健康？最近，中医药国情调研组在搞中兽医调研，探寻从根本上解决这一断裂问题的出路。那么，我借这个机会也呼吁一下，所有关注中医的人士，也请关注中兽医的状况。

下面，请张超中博士发言。

张超中：（中医哲学专业委员会秘书长，研究员）

今年和贺霆教授一起参加国家社科基金项目申请，获得资助，课题名称就是"中国文化走出去——以中医在法国为例"。从经络来讲，人们基本上都处于无知无觉的状态，如果有了感觉，觉得异常，就表明身体的某些部分可能出了问题。我由此联系到中国文化的一个讲法，叫做"百姓日用而不知"，就是说大道恒在，但老百姓不明白，使之明白的方式就是要通过教化。经络文化属于中国文化的一个部分，如何认识它的价值，做到"有知有觉"，这是我们哲学、文化和中医学术界涉及到的一个大问题。

前些年我听上海复旦大学的费伦教授说起过，他的叔叔费孝通先生曾经自告奋勇，非要参加以经络问题为主题的香山科学会议，而且还在会上提出一个观点，认为经络是沟通中西方文化的桥梁。费孝通先生研究人类学和社会学，并在晚年提出影响至深的"文化自觉"，一方面是"自觉"，另一方面是"沟通"，看来费先生对经络文化的期望也是至深的。

2007 年 12 月，我请董光璧先生参加一个会议，讨论整体论对未来科技发展的影响。董先生知道我长期关注中医问题，可能也倾向于认为中医是整体论的代表，因此他在会上提出一个非常好的观点。他说，我们现在生活在科学时代，一百多年来，我们中国的传统都要用西方科学的镜子照一照，合理的就留下，不合理的就认为失去了时代价值。但是西方也是发展的，社会也是发展的，到了整体论的时代以后，站在整体的高度看了以后，是不是要换一种说法？他说现代西方的科技和文化，是不是需要用我们这个中医的镜子照一照？

董先生这样一提问，我觉得整个中医文化，包括经络文化，它的价值就出来了。今天上午从法国、英国、美国回来的中医专家发了言，我听后很有感慨，觉得你们用中医这面镜子观照西方社会，效果非常好。在国外，你们的心很静，就想着中医这样一件事，反过头来看看国内的情况，一般人的心态都很急功近利，心浮气躁。这样一来，"神明"不居，也就不明了，变得不行了，就失去了自己的标准。

所以今天从讨论经络文化进一步引申出的问题，就是我们怎么样讲透我们的中医标准，它到底是什么样的标准。在此之前，讨论今天沙龙主题的时候，我曾经提到的一个主题是"中医药标准化中的整体问题"，因为国家正在实施中医药标准化战略。

我们私底下讨论这个问题，感觉到如果把握不好，中医就死了，那么中医药走出去的意义也就失去了。我感到此事关系很大，中医药标准化涉及到整体问题，涉及到中国文化，但是整体问题并没有去深入讨论。从中医这个角度，在理论上深入下去思考就会发现，技术手段在处理这个问题时是有限的，最能够靠得住的是人本身。现在我们国内的这些医院里面，包括教育领域，都把这个标准，都把这个信心放在设备上去了。我们人本身的教育，人本身的潜力却失去了。我们综合起来观察，发现你们在国外做中医，恰恰把人的潜力，或者中医的潜力发挥出来了，在国内恰恰把人的潜力抑制住了。所以经络问题很复杂，周天通不通？我觉得这个问题争论的意义不大。经络系统按照理论去说的话，是和脏腑相联系的。所以说只谈经络，不谈脏腑，在文化上没法谈下去。

提到脏腑，就能找到经络之本，因为经络是气血的通道，任督二脉对气血盈亏有调节作用，但五脏的功能是"藏精气而不泄"，五脏失调，经络自然也失调。

1994 年的时候，祝总骧老师曾经提出一个问题，他说，经络理论能不能成为当时世界太极修炼大会的指导理论，或者说核心理论？我问了祝先生几个问题，包括经络本身的实质是什么，它背后的东西是什么等等。后来大家感到，如果没有精、气、神理论做支撑的话，经络理论是半缺的。不谈人的精气神系统，经络系统是不完整的。从经络出发往中国的修炼文化去走的话，其核心恰恰是精、气、神这个系统。神是主宰万物的，在人就是主宰生化、生成的。我们从经络本身，反过来谈经络对中国文化的影响，就要看一看经络体系里面精、气、神的变化规律，因为它很具体，比较容易看到影响。哲学一般讲原则性的和规律性的东西，谈经络就是和各式各样的具体问题联系起来。一般情况下，人们对经络确实是无知无觉的，但内在体验能够增加人的知觉。因此，如果谈经络对中国文化未来的发展发生重大影响的话，就是通过中医的临床治疗，让你的患者，或者是你周围的人通过经络进入到中国文化的语境里面去，通过经络文化达到对中国文化的自觉。

赵中月：中医应该成为西方人来反思他们文化的一面镜子。这个说法真的很好，非常值得深思。回到经络，我补充一个体会。这段时间我们发现四川一个火灸，第一个灸百会穴，叫"开天窗"，然后走任督二脉下来，一直灸到脚底的涌泉穴，叫"通地漏儿"。这两个土名词——"天窗"和"地漏"，本身就很耐人寻味。

具体怎么通经我不细说了，但是他在这个过程中必须要灸"七心"，就是手心、脚心，前后心等，都是围绕着任督二脉在做功夫，目的就是把人体的火气，内在的生命能量给激活和调动起来。

这个技艺，非常有文化含量，我们的老祖先实在是高明，现代人太懵懂，火灸所代表的古代火的文化，对生命健康的养护作用，全没了，我们在这个方面的所知程度不如一个农民。很简单的一个道理，"凡物经火乃能寿"，土烧过后成砖瓦，千年不散，树经火变成炭了，埋在地下有生命力……现代生活，这些火的替代物，就养护生命来说，都远远不如火本身，可以说，中医文化都是和实际生活一体的，必须要回到生活本身来体会和认知。

张红林：（北京中医药大学副教授）

现代人有这么几个改变：一，骨关节痛从扭伤变成劳损；二，随着寿命的延长，医疗保障的提高，使人的体质表现为本虚标实，年龄越大，这个特征越突出；三是眼病，就是有电灯以后，人们开始熬夜，另外电脑、电视、电磁辐射，使人类的眼病有一个很大的改变，这是古今中外都没有过的。

中医的理论是一个局部的真理，不是普适的真理。像伤寒、温病理论，在本领域里头指导治病是一治一个准，但如果将各种理论串联起来就不行了。所以中医理论不是串联使用的，不是普适的真理，混在一起使用，似是而非，时而有效，时而没效。所以中医理论的特点，从发展史上看，它是局部的真理，在它的本领域里头是真理，出了它的领域就不是。

未来中医的价值，是在陷入绝境的时候。第一，香草治百病，当我们跟外界断绝联系以后，如灾难，如战争，我们可以用周围的花草树木来治病；第二个用针，可以用一次性的针，也可以蒸煮消毒后反复使用，用缝衣服的针也行，如果没有针的话，我们可以用砭石，实在不行就敲石头，敲出刃儿来，或者刮痧，或者是放血；还有一个是用火，人类与火相伴生，成为医学就是灸法，艾灸和"八木灸"是中医的一个非常重要的内容。所以，保存中医就是保存中国人民的生存能力，这是提高到国家安全战略的问题，我们现在要居安思危。

我就说这么多，谢谢。

杨　光：（北京市宣武区中医院，主任中医师）

前几年我帮助整理国医大师贺普仁的学术思想和临床经验，其中牵扯到气功方面的东西，他提出一个概念叫"医功"，针灸要疗效高必须要有医功。针灸医功，是指针灸医生在操作时所具有的一种特定的良好的精神和体力状态，这种状态通过针体传达到患者体内，能调动患者的经络之气，起到增加针灸疗效的作用，这个是在临床上可以看到的。

真正的针灸大家，扎针所取的穴位和普通大夫可能一样，但是疗效会有很大的差别。为什么效果不一样？像贺老，从小就练功，练气功，八卦掌是贺老的特长。把这些功夫运用到针灸实践中，他针灸的疗效就很好，轻轻一扎，不用什么手法，就能取得很好的效果。

现在的年轻大夫，反复操作，弄得病人很难受，效果还不好，这里就有一个医功的差别。这个医功实际上就是调动医生的资源，调动医生的潜力。

像我们现代针灸教育的创始人，承淡安先生，他就很有体会。他是跟父亲学的中医针灸。他说他跟父亲扎的针完全一样，处方、手法都是一样的，为什么疗效不如他父亲呢？他就问父亲这是为什么。父亲说，他是没有练功的缘故。承淡安开始不相信，因为他年轻的时候受过现代教育，他也是留学日本的，他不相信气功这些东西。后来他抱着试试看的想法，就练功了，练功以后，果然他针灸的疗效提高了。承淡安办了多期针灸培训班，针灸的课程至少有一半以上就是练功。医功这个东西说不清楚，在现代针灸教育里面也没有引进。现在临床上针灸的疗效普遍不是太好，可能跟这个有关系。疗效好的针灸大家，很多都是练过功的，这个医功有的是自觉的练，也有不是自觉练的。

这里面牵扯到说不清的东西，中医里面有很多说不清的，现代科技检测不到，现代医学也解释不来的东西，不能轻易地否定。有待我们发掘提高。

周达君：（广东省中医院，副主任医师）

打通任督二脉是建立在一种客观物质基础之上的身体感悟。对任督二脉的进一步深化理解，可以说体现了中医的特色。《黄帝内经》是把"十二经脉"和"奇经八脉"分成两个部分。湖南马王堆发现最早的经脉是"十一条经脉"。只有十一正经，没有"奇经八脉"。现在学术界也有一个定论，认为湖南马王堆中医古籍中的这段文字是《内经》经脉篇的祖篇，十二经脉理论就是从那里发展来的。那奇经八脉从哪儿来的？在另外一个地方，在四川，发现了一个木头人，他里头出现了一个督脉，就是没有任脉。这提示经脉的来源是多元的。

我们知道奇经八脉真正确立下来是在《难经》里面。那么又一个问题，在《难经》里边，我们现在看的任脉是在人体的前正中线，督脉在人体后面的正中线。但是在《黄帝内经》里头不是这样讲的，它里头的督脉是有两条线，第一条从中间走，穿过身体的正中间，走向最上面；从双目出颅，上汇头顶，再向后，沿后正中线再向下走，为第二条线。也就是说在《黄帝内经》里头的督脉相当于我们后世《难经》所说的一个冲脉，再加一个督脉。《内经》里面的督脉是一个完整的运行体系。但是在《难经》里头，它不是一个完整的体系，必须要有任脉支撑，才是一个完整的体系。以任脉为阴，督脉为阳，这就是我们所讲的阴阳，他们在中间穿插存在形成一组阴阳鱼，一个太极图。中医是宇宙论与经验的统一。

廖育群先生为此专门写出一篇文章。我们在提到马王堆的时候，也就是西汉初年以前，经脉是十一条经脉。为什么是十一条经脉？是不是当时只发现了十一条脉经？廖先生认为，十一条经脉是一种需要，是当时世界观的需要。当时的管理体系有五官六府，这也是世界观的一种需要。他有一篇文章专讲这个问题。同样的道理，我们讲十二经脉，它不是五脏六腑，而是六脏六腑。它与我们对脏腑辨证的基本认识也是一个相违背的结果。如果像《内经》中，将十二经脉跟十二个月、十二条河流相关联，更可以清楚的看到，经脉理论更多的是一种思维，是一种世界观，是世界观对当时经验的重新再整理与提高。

我们可以用视觉的体系理解与认识任脉。督脉可以意识到，它是一个脊髓的相关神经，在头颅的部分，它看不到的，但却可以摸得到。它和人的颅骨，也就是顶骨的骨缝是承接的。所以你可以摸到这里有一个缝儿，观察多了，也可以看到督脉。因为我主攻头皮针，对这个现象关注比较多。临床中，我也会问同学，你看到督脉没有呀？你看那个地方的头发，左半边是白的，右半边是黑的，这个分界线就是督脉。所以在特定情况下督脉也是能看到的。所以任脉、督脉每个人都有，但是我们自己体会不到。那么任脉与督脉的来源是什么？它来源于胚胎发生学。首先，人最初是一个受精卵，一分为二，四分为八，再分就变成一个盘子，然后再变成一个圆，就像一个面饼，然后再把这个面饼折出来变成一个椭圆球体。这个面饼边缘结合的地方就是任脉，而它的生发区就是督脉。问题是正常情况下，人是感受不到任脉与督脉的。

前两天一个学生问我，如何理解体悟？我说教你一个办法。我说能不能听到你的心跳？他说听不到。我说找到一间小屋子，没有任何声音，静静地待在那里，肯定能听到自己的心跳。给一个合适的环境，人们就可以去感受自身的存在。任脉、督脉也是这样。正常情况下，它本身就是通的，为什么我们会有通任督的主观感受？就是在这个时间段，你可以对它有一个清晰的感觉，这就是通任督。当然，这个感觉是要训练的，当你有清晰的感觉之后，可以提高你对自己人体的调节功能，特别是免疫力的调节功能。

所以说通任督是一个经验与体悟的统一，这也是古人研究中医的重要方法。李少波先生的女儿说的一句话，说：不怕你不信，就怕你不练。这也提示这里有一个躯体的感悟存在。如果回到佛家的观点，看得更清楚一点。佛教讲人的感官有六个，眼、耳、鼻、舌、身、意。我们学习西医用的就是眼，中医是全都用上了，尤其是身、意。中医用的这个体悟，就是六根中的身，就是利用自己身体的感受来理解与认识世界。所以中医对疾病的认识是一个整体的。

上午谈到中兽医的问题，跟中医哲学有关系。我印象中是邱茂良老先生，他发现了中兽医的东西。中医有十二经络，中兽医有穴位没经络，因为人不可能去代替马的感觉，人不能去体会狗的感觉，人就是体会人的感觉。这个经络就是经验、体悟的统一，经过哲学世界观对它进行一个再创造。这也是我们中国医学，甚至中国文化的整体论的特色。我们还知道望梅止渴，它也是一个典型的体悟的例子。想到梅子口水就出来了。意识和身体是可以直接沟通的，所以有意识的实践是不一样的。

清代的王清任提出了一个问题。他发现人有两种血液循环系统，一个是充满气的系统，一个是充满血的，充满血的是叫做血管，充满气的叫气管。当然，我们知道所谓的血管指的是静脉，所谓的气管指的是动脉。根据这个假说，他设立了一个处方叫补阳还五汤。这个处方现在仍成功地用于脑中风后遗症的治疗。在

207

2000 年前，西方医生盖仑，同样发现了这个现象，也建立了血管与气管的假说。他所建立的治疗方案最后导致了病人大量的死亡，直接促使西方文明进入黑暗的千年。因为当病人动脉出血的时候，医生切开静脉放血，以阻止血从静脉流到动脉去，从而直接导致病人的死亡。

为什么中医王清任可以从一个未必准确的观察点出发，推导出一个有价值的成功的治疗方案？我想，中医的理论体系，成功在一个"道"的观念和一个"道意识"。我想这是中医早熟的优点。但它有一个弱点，即过分强调对自然规律的依赖。

李存山：（中国社会科学院中国哲学研究室主任，中国哲学史学会副会长）

中医这套理论，就是在中国文化轴心时期，在春秋战国时期出现的。那个时候经络学概念就提出来了。督脉，庄子里面讲，"为善无近名，为恶无近刑，缘督以为经"。那就是督在人的中间，庄子的意思是，即使你做了好事，你也不要记名，即使做了坏事也不要去办刑罚。他把这个运用到人生方面去，可见当时督脉的重要性，通过它的自然观和中国的文化，包括人体的结构，可能还是有一个历史过程。比如说中医里面用的阴阳五行这个概念，在《黄帝内经》也有的。但是阴阳五行什么时候结合起来，这是个问题。阴阳这个概念和五行这个概念，都起源很早，《尚书》里面也有，西周末期，阴阳这个概念已经有了。我理解春秋时期，阴阳是属于天上的，五行是属于地上的，不是涵盖整个世界万物的。像老子，只讲阴阳。说五行生成之术，是汉代的事。庄子内外杂篇文字很多，但是里面只有一篇是说五行的，那是纵横家的事。

我认为现在的中医，还是被看成固定的、僵化的东西；应该把它看成一个历史的。振兴中医也有一个理论发展的过程。我个人认为，谈标准，一说是中西医结合，一结合就是用那个强势的标准，衡量弱势的标准。我们还是要讲中西医互补，各有各的长处和短处。我们说儒道互补，道家也结合儒家，儒家也结合道家，不可能儒道成一家，还是儒道互补。中医有中医的长处。我姐姐前一段，"慢阻肺"，从西医来讲，那是不可逆的，而且西医就是靠激素，过一段就不管用了，过一段又咳嗽得非常厉害。怀柔那边有一个中西医结合的，实际上用了大量中国传统的耳针、针灸，包括足浴，各种疗法，我姐姐虽然后来再检查的时候，还没达到那种治愈的标准，但确实是有疗效。

完全用西医试验的可重复性，那只是一个科学的标准，而科学不是万能的。所以中医还是要靠疗效，还是要靠实践，纯粹理论和实践理论不一样，还是要靠实践，中医的生命力，还在于实践，还是要靠治疗的效果。有些地方是西医的效果比较好，但确实有一些病，中医是强过西医的。我老是反思现在，罗希文先生退休时间不长，我在医院见他，几次看每况愈下，他的糖尿病，还有其他的病，主要还是要靠现代医学。中医的这套理论，这么多年来，它的生命力所在，我们现在来探讨，在座的各位大家，担当起一个振兴中医的责任。我希望多听一听大家的观点，多学习。

薄智云：我刚才想，任督二脉源流细说，可能是多支点，我只截取它的一个片断，我从《十四经发挥》那个地方解读任督二脉。我们不能返回到原点，医学是不断发展、充实、完善的，我们使用它的时候，离我们比较近的可能是最合理的部分，我们截取一个片断，所以中医的基础理论应该分为两部分，一个是中医基础理论，那就是《内经》里面给我们的框架思维。另一部分是中医的临床理论。

说经络，肯定会提到五脏六腑，支撑中医学背后的这些理论，不应该是我们讨论的重点，那些技术层面的东西，我们放到学术专业里面去探讨。我们重点提高大家的认同度。所以我非常赞同董老提出的，经络就是一个人体各种生理系统的互联网，这个概念特别新，这么多年解释不清楚的，道不明的经络研究中出现的各种现象，他一句话可能就把这个谜题解开了。

李存山：说到互联网，其实是一个有机联系，这个无论从中国古代的自然观，还是从人体观来说，它就是一个系统的、整体的思维。要使系统整体、有机的发生联系，一定要通过循环的，或者是运转的系统，导气应合，导血气，以求长寿。这个在春秋时期就已经有了，气也是精神，像西方物质和精神是二元的，中国是统一的，它一定要通过物质的这种运动，使它相联系。如果任督二脉作为人体循环各种有机联系的中枢，这应该是中医的一个根本。

还有一个，有机联系要通过运动实现。天地造万物，西方是，没有两片相同的树叶，这个思想在中国，造化万物，没有一物是相同的。有它的共同，也各有各的个性。每一个病人也有一般人的共性，也有个人的个性。怎么针对每个病人的个性治病？这是中医的高明之处。像庄子讲的梓庆削木的故事，把木头削成乐器，不只是靠手的劲儿，这里面还有个"道"。

西医很多靠电治病，这样的医生，一般的病还可以，但是人生活在复杂的社会当中，心理上各有各的不同，要是复杂的病，这个时候高明的医师就很重要。

张超中: 我补充一个问题供大家讨论,这个问题就是中国文化的"理"到底该如何讲?我们以前大多是讲儒道的理,但经过这些年的研究,我感到有一个问题需要澄清,就是中国传统文化经典里的说理系统中,医的成份能够占多少?这个问题一直没有系统梳理。

我们在老子、庄子,包括韩非子、淮南子等著作中,都会看到有医的影子。我看到有这么一个现象,这些著作中可以讲道、讲气、讲四时、讲阴阳五行,但是要是遇到一个问题的时候,把这个事情讲明白,有时要把医理拿出来,用医的理论和现象一比喻,这个理好像就通了。以医说理,这个是不是可以称作中国传统文化说理的一个特点?事实上,中医药的经典和传统文化的其他经典确实不太一样。《内经》也好、《伤寒》也好、《难经》也好,包括后来的中医药的理论系统也好,这套系统是独特的,在别的经典里面,很难找到这么一个系统。

我们看到在《易经》里面提到"生生之谓易",如何理解这个道理?不进入人本身,这个道理就想不到,讲不透,因为不切近身心,就难以反观、体会,难以对规律进行把握、体验和觉悟。现在在中国文化和中国哲学的研究里面,对这种说理系统本身缺乏深入研究。中国文化的说理系统,近年来基本上是一直按照西方的标准做的,那么,我们能不能通过对中医学的研究,拓展我们对自己的说理系统的提炼和研究?中医这个系统有自己的特点,理论上很高明,实践上也非常有效,并且通过对小病的疗效外推,把这套思维系统推至中国科学和中国文化领域。所以罗希文老师提出儒、释、道、医并列,应当有其道理在。

今年 7 月罗先生去世,我们给他拟的挽联,概括了他一辈子的突出贡献。上联云:译本草,一夫独步,伤其逝也;下联云:弘中医,四藏俱扬,郁乎文哉!四藏包括《儒藏》、《大藏经》、《中华道藏》和《中华医藏》。其意是说,通过中医这个入口,能够把中国文化的主流连接起来。如果中医有这样一个作用的话,中医本身的说理系统应当有助于中国文化的弘扬。

赵中月: 刚才超中老师说出了一个很重要的观点,以医说理,可以称作中国传统文化说理的一个特点。也就是说,医理在中国文化当中,在关于理的思想当中,本身应该具有什么位置和作用?我想从日常角度补充一点,在中国民俗口语当中,老百姓最认可的就是理,最愿意说理、讲理、认理,以理服人。认死理儿还是活理儿,死理儿就是老理儿,僵化的,钻牛角尖儿,抱着死理不放;而这个活理儿就是灵活的,很多就是该遵循的自然道理,其中就含有身体和生命的养护道理,这个,就可以理解为医理。口语当中这个理,是民间日常生活方式的一种评判标准,你说中国人没有标准，那是从宗教信仰或上帝的角度说，其实在百姓生活传统当中，这个理是非常显要的，起着一种核心价值观的作用。

当然，构成这个医理的有哪些因素，医理在生活中占多大作用？这确实是很值得研究的一个问题。上次和杨院长谈到中医文化生态，我非常有感觉。从这个角度，我们在看待一个中医，评价一个中医、考察一个中医的时候，更应该注重他的文化生态，这是如何看待和评价一个中医人的核心问题。能够从文化生态当中传承和生长出来的医理，才是最有说服力，最有生命力的。

杨志敏：从符合中医发展这个路子来说，被污染的自然环境，现在需要改造，让它回复到自然生态这样的过程。我们医院在不断吸取各流派的中医思想，因为每个学术思想都有它的源头，这个是最朴实的、最原本的东西。我们这几年一直寻找这样的中医人，都有他的独门绝活，背后都有他的道理所支撑的。这在整个中医，或者整个传统文化里面，可能是一个反映点，我们希望能把不同的观点反映出来，反映出中医生态的一种存在条件。现在国家局立了一个传统知识保护项目，对以中医为代表的传统文化的传承，是非常好的一个际遇。每个省去寻访，最中医、最传统，传承三代以上的一些技术和方法，然后编成名录，成为国家有自己知识产权的东西。因为国家也意识到，我们再不保护它，再不把它收集起来，可能会被忽略，甚至被丢弃了。只有被重视了，才有被传承下去的条件。现在有很多中医，一些好的方法没有被传承下来。第一个他觉得不能作为谋生的手段。第二个没有被认同感，觉得没有价值。国家这种政策和思路，如果向全国铺开的话，应该是有价值的。

赵中月：我们考察了很多民间中医，我不说各具医疗特色，各具文化价值，而是在我脑子里形成什么呢？形成一幅覆盖全国的中医文化地图，这个不是虚的。

每一个民间中医人，都是中国文化的一个原点，在他们身上保持下来很多古中医、古文化的信息，都是一些根源性的信息。说个民间中医人给我的启发。比如我们说解放的"解"字，他们不叫解，发"改"字音，解开，叫"改开"，我在东北，东北就说"改开"，福建长汀和赣南一带也这么叫，四川合江也叫"改"，粤东也叫"改"——这个字流变的过程，考证一下很有意思，可以看出民族和文化迁徙流变的过程。后来了解到，他们说的是唐韵，唐代官话就这么叫，很多发解音的字都叫"改"，上街，叫"上该"，等等。就这一个字，后面的文章可以做出一大篇。对此，我还来不及做仔细的案头梳理，但是深切感受到，这个由民间中医辐射成的文化地图，里面有更多的宝贝，急需打捞整理，这些文化的活化石正在陆续陨灭，不用太长时间就将消失殆尽，那么我们还剩下什么？就剩下那些典籍了，而仅仅依靠典籍，中医的生命力就会大打折扣。

中医文化生态，不夸张地说，可以代表人类社会的一种文明生态。工业文明带来的是什么，现在已经看得很清楚，那么，未来文明是什么样子？中医所代表的文化生态能够在其中发挥什么样的作用？这些，都非常值得关注。

董光璧： 工业文明是不可持续的，这已是现代人最基本的认识，人类需要创造一个能够持续发展的新文明。关于未来的这种文明将怎么产生，我们可以从工业文明是怎么产生的找到解答。

工业文明是怎么产生的？英国历史学家韦尔斯的《世界史纲》告诉我们，工业文明是游牧和农耕两种文化之间冲突、融合的产物，游牧文化贡献了民主政治基因。游牧民族是意愿共同体，农耕民族是服从共同体。游牧民族的领袖是追随的，因为跟着他安全；而农耕民族的领袖是服从的，因为他是天子。未来文明将怎么产生？未来文明必将在工业文明与农业文明的冲突融合中产生，农耕文化中保存着可持续发展的基因。

工商和农耕两种文化之间已经冲突几百年了，在我们中国这片土地上已有一百五十多年，在非洲和拉丁美洲比这要长一倍多，但迄今还没有融合出一种新文明。中华文明的意义在于，它是产生未来文明的必要条件。中华文明是农耕文明的典型，中医药是中华文明的重要部分，它作为最活跃的成分延续到今天。

王永洲： 董老讲到经络好像是互联网，这是我学中医搞针灸二十多年，讲得最透的一次道理。中医讲循环，不仅是血液循环，气也循环，经也循环。按照董老思路讲，把淋巴、血液循环、神经系统等，看成是经络对它们的一个整合，就都开了。我们非要撇开这几个系统，是抛不开的，非要找与众不同的经络，我估计是落空的。比如现在号脉，它就离不开血管。实际上，我是搞科研出身，出国之前，我在研究所工作了16年，一直想用西医的理去解释，最后我很失望。这些年，我绝不碰这个，需要学习的时候，基因的东西也学，生物医学我也学，分子医学也学。我学，但是我不用这个东西改造我的体系。我今天有一种回家的感觉，觉得特别舒服，只要你们给提供这个说法，帮我们解决这一方面的困惑。

董老有一个观点，就是中国有中国的哲学，中国也有中国的科学，中国有中国的科学这个论证方法，我们就不需要再去证明中医的科学性和针灸的科学性了，只需要把有效性拿出来。我自己做这个工作的时候，我就特别清楚，我每天只看病，谁想说理，我就给你找说理的人，我这个功底不够了，我看不了这个病了，那么我就向其他大师学习。我还想请教董老，因为中国文明已经五千年了，不光是伦理的、精神的，它是有科学的，那么中国的科学方式是什么？为什么能支撑这个文明走了五千年不断？我就希望这样的答案。

邢东田：我是觉得现在比较中西文化的问题，中西医的关系问题，我们中医的研究，在很大程度上，这个比喻是这样，我们中国人在世界上存在几千年了，现在必须用西方的理论来证明中国人也是人，我们也是什么科学……这个里头，我不是批评，有这么一点意思。

第二个就是，我觉得文化也好，中医也好，做比较的时候，最好把握"道"，我建议把道和术两个层次分开。从术的角度来说，中西医个体上不是很一致。但作为道的层次，从中医的整体论来说，它比西医那种对抗性的，强调局部的理念，确实不是高明一两个层次的问题。这个方面，要是把术和道放在一起的话，很难说清楚，一般人做医疗肯定是强调术的问题，搞研究的时候，要把这个区别开。

赵中月：邢老师说得好，中国文明几千年了，现在居然要经过别人的检验，然后才能获得存在的合法性。这让我想起，当年西班牙殖民者进入美洲大陆之后，进行野蛮的征服与占有，随行的天主教神父后来看不下去了，觉得这种征服，对印第安人过于残忍了。应该反思。于是就在罗马教廷开始辩论，辩论印第安人到底是不是人的问题，认为如果他们不是人，是动物一样的野蛮人，采取的行为也就无所谓残忍，就不受谴责，不需要忏悔了；如果是人，就另当别论。这场辩论辩了五十多年，最后形成结论，印第安人也是人。由此我想起日本侵华，把中国人叫做"支那猪"，即，不是人，因此怎样残暴蹂躏都不受良心谴责。现在中国人是不是人的问题，似乎不需要证明了，但中医是不是医学，咱们的科学是不是科学，咱们的文化是不是文化的问题依然存在，依然面临着需要被人家检验或证明的被动局面。

薄智云：其实到了西方，不需要证明中医科学不科学。我在欧洲，在美国讲学这么多年，没有人问针灸科学不科学，没有人讲这样的傻问题。他只问你有效没有效，西医也不说我的方法科学，你的方法不科学。他不轻易用这个词否定别人。反过头来，我们的人学西方文化知识还没学好，在中国就做了这么一个局，"这个科学，那个不科学"。这是我们中国人自己，思想被改造以后，对自己文化的一种否定。这个系统不是外国人给你构建的，是我们自己设定的。

邵晓鸿：在美国的中医人，通过一代代人的争取，逐渐地立法。比如说我是来自加州的，现在全美有三万个执业针灸师，你要行医首先要拿到执照，不管是在美国学的，还是在中国学的，要经过考试鉴定。现在加州的针灸师就有一万五千人，所以我们在加州的医生的生存是很困难的，有竞争，势必对医技的要求就更多。

我自己想得较多的，是在医理的问题上。我经常用中医的理论，去影响病人。我跟他灌输说，人身都有一个自身的康复和修复能力。你怎么样启动你自身的能力是很重要的。但是这个自身的能力很多时候是由自己的生活习惯决定的，你对生命关注的能力，这个很重要。你传递给他一个如何对待生命的观念和我们中医人对待生命的这个理论，理告诉他以后，他自己就会去悟。这样对我们的沟通有很大的提升。

有的病人跟我们开玩笑，说我们好像是讲心理，是心理医生，其实更多是运用了老祖宗的东西……比如我们的养生，比如阴抱阳，阳抱阴，咱每天看太阳，早晨的太阳跟晚上的太阳一样不一样？大家可能认为每天的日升、日落都是一样的，从我们中医人的理论去看的话，早晨的太阳是一个阴抱阳，这个过程所发出的光是不一样的。当时练功的时候，老师告诉你，你要看太阳。在中国很好，看东方的太阳什么时候都能看到。我们那儿是洛杉矶西海岸，太阳升起来的时候，我们已经看不到了。为了看这个日升，我们只能到海边去看。早晨的太阳我就可以直视它，因为它是阴抱阳的状态。这个时候直视它，带来的能量对我身体是好的。晚上的太阳确实一个阳抱阴的过程，这样的时候，你再看，虽然一样的美丽，但是带来不一样的结果，甚至伤害性的。

金　峥：中医和西医最主要的区别是思维方式。我们可以借鉴一切西方先进的技术，比如说 X 光片、解剖知识，这些我们都会用，也是必修课。但是我们的这种整体观和辨证论治，西方医学差了这一点。比如我们看膝关节的病，西医只会看到这是骨科的病，如果他一看两个骨头之间的关节间隙没有了，他马上会给你做一个关节置换手术，他觉得很轻易的事情。但是我们中医不那么想，中医在想，你骨头的病，很可能跟你的胃有关系，我就会查一下你是不是也还有胃病。而且根据我们中医的经络辨证，从病人膝关节是前面疼还是侧面疼，还是后面疼，我们就可以找到他的原始病根，我们就去治疗他的原始病根，通过这种治疗，机体内部调整平衡以后，他的骨科疾病有时候会自然好了。

应该把西医的先进技术为我们所用，但不能轻易的把我们老祖宗留下来的思想哲学，这种宝贝东西无偿地推广给西方人，如果他们把我们的这套东西学会了以后，那我们中医还剩下什么呢？针灸谁都会扎，他们也扎，他们还有草药，英国使用草药的历史也是几百年了。但是他们没有我们中医的这套理论，这套理论是最宝贵的，不管他们承认不承认。

张超中：近代以来，中国对世界的贡献比较少。如果中国要对世界的未来发展做出贡献的话，拿什么？从这个角度出发，我认为当代中国对中医药的扶持与促进发展，实际上是中国承担世界责任的一种方式，也是中国对世界未来发展的一种贡献。另外，也应该从全球发展新分工的角度来看待我们的中医药发展问题。费孝通先生提出"美美与共"，中医药是我们的宝贝，应该通过适当的方式让全球共享。

在做调研的时候，我们的观照点可以有不同：是从民族主义的角度出发，还是从全球发展的角度出发？这是两种不同的考虑方式。我们应该从全球利益的角度出发，也就是说需要从中国对全球的贡献度出发，全面考虑中医药发展问题。我们国家在中医药的发展问题上，不应该采用单纯利益的立场，应该采用一种公益性的方式。眼前看这种方式是中国吃了大亏，但是过了 10 年、20 年，半个世纪以后，反过头来再看，我们这样做，能够开拓可持续发展的未来，也就是我们大家的未来。

这涉及到中医药发展的定位问题。这种方式看起来未免显得天真，有些文化理想主义，但是中国文化的原理就要求我们应该这么做。问题是我们如何做出来？按照我们国家现有的基础条件，做到这一点并不容易。

刚才王教授说，在国内做的时候很累，国外做着很轻松。国内的中医从业者，学习的也好，研究的也好，好像每个人都是科研者，科研课题多得不得了，好像全民都在研究，没有自己明确的分工。同样的，我们国家也没有一个整体的战略能够统筹兼顾。原因在于我们对中医药的整体发展形势有误判，没有拿准。真的拿准以后，我觉得依据我们国家对中医药的扶持力度，应该是很快就见效了。

因此，我觉得国内的中医药发展战略尚需调整，应该是追求大的发展，而不仅仅是一般的发展。这样一来，国内外都能发展得很好，否则的话，国内都把很多无谓的时间、精力、金钱浪费掉了，而且浪费的不仅是一代人、两代人的青春、心血，而是我们老祖宗的智慧及其"兼善天下"的根本发展理念。

李存山：中医复兴的问题，是和中国的文化结合在一起的。虽然是大宇宙和小宇宙的关系问题，这里有一定的联系，其实各个层面之间，还有各个层面之间的差别，像血气，有传水导气的问题，就像是气候一样，那么气候是不是有传水导气的记录。像我们后来说的厄尔尼诺现象，有一点关系，海洋的那个气候。但是中国的传水导气，实际上是人，把人作为一个背景。水是万物之本源，水者，地之血气。血气是人的基本的本质，水是自然界的本质，这个东西遇到现代的一些挑战。像中国，没有一个大气层的观念。我们有一个是宇宙的观念。原有的那套背景，有的适用，有的不适用了。

而中医讲的人体，虽然那时候有一个大背景，但是中医讲的阴阳五行，或者是五脏六腑，经脉血气，还得适合人体。这个东西毕竟失去了，它是整个的一个对宇宙的认识。所以中医这个理论要讲通了，还是面临着现代的一些挑战，完全搬用原来的东西，是会遇到一些问题的。

薄智云：西方文化进入中国的时候是以医学为载体，基督教进来的时候，带进的是教会医院。我们现在各个省里面比较老的医院，大多数是教会医院。所以它是通过一些技术，最后进来的是一种文化。再看一下韩国，前些年，《大长今》也是传播文化，他们认为是亚洲文明的代表，美国好几个中药学院都是他们办的。

中医学院在洛杉矶，通过他们韩医，他们才 1.5 万的队伍，但是他们可以影响到世界。

在美国，韩医的力量很强，他们人少，他们就办学校，传播他们韩医的思想，它是来源于中医，改造了一下，成了他们的医学。政府给予强大的支持。韩医出去以后，办一个学校，政府不给钱是做不到那么大规模的。

但是我们海外的一些中医人都是单打独斗。大家带出去的是一种文化，无论从精神上，还是物质上，应该得到更多的支持，因为他们传播的是中国文化。

我们国家这些年来从思维方式上发生了一些改变，建立一些孔子学院，文化中心。我在韩国的文化中心做讲座，但那个里面，文化元素不多，教大家写毛笔字，炒炒菜，真正文化的东西很少。我讲了一次以后，第二次他们还想请我去，跟我合作，韩方不同意，把途径给你打断了，他们从文化层面来说，想学你的东西，但是你要在他们国家传播的时候，他会给你设置很多的障碍。

这些问题值得我们反思。今天中医遇到很多问题，是和我们传统文化的失落相关。我不知道通过什么样的方式才能重新回归到我们中国的文化传统中，这是我内心的一种悲哀。

所以最近这几年，我一直在吆喝，吸引更多的国人回归到自己文化中。像我这个年龄，全国名老中医我是最小的，绝大多数都超过了 80 岁、90 岁。我就觉得这些原生态的名老中医都是不可再生资源，少一个，对我们中国传统文化就是一个损失。所以我希望能在哲学界的前辈和学者的支持下，把中医文化的工作做得更好。

谢谢大家！

（编者注：本文根据现场速录稿整理，原文 5 万字，根据需要有所删节调整，未经发言者审阅）

中国民间中医抗癌纪实（四）

「长篇纪实文学选载」连载文

"书稿读到一半的时候，我还感觉是在空谈。可慢慢读下去，我被作者的描写说服了，我被主人公的精神感染了，犹如重读徐迟的报告文学《哥德巴赫猜想》。由此说明，该书的写作是成功的。其成功在于阐述了一种理念：癌症是可治的，癌症病人相当多的是被医生吓死的，用中医的整体观念治疗癌症是疗效确实的。现在不是没有能治好癌病的医生和药物，而是没有纠正治癌错误理念的大师。该书正是在观念方面填补了有关空白。"

——资深编审 张年顺

编者记：

　　广东化州中医执业医师董草原，历经 40 余年艰苦探寻和实践，创建了"阴阳力致癌 - 治癌理论"，并取得了卓著疗效。

　　董氏认为：一切生命，不管高级、低级，都是以物质为基础，以阴阳力、即冷热力为动力。冷热力越大，物质和生命发展变化的范围越大，速度越快。"阴阳者，天地之道也，万物之纲纪，变化之父母，生杀之本始……"，阴阳力就是冷热力，它像纲纪一样地牵引和限制着物质的变化和生命的发展变化。人体内的正常细胞，之所以会质变成癌细胞，就是人体内部整体或局部的阴阳生命力，亢进增大的结果……同样，董氏以其"治癌先治热"、"癌症不宜攻补、宜解泻"、"一剂治整体"、"药物治、环境治、精神治三管齐下"等重要观点和方法，以其发明的中草药系列治癌药物，给众多癌症患者带来了福音。

　　——《中国中医药报》曾将其理论名之为"董氏中医学原理"。

　　为考察董草原治癌真相，本书作者三次奔赴岭南地区，对董草原其人、其治癌思想、产生和发展历程、临床治疗方法、及其治愈的数十名代表性患者，进行了较为全面、深入而细致的现场考察，前后持续二年，写成此书。考察结果完全可以证明：董草原的治癌思想是系统的，其理论见解是独到的，是行之有效的，也是完全能够立得住的。发前人所未见，想前人想不到，或不敢想，是他花费了几十年心血得出的结晶。

　　尤其是他对癌症的研究，对于"致癌 - 治癌"的观点和方法，对于中国文化原型的深刻体认，对生命科学规律的艰苦探寻和创建，独辟蹊径，有理有根，具有很高的学术价值和应用价值，同时，更具有建立人类新生命观的启蒙价值。

　　本书采用现场纪实的写作方式，对董草原其人、其思想、其中医药治癌行为进行了客观书写，杜绝虚构，时间、地点、人物完全真实，就是现实——当下时里的真人、真事，堪称百分之百纪实，具有一定的艺术感染力和思想穿透力。是目前国内外惟——部针对癌症产生、治疗、校勘生活方式谬误、对人类命运充满忧思和关怀的前瞻性文学作品。

（续上期）

之四："癌症楼"里的见闻

1

晚饭后，总务告诉我，已经在住院楼里准备好了房间。我可以住进去了。

这两天我一直纳闷，我已经几次提出要求，要尽快住进癌症楼里去，但从化州城里回来后迟迟没有反应。记得从化州回来的当天下午，董小峰就说可以住进去，并将车直接开到了癌症楼外边——打了个电话，他就嘟囔着，也不说为什么掉转车头就回到了住宅楼。

我也不好问为什么，只能顺其自然。

其间问了董草原一次，他也只是回答说，还没有准备好。

我心想，还有什么要准备的？我曾经说过，一个单独房间，一张床足矣。只要安静。这栋楼里有几十个房间，又没有多少病人，还差我一这间吗？

今天终于住进来了。

这是位于三楼，对着一楼大门右侧夹角处，远离楼梯口的一个房间，说是董草原亲自上来为我选定的。

走进去，打开灯，将手提箱放在床上，然后细细观察，我才觉出迟迟让我住进来的诸多细节和过程。

——屋子里充满了来苏儿的气味。我知道这个医院里从来不用这种消毒的药物，我对此曾有微词，看来为此他们要专门去买这种东西，并仔细喷洒过。

——由于患者不多，三楼水电设施是停用的，抽水马桶、自来水龙头都是刚刚通开，还在滴答着漏水，显然还没有来得及维修。

——惟一的一个电灯开关也不好用，连续摁了几次灯泡才闪亮。

——很矮的塑料椅子显然刚刚擦过，用手一抹，痕迹明显。

——还有刚换过的白色被褥和床单，看上去还算洁净，再掀开单薄的褥子，下面是陈旧的棕丝床垫，暗淡的灯光下，也能看出斑斑污渍。

嗅嗅枕头，也散发着不健康的、一种腐败，甚或接近死亡的气味。

这种气味让我隐隐感到有些不安。我很想吸烟，取出烟来，又发现没带打火机，犹豫片刻，就走出房门，在回廊上张望着，三楼各个房间都没有亮灯，显然都是空着的。

看楼下最近的一个明亮房间，决定去敲这个门，借火吸烟。

四顾了望，我突然体察到董草原执意给我选中这个房间的深刻用心，他是有意赋予我一个视角，一个很开放的视角——站在这个位置望下去，整座癌症楼尽收眼底，各个病房、各种行为可以一目了然。

其实，癌症楼的内部活动是很透明的，比如医护人员的活动，什么样的病人进去，得的什么病，用什么样的治疗方法、处方，乃至吃的什么药，包括每个患者的病情发展，大家都看在眼里，互相之间都心知肚明。也就是说，这里没有任何私密性可言，所有信息都是公开的，没有什么禁忌的。

我数了数亮着灯光的房间，是28个。也是说，此刻有28位癌症病人住在这里，各自演绎着生命与死亡、绝望与希望的活报剧。

记得上一次来的时候，这里住的病人是24个。现在比那时多出了4个。

自然，里面就多出4个家庭关于生离死别的故事。

想到"4"这个古怪的阿拉伯数字，我不由得暗地里发笑。4，也是我的幸运数字，我生于农历4月份，家里兄弟当中也排行第4，我重要的人生经历和时段都与4有关。回头望一眼我现在住的病房号，301，加一起也是4。

我早年专门为"4"写过一篇小说，就因为我儿时学音乐总是唱不准4这个半音，4的音名是F，在旋律进程中，它还含有不稳定、被逾越的自然属性。此外，F还是一种化学元素符号，代表氟这种有毒物质。我少年时居住的那个村庄，喝的都是这种含氟的井水，它给了我相应的疾病，包括黄斑牙齿。总之，这个符号已经铭入我的身体记忆。

就这样站在那"神游"了一会儿，漂浮的思绪又落回到癌症楼里。我忽然产生了一种游戏心理，选定了与4有关的103号与202号病房。以借火机的名义去敲门暗访。

当然我早已想好，自己就以癌症患者的身份。否则，以其他身份，他们可能拒绝我的访问。

而以"患者"的身份无疑是最适宜的。同病相怜，内情自然会流露。

下楼找到 202 号病房。轻轻敲门，门开了，一位带眼镜的英俊而斯文的小伙子迎上来。听了我的来意，热情地把我迎进屋内。

病床上坐着一位目光安详的母亲，一口温柔的普通话让人感到亲切，感到她的良好修养。应该是一个知识女性。

小伙子姓黄，是广州市天河区政府的公务员，旁边矮凳上坐着他的弟弟，也是位带眼镜的英俊小伙子，正在华南师范大学读书。

兄弟俩共同来照顾母亲。说话间，小黄已经娴熟地泡好了茶，洗杯，钳着一个个玲珑的小茶盏，用水温过，次第摆好，然后注入鲜亮的茶汤，——铁观音浓郁的香气旋即在室里飘散开来。

小黄介绍说，今年 8 月份母亲发病，宫颈癌，在广州中山大学第一附属医院确诊，然后做了手术，并接受了一次化疗。

"我母亲进去的时候一切还很正常，可是化疗后体质和精神状态极差，一天不如一天。化疗签字的时候医生就告诉说，会杀死很多白细胞。术后又给补充了高营养食物，结果病情更加严重。后来一位教授告诉我们，化州有个董草原，治疗癌症有疗效，这里治不好的，你们去找他吧。这样我们就赶到这里。

现在住院两个月了，病情已经好转，今天早上查房时，董医生说可以出院了。我们准备明天就出院。"

小黄聊的病情我没有听进去多少，因为此时我没感觉出癌症给这个家庭所带来的痛苦感，相反我却产生了错觉，这里根本就是一个闲适、宁静怡人的家居气氛。

母亲慈祥的目光看着两个品行优秀的儿子在为自己尽心尽孝，小黄弟弟已经给母亲做好了晚餐，规矩地摆好了碗筷，一小碗白米饭，一碟青炒豆苗，一碟红烧萝卜，说这是按照董医生的食疗方子做的。菜品做得也很"广东式"的精细化，精致的白瓷餐具肯定也是从家里带来的。

没见过这样的癌症家庭，能这样从容和优雅地生活着。

为了不耽误老人吃饭，我起身告辞，说明天再来看她们。

出了房门，心里被一种温情滋润着，母子三人间的气氛令我有些留恋不舍。

2

我走到一楼，按照内心那个"幸运数字"的指引，找到了一楼103号病房。

开门的是一位50多岁的男士，戴一顶导演式的小帽子，面色白皙，胡须刮得很干净，两眼发出习惯性的审视目光。

问了一下情况，我心里说："真是幸运啊！"这位李先生正是董草原最初医好的，广西钦州的那位癌症患者——黄瑞庭介绍来的。

在知道我的"患者"身份之后，李先生表现出很强的谈话热情，关切地问我是什么病？治疗效果如何？我想了想，只能回答说是肺部有问题，还没有确诊，但感觉像是癌症，所以就未雨绸缪，先过来治疗把它消灭在萌芽之中。现在效果很好，基本与正常人一样。

李先生患的是晚期肝癌，确诊后，在南宁市中医院做放、化疗。原来准备做手术，但肿瘤靠着动脉血管，怕引发大出血，不能手术，于是就开始做放疗。从美国进口的几千万元的高级设备，他躺在那里，多个探头、多角度地照射，放射线像光束一样，高倍数，对癌细胞杀伤力很强，对正常细胞杀伤力也强。一天一次，照了3天，说是效果不理想，于是又用介入性化学疗法，把肿瘤边上的血管塞死，饿死癌细胞，再注射药物进去，把肿瘤包起来，形成一种不让血流进去，不给癌细胞提供营养的理想状态。但是，这进一步损害了他的肝功能，病情不但没有得到遏制，反倒急剧恶化。这使他认识到，这些抗癌注射液药物，作用只是临时性的，不能解决根本性问题。于是他又多方寻找，看目前究竟有没有先进的治癌方法。也查遍了网络，终于查到了董草原。

李先生说："我先读了他的文章《生命与癌症》，我认为他的理论有独到之处，治疗方法与现在普遍流行的模式相比，有突破性，讲的很有道理。这增强了我来找董医生治疗的信心。"

我问："您是从医院里出来直接赶到这里的？"

李先生："我是10月30日出院，当天就往这里赶。在南宁出院时吓了我一跳，放疗4次，费用是4.6万元，加上半个月的住院费，一共花掉了5.4万元。我说这里是'洗钱'啊！病不但没治好，反倒治严重了。这不是'洗钱'是什么？"

"我现在住进来一个月零五天，感觉一天比一天好，现在惟一的症状就是脚和下肢还有些浮肿。"他撩起裤脚让我看，只是比正常略粗一些。

于是，我祝贺他终于战胜了癌魔，恢复了健康。

"真要感谢董医生！"李先生很理性地说，"他的辨证论治很高明，一剂药能够治整体，不像其他医院，只是针对病灶猛攻局部。董医生是全面整体治疗，他的癌症治愈率远远高于有名的大医院。"

我问："您怎么能判断出他的治愈率？"

李先生摊开两只手说："眼见为实啊！来这里住了一个月，眼看着大部分患者见好，乐呵呵地出院了，还有什么统计数字能比这个更有说服力呢？当然，也有个别的患者疗效也不理想。

"他能把那么多人从死亡线上拉回来，这是大法！这就是真理！"

李先生有些激动，又说："不过有时他的态度不好，当然这可能是性格问题了。不过我也很想建议他，要引入一点现代管理进来，会更好地发展。因为这是一个开放的社会，要与时代接轨才行。"

我追问了一句："您认为他有'真理性'是依据什么而言的？"

李先生说："我也在研究他，读了他几乎所有的著作，他是有一个严谨的体系的。另外，这上面的消息也证明这一点。"

李先生递给我一本杂志，是 2008 年第 35 期的《中国新闻周刊》。他翻开折了角的那个页面，我看到如下消息：

> 在很多国家，癌症已成为威胁民众生命健康的头号杀手，但人类距离战胜这一顽疾仍遥遥无期，而且对癌症本身的认知也相当不足。
>
> 不过现在有了一个好消息，肿瘤学家们借鉴了另一个生物学新兴分支——干细胞研究领域的最新成果，勾勒出了癌症机制的全新理论：癌症从某种程度上说，是一小部分干细胞发生异常所导致的。
>
> 这些干细胞原本应生成健康的人体组织，但却突变成了肿瘤组织，并不断复制、扩大，最终变成不治之症。
>
> 这一新理论为癌症治疗提供了新思路，比如说只要将突变的干细胞除去，肿瘤就可能逐渐自我消除。而且很多干细胞的 DNA 自我修复机制要比一般细胞更强，因此在接受放射线疗法时，同时服用细胞自我修复的药物就能收到更好的效果。至于很多药物会将癌症细胞和正常细胞一起杀死的问题，在未来也有望因此而得到解决。

——摘自英国《经济学家》（9 月 13 日）

李先生指点着这篇消息说："干细胞突变成肿瘤组织，DNA自我修复机制，这个最新成果，其实董医生用他的中医"内机能"理论早已经证明了。我看到二者有相似之处。董医生其实已经走在了世界癌症治疗的前列。而且我眼见他治好了这么多癌症病人，一个农民出身的人，真是了不起呀。"

正谈话间，推门进来一位老者，戴着现在已不多见的那种宽边眼镜，头上戴一顶同样不多见的"前进帽"，笑呵呵的，站在门口不动。

李先生介绍说："这位黄先生也是钦州的，与我一同来的。70岁了，看着不像吧？"

又指着我说："这位是赵先生，也是患者……"

黄老先生连忙说："聊你们的，我闲着没事过来串门儿，不碍事吧！"

他说："我是今年10月8日，在钦州第二人民医院检查确诊为肝癌，让我转到外科做手术、放疗。因为有点思想准备，就没做放化疗，在家里每天靠吊针输液，输了一个月，肝区痛，不能吃东西，嘴唇乌黑，人也瘦得厉害。来到这里吃了两副药，胃口马上就好了，体重增加4斤，原来头发是白的，现在正慢慢地变黑。你说怪不怪？"

说到这里，他摘下帽子，指着头顶让我看，中间的头发白黑相间，四周的还是白发。

"你说怪么？还有更怪的，在家一个月也排不出便，到这儿吃药后，当天就排了两次大便，十几次小便。而且我原来的皮肤很白的，吃药后腿上皮肤出了黑斑，黑红色的。董草原说这是癌毒出来了。"

这时候，黄老先生的夫人也进来了，快人快语，性格爽朗，喜欢抢话头，说起来就停不住："哎呀，他那个病情，吓死人！做放疗是我不同意的。我知道那个黄瑞庭是1995年肝癌在这里治好的，就打听来，他的老婆要500元钱，我说太多了，都得的这个病，也是有'病缘'的人，要少一点嘛。她说，原来是少的，只收300元，现在什么都涨价，她也应该涨嘛，不然这个癌症治好了就太便宜了。我说，便宜不便宜关你什么事啊？她说，我不送你们就找不到，找到了人家也不收，董医生一般是不收陌生人的。好在到这里，我看出来董医生查病用药是对头的。"

我打断她的话，问："怎么对头——您是做什么工作的？"

黄夫人嘻笑道："我就是做家里的工作，干家务，以前做赤脚医生出身，我还是懂医道的。"

黄老先生白了她一眼说："你还忘了说——你还是大队保送的。"然后又咕哝一句，"一个赤脚医生，还敢说自己懂医道。"

黄夫人很不满地反驳："赤脚医生怎么啦？以前你的小病小灾哪一个不是我给你弄好的？再说了，人家董医生也当过赤脚医生的。"

这个我还不知道，于是我问她："您怎么知道他当过赤脚医生？"

半天没说话的李先生插话道："这个，我也看出来了，董医生好像从来都不穿袜子，打赤脚杆，这不就是'赤脚'医生么？"

李先生话音一落，大家都笑出声来。

看看时间，已经是 9 点了。我知道住院楼里有纪律，10 点之前必须全部关灯休息。所以就不再打扰，告辞出来。

几位目送我上楼梯，走进了 301 病房。

路过 101 病房的时候，里边还亮着灯，我想了想，没去打扰武大个他们。

4

关上房门，我进入暂时据有的这个安静的小空间里。

房门的密闭性很好，外面的声音基本听不见。房内设施简单，没有一件多余的事物，可能这样更易于癌症病人安心养神。

我无神可养，也无事可做，就细细地"研究"这个病房。

我发现，董草原所推崇的这种"癌症病房"，确实是蛮"科学"的，是按照他的"董氏中医学原理"所精心设计过的。前、后各有一个电脑大小的窗口，前面傍门的一个，低到适应人的视点，可以看见房外的景致。而正对门的、后边墙上的那个窗子则出奇地高，高在 2 米以上，这样两个窗户不会产生空气对流，即使有风进来，也绝对吹不着旁边床上的患者。木质的病床制作粗糙，但足够宽大，接近一个小双人床的宽度，显然不是为了睡两个人（因为还有一张床供陪护的亲属使用），而是为了适应大多数腹水病人的膨大的躯体。还有凉席、蚊帐。一张小方桌，可以供两至三个人吃饭或喝茶，两边配有矮下去的两只塑料椅子，矮到如同脚凳。

我已经适应了这种矮凳子，因为坐下去就能接上"地气"——地面上的凉气，而让人舒适。因此看着这小矮凳子就感到亲切。

举目环顾，徒然的四壁，上面没有任何可让你欣赏也是"分神"的字画装饰之类，更没有让人耗神的电视之类的"现代"劳什子。总之用意就是一个，让你养神、守神、不分神。

没有其他医院的人声嘈杂，以及医护人员往来所造成的紧张感，一切是自在的，是安静的，是一个"现代医疗模式"所漠视或疏忽的"养护精神"的好场所。

"精神"是什么东西？对治癌病有那么重要么？

董草原这种苦心孤诣对"精神"的强调与维护，应该成为一个命题。

我走出房门，站在回廊的栏杆前探望，各个病房窗口的灯光已经渐次熄灭，巨大的回字型楼内一下变得寂静和空旷起来，好像只剩下我一个人，一个外来的观察者或者探秘人。

此时我突然体会到，我一直将自己视为"探秘"的这种行为，此时变得很可笑。这里，根本就没什么秘密或隐秘可言，一切都是这样自然、明朗而公开地存在着，而且，不是为"观看者"存在，而是为"自己"所存在。

——楼内空旷的声音也是共有的，被大家所共同感受着的。我在想，这种内部的"公共性"其实类似于一种行为交往或信息交往——是否有其治癌的环境合理性呢？

——此时我又产生了错觉，这里不像是医院，像是过去某个时代里的小镇旅店，充满了一种"旅途"味道，房间里住着的人身体疲惫又心怀期待，有所实现又有所顾虑。仰望上方，是被楼顶切割出的一片矩形的天空，靛蓝色，夜空深处，有几颗星星，被月光浸染得很渺茫、很冷寂。人生此刻复归于一种大安然、大宁静当中，宁静之中，培植着信念与希望——生的信念，一旦丧失了，就什么医药也治不好了。

南国的温风徐徐，让人同样感到这个冬季的不真实……

你怎么能想到、能看出这是一个能消灭癌魔的地方？消除世上最可怕的顽疾——癌症，怎么可能？竟然就在这里？一栋简陋的楼房，几个完全还没有脱出农民本质的医生，还有那个被传为神药的"消癌根"草药？

时间已经到深夜，回廊上散淡的几盏电灯寂然如星光，只有悬挂的衣物如旗幡一样微微飘动。我想起有患者说过这栋癌症楼是个"鬼楼"，此时倒真有点鬼气森森的感觉。好在我胆子比较大，也是心中无鬼，自然就不怕鬼，只是惦念着武大个的病情。

28 位癌症病人想必已经安然入睡，进入梦乡了。

回房，躺在床上，嗅着被褥里散发出的幽微的类似死亡般的腐败气息，侧耳听着楼内发出的声响，我推测着那都是些什么声响？想着"癌症病人"各自睡眠的姿态，明早起来各自的病情是否会有进一步的好转？想着明早查房时的景象，我入睡了，大约是凌晨 3 点钟。一边默念着起床的时间，一边还提示自己，熟睡后要闭紧嘴，不要让这个令人不安的被子越过胸部、接近嘴巴。

——恍然间还在意识里驱除那个"鬼"字，免得做噩梦。因为自己是睡在"鬼楼"里。

5

1 月 5 日。

蓦然醒来，一夜无梦，窗外已经是阳光灿烂。要起床时发现，还好，——被子仍规规矩矩地搭在胸部以下。我保持标准的仰卧姿势睡了 5 个小时没动，够可以的。

用冷水抹了一把脸，就匆忙下楼，出去到食堂喝了碗稀粥。然后，就拎着相机和笔记本去跟着查房。

从第二次来化州开始，我就仔细地把自己所见、所闻、所想，尽量在现场记录下来，这样，一是可以保持当时的"原生态"。另外，患者每一天的症状反应和病情变化都可以进行比较。

尽管我不可能从头至尾把每一位患者的治疗过程记录完全，但有了其中哪怕"几天"的比较和观察记载，也可以看出具体疗效。

一行人走进 101 病房。我不好太往里挤，只能留在门外观察，我看见武大个已经坐起来了，庞大、笨重的躯体在床边一点一点地挪动着——设法能坐得稳当些。身后边，从枕头往下依次铺着几个棉垫子，因为他仰卧时背部不能有空悬，否则沉重的躯体就会压坏他那已经没有肌肉的骨骼和皮层。

此时他坐在床上，双臂分别撑在身后，与僵直的脊背形成一个三角形关系，这样才能稳住身躯。三角形的上端，是他头戴的塔尖形的绒线套帽，整体看上去显得很古怪，有些"超现实"。

此时我能感觉出，和第一次见面时相同，他在以自己尽最大努力支撑起的这种"坐起来"的姿势，表示着对董草原——这位救命恩人的敬重。

董草原问得很仔细，反复叮嘱说："你要有信心，信心很重要！明白吗？"

我知道，只有对重症病人他才会仔细地问，其他的就是三两句话，望望面色，再看一下舌苔，一两分钟的事，然后转身便走，对病人的问话也是嗯嗯两声，不做回答。

昨晚，那位钦州纪委的李先生就有些不满地对我说："董医生太严肃了。我们不敢多问一句，其实都期望他多说几句话，因为他的话能给病人带来很大作用的。"

我说："也许正因为如此，他才不多说话。他知道他的话对病人的心理影响，你完全可以从他问话多少断定自己的病情，最好是他一句话也不说，那么你的病也就要好了。"

103房，那位钦州纪委的李先生看到背着相机的我时，愣了一下，我估计他是在怀疑我昨天扮演的"患者"身份，仍很热情地打了招呼。

董草原问话时，他竟然以立正姿势站得笔直，反背着双手，目视前方，一副标准的军人做派，像是在接受首长检阅（过后我才知道他是转业军官）。

他汇报说："昨天按方用瘦猪肉煮药吃，睡得很好，今天感觉身体很舒服，腿上的出血斑点有消退，就是口中的气味还很重，腰有点酸……"

董草原注视着他，想了片刻说："今天继续吃，用姜酒擦后项下的大动脉。"然后扭头走了。

我看到，董草原注视他时，他的神情很庄重，甚至有几分紧张。

接下来的事情让我感到遗憾，到202号房间时，里边已经人去屋空，显然，那位患宫颈癌的母亲与她两个可爱的儿子已经出院了。昨天坐过的矮脚桌上已经没有了那套精致的茶具，空旷的房间里，只有工作人员在打扫卫生，说是广州来车接走的，刚走了不到半小时。

我昨晚还说今天过来看他们，聊天喝"工夫茶"呢。没想到走得这么早，我都没来得及送他们一下。看到空荡荡的房间，想着昨晚这里母子三人动人的亲情氛围，我心里有几分失落感。

我忽然想起董草原的"规矩"之一：癌症病人住院必须要亲人陪护。现在我体会出，爱心确实能够增强能量，增强与癌魔抗争的力量和信念，一旦信念丧失，体能也就涣散，生命力也就随之消散了。

由此可见，爱心就是治癌的良方。

想到很多癌症病人家属，初期无不尽心竭力，但时间一长，信念就会减弱或消失，也是一开始就知道是不治之症，因此所谓的信念其实是一种侥幸心理，所谓爱心也就是一种"尽义务"的表演。久病床前无孝子，时间久了，就会有一种盼望病人早死的潜意识，并期待而后得到的那种解脱感。

所以说，这不是爱心，而是一种含有悖逆意味的无奈心理。

——换位思考，假如我就是这位老人，斯情斯景，内心里会有一种什么样的情感力量啊？可惜已经无缘再和他（她）们交流了。我嘱咐工作人员，把小黄母亲的病历复印一份给我。病历上肯定有他（她）们的电话号。

6

半个多小时，查房结束。

董草原夫妇照例去那间会诊室里去按病历调方开药。

我知道，这段时间他们是不能打扰的。于是我下楼，又回到 101 房间里去看武大个。

武母在为儿子做午餐，早餐吃了一碗河粉，武父刚骑自行车买回了食品，是一小块尚鲜活的猪肝，装在小塑料袋里。武大个仰卧在床上，仰卧的姿势使他的胸腹高高隆起像一座小山丘。见我进来，他又挣扎着要坐起，我连忙过去制止，我不忍心看他坐起来的艰难过程，如同打一场战争。

武母告诉我说，他儿子昨夜排出一盆大便，还是沥青一样的黑色，小便排水十多次。武母居然知道大便排出的是腹内的腐败物质，小便排出的是体内其他部位里的水分。

我向她要出昨天的药方，药方开的是北芪、白术、陈皮、茯苓、麦芽等共 35 味中草药，还加上"消癌根"3 号、5 号、6 号、血散等等，是一个十分复杂的大复方，而且药量也很大，大多在 10 ～ 30g 之间。

看得出来，躺在床上的武大个很高兴我的到来，也很愿意和我聊聊天儿。他说，他高中毕业后就出去打工，他工作的那家酒店老板很黑心，他在那里拼死拼活为老板卖命，每天光是乳猪就要烤 80 个，鸭、鹅、排骨还不算，这样下来每月也只有 1000 元的报酬。今年发病后，老板根本不管，一句话就把他解雇了。

"当然，老板认为我不会再活着回来了。"

说到这里，武大个停下了，大眼睛里黑白分明，像个大男孩一样天真。

"谁也没想到我还能够活下来。当初进来时,是几个人费力拖进来的,两条腿已经死了,走进鬼门关了。我住"鬼楼",过的是鬼的日子。来到的第二天,醒过来时,用脚蹬了一下床栏,我大吃一惊,我的脚怎么能动弹了?我自己都不知道啊!"

——他用手拍了一下床,我明白,这个床对他一米八十多身高、膨胀后这么大的体积确实有点伸展不开,抻一下腰腿很正常。而仅仅治疗一夜双脚就恢复了知觉?这应该是个奇迹了。

我说:"看得出,你的意志很顽强。"

武说:"也就是一种求生的本能。我是 8 月 6 日发病,去医院诊治时就是晚期腹水了,医院说只能在肝旁边打个洞用针抽水,虽然不能解决多大问题,但至少不会这么痛苦,要被活活胀死的。我不同意,我当时想既然救不活,死了也要个全身子。最伤心的是我父母把我养这么大,我没尽什么孝,连个后都没给他们留下,以后二老可该怎么活呀?"

说到这里,我看到武大个的眼圈红了,就转移话题问:"你结婚了吗? 31 岁了为什么不结婚呢?"

正在切猪肝的武母说:"他有女朋友,处 5 年了,本来想结婚,发病推迟了。"

我问:"现在和你分手了吧?"

"哪里能分手?我儿子提出来要分手,说不耽误你了,找个好人吧!人家姑娘不同意。"武母停下手里的菜刀,转过身来又说:"那可真是个好心的人家呀!她母亲这样告诉女儿:'能医好了更好,医不好,你就送完他最后一程。'那两个多月的时间,我儿子一直躺在床上,不能翻身,一翻身就吸不上气,就窒息,后来董医生说,那是因为大量腹水把血管堵死了,血不流动,一动血就跟不上,就会窒息死亡。就这样,我们老俩口每天 24 小时轮流看护他,怕一时没看到他翻身就会死过去。他女朋友也时常过来顶替看护,她是怕我俩的身体拖垮了。一见到他这样就哭……可怜我那没过门的儿媳妇呀!"

武母说到这里,转过身子,用手擦起了眼泪。

停了一会儿,我问:"她来这里看过吗?"

武母平静下来,说:"来过,也不害怕,摸他的肚子,里外伺候他。待我也好,很体恤人的。"

武父一直不怎么说话,这时也对儿子感叹着说:"患难见真情,以后要好好地待人家。"

武母将煲好的鸡肝药粥端过来,用小勺喂他吃。明显可以看出,武大个吃出滋味了。吃完一口，就对我说："大家都绝望的时候，我还坚信我不能死，临来那天，鸡骨炖薏米，我咬牙硬咽下去二两饭，只要还有一口气，不管怎样我都熬——我又没做坏事，不亏心，老天让我死？没道理！我要熬下去，脚死了，腿死了，半边身子都进鬼门关了。可是鬼的力量小，没拽进去，不如董医生的力量大，这不是把我给拽回来了吗？"

我伸手去摸他的肚子、摸他的腿、摁他的脚面，明显可以感觉出，肌肉有了点弹性，宝贵的生命温度正在一点点地回复，像北方早春时节正在"返浆"的黑土地。

7

会诊结束之后，我拿到前两天给武大个开出的药方复印件，坐下来与董草原谈其中药理。

我说："我看了昨天你给他开出的大复方，十分复杂，像一幅战争时的作战地图，武器性能，火力交织，兵力运用，纵深配置，能否说一下你的主攻方向？要解决什么主要问题？"

董草原说："你这个提法好！用药如用兵。中医自古以来就有这个说法。准确的辨证，就是识别和判断敌情，然后每一味药都要像武器和兵力一样，要运用到最恰当处，一招出手，制敌于死地。"

此时我想起"癌症楼"里那间会诊室，倒是像一间作战室。长条桌子，几把椅子，摊在桌上的一份份病历，尽管没有什么地图、沙盘之类，但看来他胸中自有"雄兵百万"，制敌于帷幄运筹之中……他或踱步，或静坐，或与莫医生进行长时间的绵密的交谈。当然也偶有争执，那是夫妇俩看法不一致的时候，但是这种情况不多。更多时是他深思之后说出一味药名，同时两眼炯炯放光，像是逼视着前方的敌手，那个隐匿在暗处并向他发出挑战的凶险的顽敌——癌症。

这种时候，他一般不亲自动手写药方，而是口授，由莫医生或助手们记录，写完后再拿给他用眼睛快速扫视一遍，像将军们口述电文或发出作战指令一样。

我能想象到，在这个状态当中，他应该很有快感，也很有成就感。

而且就在这间密不透风的闷热房间里，我挺不过 5 分钟就是满身热汗，赶紧出去透风。他（她）们在里面一坐就是一两个小时，直到把每一位病人的情况讨论清楚，开好药方，药工们拿去抓药了，他才走出房门。用手抹一把满脸的热汗，还甩一下手，"嗨"了一声，趿着塑料拖鞋，甩着两条胳膊，呱嗒呱嗒地走下楼来，脸上是将军得胜归来一般的快慰神情。

董草原继续说："前天以前，主要是给他解腹水，结果到了昨天夜里他还能泻，泻了十几次水，每次半斤，共10多斤的水，这样泻下去脾胃功能会泻坏的，所以昨天我给他开出这些药，调理脾和肝的功能，增加消化吸收功能，将它调平和。武的病，要是在夏天还比较好医一些，肝属木，春夏喜生发。但冬天就难说了，气温低，生命力弱，毛细血管收缩。尤其是肝癌，怕秋冬，大都是这两个季节容易发病和死亡，这个时候特别容易造成机能衰竭。他的腹水时间太长了，来的时候全身是黑的，指甲都黑了，细胞大量坏死，腿是西医要切掉的，但是现在已经能站起来了。"

我问："今天为什么让他用猪肝切碎了煲药喝？"

董草原说："补他的肝血，肝所需要的物质不够了，就要及时补充，而且一定要用食物来带动起整个生命机能，让人体这个'化工厂'分解制造出来的营养更利于人体吸收。"

"用白蛋白或氨基酸不是更有营养、吸收得更快吗？"我问。

"那个不行！那些物质只是原料，没有经过人体机能作用，而且起反作用，这个蛋白不一定是他所需要的蛋白，是不同的。只有自己制造出来的才适合。水也一样，自然水没有经过生命的升级，没经过生命机能作用制造出来的，是不行的。人工制造出来的，不管多么高科技，没有生命性质在里面。人体是个天然'化工厂'，外来的要经过这个'化工厂'制造出来，人体才吸收。而且，用这种东西太多，人体的一些性质就变了。

"人所需要的营养，一定要经过自己的身体分解后，才能被自己更好地吸收。西医院用保肝、补肝药是不行的，单纯补不行，必须整体调理。"

我问："俗话说，吃什么补什么，有道理吗？"

董草原说："有一定道理。物以类聚。肝脏首先喜欢同类属性的物质，容易吸收。我用的猪肝实际就是药引子，通过它的作用将药物带入肝脏，把肝里郁积的热量、水分排出来，肝功能就会慢慢恢复。"

说到这里，董草原十分苛刻地说："我绝对反对用西药治癌。西药是化合药物，不能很好地被人体机能吸收，只是视生命为物质，以物质对物质。生命体是物质体，但物质体不等于生命体。现代医学所认识的癌，并不是癌的真相。它不是癌，是一个生命，如何对待这个新生命？是急需人们重新思考的重要问题。必须从生命的立场上去认识疾病和物质的功能作用。比如消炎药，可以暂时把炎症消除，但不能修复被炎症损害的组织和细胞，而且毒副作用影响着机能，导致不能修复原功能和细胞。

"它的立场错了，导致方法错、手段错，什么都错了。大量消炎，导致癌细胞变质。比如脑膜炎，就是医好了，也是后遗症。这不是炎症所致，而是医错了所导致。这是科学的悲哀。"

"都21世纪了，人类还在执着科技妄念加速着自戕进程，导致了更多的'现代并发症'。以子之矛，陷子之盾，可怜，可叹啊！"

董草原几乎是在浩叹着，声音也越来越大："生命根本就是内机能作用。消除疾病，靠的就是内机能作用。科技发展，造成了人的盲目自大，以为靠科技无所不能为。这是一种现代狂妄。癌症就是对这种现代狂妄极大的报复和嘲笑。现在全世界治疗癌病，最终连止痛都做不到，很多病人就是痛死的，可我这里最多一天就能止痛。哪个医院里都是痛得叫的，我这里的病人是笑的。——除了用麻醉剂，连止痛都做不到。你还狂妄什么？有什么资格狂妄？"

面对董草原的激愤，我无话可说。

8

已经是下午3点，我回到房间，刚想休息一会儿，董草原打电话问我，情绪明显很兴奋："想不想去看看那梁绍强？"

我愣了一下，才想起来他说的是我上次见到的那位卖豆腐的老人，也是他早些年治好的癌症病人。

于是我回答说："当然想看。"

我上次见到梁绍强时没有深谈。一方面是语言障碍，另外是我还没见识过康复后的癌症病人，因而不敢确信。这位70岁的老人蹬着板车，经过很远的山路把豆腐送过来，怎么能是一个癌症康复病人？所以姑妄听之，没太在意。不在意也就意味着不太相信。董草原可能看出了这一点。所以这么紧密的日程里，难得他做出这种安排。

十几公里的山路，走了近一个小时，才到了合江镇。

在街上转一圈儿，莫师傅不断地下车去问，董草原耐不住等候，也下了车，背着手在散步。我看出，在家乡的这片土地上，他显得十分踏实、自在，内心充满自信。

他递过来一根甘蔗，我没有接，示意我牙齿不好，咬不动；他并不撤回，说："这个和北京的不一样，很好吃的！"我只好说牙不行，还怕甜。他就告诫我："都是刷牙刷的，那个牙膏里没有好东西，都是化合物，以后最好不刷牙。"

我吃了一惊，问他："难道你不刷牙么？"

他说："以前刷的。从小就听老师讲，刷牙讲卫生，刷到40多岁，把两个最不该掉的门牙给刷掉了！"他张开嘴示意着。

我第一次见面就看到他门齿部位的空缺，当时还暗中发笑，因为我想到"笑人齿缺曰狗窦大开"那句话。

"后来呢，就不再刷牙，改用盐水每天饭后漱口，现在是越来越结实。"说着他就坐回车上，用侧面的臼齿"咔咔"地撕开硬甘蔗，津津有味地大嚼起来。那声音听得我心有余悸。

之后我才知道，他嗜吃甘蔗与童年记忆有关。小时候他挨不过饿，就去田里偷着挖了一段甘蔗根吃，被民兵发现了，叫他母亲来一块罚站——在太阳底下站了一下午。但母亲并不记恨。后来，这位民兵的母亲得了重病，是董草原的母亲用草药给治好的。

梁绍强今天没有出摊卖豆腐，所以车子继续前行，十几分钟后拐进一条巷子，在一栋破旧的楼房背面停下来。显然，司机莫师傅来过这个地方，否则不会那么熟悉，包括见面时那种毫不见外的亲热。

从后门进屋，到一楼的厅堂里坐下。前门，有一片黄昏的光线斜射过来，使昏暗稍显凌乱的室内增加了些许画面感。老楼房、老人，与农家琐碎的细节混合起来，像一段慢慢回放的老电影……

梁绍强指节突起的手，还有深陷在眼眶里那双饱经沧桑的眼睛，一下子在我的记忆中浮现出来。那双眼睛，很像罗中立的那副油画《父亲》，不同的是少了苍凉，多了几分笑意，这种目光诉说出的内容，也远比语言更接近真实。我喜欢看他的这种目光。

董草原还在孩子一般专注地啃着剩下的一小节甘蔗，津津有味，已剩到蔗头，扔不肯舍弃。当然说"啃"是不准确的，他没有门牙，是侧着脸用臼齿撕开，嚼动时，能感觉到他腮部肌肉的坚韧有力。

坐在矮脚凳上，就着昏暗的光线，我与梁绍强做了简短的交谈，他年近 50 岁的大儿子做翻译。我了解到如下内容。

梁绍强说："1995 年底，我日夜干渴，胸骨肿痛，不思饮食，一天比一天瘦，一天比一天痛苦。到高州人民医院医治，治了十几天，不但没有好转反而加重，起床都要子女来扶。经高州人民医院、肿瘤医院的专家会诊，确定是肺癌晚期，已经双肺广泛转移，胸骨转移，胸膜转移，大量胸腔积液。医生叫我儿子快送回家，再迟就回不了家了。回到家中日夜痛，干渴，喘气，家里已准备办后事。我也知道时间不多了。这时我化州的亲戚知道后，说董草原能治癌，我的子女一边一人把我扶上车，去找董医生。服头两剂药，因为不遵医嘱、无效，第三剂按照董医生的医嘱，一服药就见效，一夜间咳出半桶黄痰、白痰和水，疼痛就减轻了。连服两剂，共 6 天，咳喘痛基本消清，想吃饭了，能自己起床行走了。服了十几天的药，就像无病一样了。一个月后复查，全肺清晰无肿块影。后来每年复查一次，肺都十分清晰。这些年来我一直种田做豆腐牛意，连感冒都很少。"

我问梁绍强的儿子："家里怎么这样简单？"实际是说怎么显出这种颓败、寒碜景象？十几年前就盖好的三层楼房，没有装修，也没有几件家什，像一座简陋、空旷的房框子，墙角等处都长满了青苔，还有一股刺鼻子的霉味儿。

回答说："他们都在外面做生意，家中就只有他父亲一个人居住。家中简陋，是因为不计划生育把家产给罚没了。老人家传统思想重，要多儿多女，他们就生了 13 个孙男嫡女，超的太多，挨罚就多。现在我们想重新布置一下，老人家反对，说这样住着挺好，简单，节俭，习惯了。以前还有读小学的孙女陪着他，最近考上化州一中重点校，去城里上学了。我们每隔一段时间就回来看一看老人。"

告别的时候，梁绍强表示他没有准备晚饭，因为董医生是不会接受的。说着拉着我的手，表示有些歉意，笑眯眯的眼睛里还有几分惜别之意。

我感觉，这是一位快要被时间遗忘的老人，你同样不能从他的眼神里看到 13 年前他与癌魔做过的生死搏斗。现在只剩下一颗平和之心和一个美好的愿望，正面墙壁上，贴满了那种印着红旗和五角星的"三好学生"的奖状，贴得工工整整、金红色、很灿烂的一大片，是小孙女从小学到中学得的全部奖励，现在就盼着孙女考大学了！老人笑眯眯的目光在那些奖状上面流连着。这可能就是他现在心灵生活的全部了。

9

回到诊所已经很晚。家中早已备好了晚餐在等我们。

这里有必要交代一下，董家人的饮食是很有"讲究"的。这种"讲究"不是沿袭古时候的那些规矩、礼节，也不是现在新贵们的豪华做派，乃至现代科学提供的什么营养配方精致搭配，而是其中都贯穿着中医药的养生原理，尊重着自然常识。先说那盘"白切鸡"，在其他地方也吃过，我不知道为什么唯有董家做的是格外鲜美好吃。昨天在院子东侧才看到，这鸡是要阉的，就是要经过手术。工作人员在公鸡的腹部切开一个小口，取出指甲大小的鸡肾，然后缝上几针，再抹点什么药粉，就扑扑楞楞地放走了。整个一上午，给几十只鸡做这种手术。这样公鸡才长得大，肉才特别中吃。

另外一个原因是，董家买回来的鸡雏，首先要喂过"消癌根"，这样能够把鸡体内的毒素，以及通过食物带进来的农药和化学物质排出去，然后吃自然食料。受过这种"特殊待遇"的鸡肉当然非其他可比了。

还有，董家蒸出的鱼头汤的滋味也令人感到特别，喝着十分滋润、可口，完全没有腥、热、腻的那种荤食感觉，其实里面不过是加了熟地、川芎、天麻、白芷等几味中药。董草原介绍说，这是他母亲传下来的一个极好的养生单方，可以用来煲鸡汤鱼汤，但是药量不能大，5g以内。熟地养肾，川芎补脑，天麻祛内风，这些中药每个药店都有，家里常备着，煮汤时就抓一点扔进去，是长期调养保健的好药。可是现代人没这个中药养生意识，也懒得用心体会，懒得动脑去了解，更懒得动手去实践。有病了就只知道求医靠药，擎现成的，或迷信于各种时髦的保健品。其实我们日常生活里完全可以应用这些方法，只是因为怕麻烦，没时间，总之理由一大堆。

那就没办法，就只好受亚健康之类的疾病折磨了。查出了癌症，也是瓜熟蒂落，晚了三春。

另外，董家每餐必有的食物是腌制的萝卜，清炒或凉拌豆苗、芋头苗、番薯苗。董草原强调说："白萝卜的养生作用太大了，是什么药物和食物都无法替代的。豆苗和芋头苗都是抗癌症的头号功臣。"

这几天我就见总务人员在院子里晾了满地的白色萝卜条，晒透了，就装在大缸里，五口大缸，够一年吃的了。董草原说："我的体重100多斤，有一半是萝卜养成的，因此才能60多岁的年龄、30多岁的体能。人活一口气，萝卜是补气的最佳药品。所以老话说：'萝卜熟了，医生愁了'。"

我还注意到，董家所有的人，包括员工，饭前都自觉拿着碗先去盛一碗汤，喝完了汤才进食。"吃饭先喝汤，到老不偏伤"，我小时候就记得老辈人说的这句话，但是早就不遵守了。导致现在脾胃功能不好，也是活该，自作自受。董草原也再三告诫说，慎吃高热量食物，克制自己的欲望，清心静气的人不易得癌，素食淡泊的人不易得癌。这么多年，他什么样的癌症病人都见过，就没见过和尚得癌的。

10

晚饭后已经 9 点多。我在癌症楼内四处转悠着。

须知，以前我不能踏进这座楼里半步，现在获得了这种"随意转悠"的许可和信任，我自然要充分"尊重"这个权力，力争能多感受到一些有价值的细节。昨天住进来的时候，由于"患者"身份的约束，我不便于，也不太敢随意四处走动，但经过今天的查房和交谈，病友们已经猜出了我的"记者"身份，因此我的举止都会得到宽容和善意看待的。

我很在意这一点。我不想因为我的一点不慎的言行，给病人们、给董草原带来任何一点负面的心理作用。

一句话，我尊重他们。他们值得尊重。

我看到，这座癌症楼内有许多标语，标示的当然不是政策和口号，而是善意的警示，如：辨证饮食、对症饮食；风生百病、百病始于风；防风胜于防贼；治癌先治热；治阴阳、调五行，方能解除恶病；三分治、七分养；信心、安心、耐心、胜利之心，等等，有几十条之多。一眼就可以看出都是董草原亲手撰写的，因为他的"董氏草书"，书出无门，不拘章法，完全是行云流水般的自由自在，大多都装在镜框里，每一显眼处都悬挂着，风吹日晒的，字迹都不见褪色和陈旧，显然是经常更换。从中可以感觉到作为医者或曰健康"先知先觉者"董草原的一片良苦用心，因为这些看似随意、看似简单的词句后面，凝聚着董草原几十年的心血和智慧，浓缩着无数的痛苦，甚至是用癌症病人的生命代价才换来的。但他又无权强制性让人们必须接受这些道理，于是只能以这种提示、警示和善意教化的方法，希望病人及其家属们都能熟记并遵守这些语句，直到变成观念、变成生命智慧，然后返回来能自觉指导自己的生活。

　　比如"辨证饮食、对症饮食"——怎么叫辨证饮食？我们几乎从来就不知道还有这样的理念。中医有个辨证诊病的原则，这个我们知道。我们从小到大都在拼命似地攫取外界知识，可就是对自己的身体知之甚少，几近于蒙昧未开。比如对自己的饮食如何辨证？你是否清楚自己是什么样的体质？什么样的体质和症状对应着什么样的食物，这才是"对症饮食"。而"对症饮食"，也就是说饮食与生命健康之间有什么样的内在关联呢？我们日常看病，只知道医生应该辨证清楚，对症下药，只把生命的处置权利寄予医生，而却不能、也不知道"对症饮食"的极端重要性，不知道生命的保障权其实就在我们自己的手里，就在我们的日常生活方式当中。其实，做起来也并不困难，你只要随时反问自己，今天你做到对症饮食了吗？不懂得如何辨证和对症？那你就要用点心思去了解、去体会一些身体乃至所在环境当中潜伏着的阴阳原理，学会辨识一下事物的寒热属性，遵循四时节气的转换规律，建立起自己的生活习惯……董草原治癌的三原则：药物治，食物治，环境治，三管齐下。其中食物的因素非常重要。日常生活中，我们只知道自己喜欢吃什么，不喜欢吃什么，根本不管食物的寒热属性，也就是阴阳属性。更不知道认识食物的过程也就是认识药物的过程，也就是给自己对症下药的过程。简单说，阴阳协调的植物、动物、矿物就是适宜的食物。阴阳不调的、有偏差的，就正好可以医治人体的偏差。西瓜抗热，是因为西瓜本身耐热、吸热，没有遮盖，一直生长在阳光下，暑热期间成熟，因此人在暑期吃它就能起到消暑的效果。附子耐寒，生长在阴冷，甚至有冰雪的深山阴沟里，人体阳气缺损、不能耐寒之时，就要用附子。

　　比如防风——为什么要防风？关于"风"对人体的危害我们现代人又了解多少，有谁给予过足够重视呢？问其中的道理吗？就像它的名字一样，为什么要叫防风？它本身是一味中药，以东北高寒地带生长出来的最为"地道"。因为高寒赋予了它耐寒的体性，反过来它又最能祛除人体风寒——最能"防风"。大自然就是这样通过"造化"而与人体生命相应相合、相反相成。

　　阴阳象戾，疾病乃起。生活时时有阴阳，人体处处有阴阳，认识了阴阳，就把握住了自己生命健康的大规律。

　　总之一句话，要学会把握这些最基本的规律，然后做自己身体的主人。

　　由此，我进一步体会到，这栋楼整体结构、房间布局，里边的医疗程序包括生活细节，都是经过董草原的精心构思，都与他的治癌思想有关。这些元素集合起来就是一个严谨的整体，把握不住这个整体，单独看其中任何一个局部都是反常的、"反动"的，甚至荒诞不经，我们按常理不可能接受的。

之所以他轻易不让外人进入，可能是因为他用自己的整体方法在"控制"病人，也就是控制癌症病魔，必须通过这种控制，才能保证理想的疗效。不希望外来因素偶然触及病人及其心理和情绪，导致病情"失控"或"异变"，微风起波澜，打乱了治疗的秩序、思路和效果，从而给医者和患者带来更大的压力。

由此，我进一步体会出，在这座癌症楼内部，董草原可以用他的中草药、消癌根，调理治愈变异的人体机能。同时，他也用以上指定的种种"规矩"，想改变病人的生活方式和习惯，而这是由外部环境所确定的，或者说，对于外界同样已经"变异"了的社会机能，就不是他所能改变或"治愈"得了的。病人们只要一走出他力所能及的这个控制范围，回到社会，就可能被社会将他的这些"规矩"轻易瓦解，由正常重回反常，并因之送掉生命的可能。这是他力所不能及的，他为此而深深忧患，却又无可奈何。

——从他这里已经治愈出院的病人，复发和死亡率很高。所以他再三强调说：他的癌症治愈率是临床治愈率，而不敢说是彻底治愈率，就在于治癌是一个非常复杂的系统工程，这个工程他自己只能完成一半，另一半在社会，在由社会决定的个人种种行为。他无能对此负责，却又透出一种强烈的不甘心……

时间已近子夜，各房间灯光已经全都熄灭。整座楼内复归于黑暗、宁静、空旷。站在楼天井正中，仰望上边那一方矩形的天空，越发蓝得深邃。东侧，有一弯新月在冉冉升起，生动如钩，灿然如玉，如此的光辉映照下，那些已然入梦的癌症病人们想必睡得安宁——怀着对新一天生命健康的美好期待……

此时此刻，我恍然悟出，这栋"癌症楼"太像一个女性的子宫了！

——董草原的全部用意，其实就是让住进来的病人们回复到"前生活"状态，也就是"婴儿态"，扔掉你以往的生活方式和习惯，忘却你的所谓的生命经验和健康观念，像婴儿一样。从零开始，从吃液态食物开始，一点点汲取那些真正的生命营养。从"听话"开始，从植入每一个正确的语词、观念开始，从重新学会认知和分辨自然节气、草木春秋开始。从重新聆听你身体的每一种官能知觉、温饱冷热开始。从学会尊重自然山、水、风、物、声、色与你的身体关系开始。直到医好你的病，从这里出去，变成一个"新人"。

难怪我见到那些医好的癌症康复者，都带给我一种新鲜的感受，难怪他们比实际的年龄都要年轻许多，包括白发变黑发，还有他们无一例外的孩童般的清澈天真的目光……

在这个"子宫"里，生命得到了最本质的善待与呵护，比如风，比如水，比如冷和热，这些我们常人都忽视不记的概念，在此都变得至关重要。你必须要以婴儿为本位、以"婴儿的标准"，去重新估价这些元素，重新去感悟这些因素，然后才得到生命与健康的可靠依托。

是啊！未满月的、在"月窠儿"里的婴儿，你敢让他喝一口"生水"、敢让他受一点凉风吗？

——站在楼内，我感受到了四周房间里那些已经被癌症摧毁了的生命，在这种呵护之下，被重新"孕育"、重新一点一点"成长"的过程……

我见证着一段历史，这是一段个体生命从有进无，然后重新离无入有、从无到有、从小到大、从蒙昧到开明的历史，是重新被塑造、重新被改写的历史。

——这个历史是董草原医生书写的。现在这个时点上，我感到他的这些理念和思想，已经借助词语和文字植入人心、植入土地，悄然生根，并将随时间漫漶而站立成树。浓荫之下，苦难和恐惧的阴影终将被荡涤，癌症不再是一个顽不可摧的现代神话。

11

12月8日。一夜的胡思乱想，起床又晚了，没赶上早间查房。

按照日程安排，明天我将赶到广州。

我已经托人安排好了一个适宜写作的地方，我想趁着"新鲜度"还在，在广州把这些天的见闻叙述出来。因为这些天所经历的事情太丰富了，现在就有点儿乱，脑子里的人和事往往对不上号。虽然有现场记录，但诸多的人和物都在脑海里挤成一团，我所选择的纪实文体又不允许失真和虚构，如张冠李戴，或与事实有差讹，那样是对不住这些热情接待我的康复患者，以及这本书的读者的。

我原来准备后天走。但听董草原前天讲星象时，觉得有些犯忌，后天是申日，按照古老的星占原理，戊子年、申日，对男人不利，亥日对女人不利。他说这两天是黄帝选出的日子——不能结婚架床。可是我已经虑及出行了。

当然这不能算是迷信。董草原解释说："六十为一个甲子周期。十天干是星，十二地支就是太阳与地球的相对位置和关系。太阳运行到'亥位'时，地上热极，也就是阴极，所以不利于女。而太阳运行到'申位'时，就是阳缺，所以不利于男。

显然，这种阴阳不交、天地人三才不能通合之时，对于结婚的男女的身心健康是有潜在影响的。只是现在的人们对此完全不在意，也不懂得寰宇深处潜伏的这种最具'科学性'的道理。"

此时我更觉出，生命在地球上有更多的相关因素。只是我们不懂，因而领悟不到。既然如此，我对董草原的这一说法，理应表示尊重。所以我决定明天返回广州。

当然，广州吸引我的还有木棉树。之所以惦记这种树，是因为董草原很看重这种树，也是因为她"反季节"的个性魅力。记得上一次在广州，参观完"农民运动讲习所"，我就顶着小雨，去找"北京路"上的"南越古城遗址"。阴霾的天气，使得街道两边那些藤须披拂的老榕树更显得绵长古老，避着脚下的污水，抬头之间，看见前方绵密的老榕树冠中突然浮出一片绯红的云霞，分外醒目。近前去看，原来是一棵树上盛开的锦绣般的花朵。这是什么树呢？在这个季节开花？问路边一位带眼镜的老先生，他说，"是木棉树。"

对木棉树我神往以久，没想到在这样的世俗氛围里邂逅了她。

曾经听董小琼说，她们家后面的敬老院里，就有两株高高的木棉树。在她童年的时光里，记得那树总是冬天落叶、开花，寒意愈浓，它开得愈发娇艳。枝头的花瓣飘落下来，就用扫帚把落花扫起，收藏，留到夏天里，加清水煲汤喝，是驱热避暑的好饮品，可以清热、解毒、凉血。这两次来，我特意到敬老院里去遛过，里边有翠柏、有黄桉树，但唯独不见那两株木棉。我当时还不太相信有什么花事能够做到"反季节"开放，不懂得"反常"之中喻示的深刻道理。由此思念起广州那片木棉树——它含冬怒放的盛境，宛如锦绣一般开在南国的雾霾深处。

12

匆忙去厨房吃了点早饭，我就回到癌症楼。

我想了解一下今天的查房情况，尤其是武大个的病情恢复细节。

在楼门口，见武父刚骑车从外边买菜回来，手拎的塑料袋里装着一副鲜猪肝，还有一只青蛙。

我知道与昨天的药方大致差不多，仍需要利水、保肝。

还没来得及细问，就听到楼内传出悠扬的胡琴声。

进到楼内看时，在二楼的回廊上，一些患友们聚在一起，听钦州那位黄先生拉二胡。各病房的门都敞开着，显然大家不排斥这听起来还很粗糙的音乐，并乐于分享其中洋溢着的新一天开始时的欢喜心情。

烹调食物的声音与气味传出，不是浓香，是旧时农家饭菜的那种原始的清香味道。如果不是天井中散步人穿着的病号服，这里其实很像一个居民大院里的日常生活场景。

经不住这种气氛感染，我快步走上二楼。

少年时我曾在内蒙古一个乌兰牧骑式的文艺队里当过演奏员，始终迷恋二胡与马头琴声。正在拉琴的黄先生见我过来，礼貌地站起身，还摘下那顶老式的"前进帽"，搔了搔头皮，自愧地笑着说："好久没这心情了！拉得不好，见笑见笑。"同时看着我，示意我能否拉上一段？我也没客气，接过琴，坐下来。

眼前居然还摆着个乐谱架，翻看时，还是20世纪70年代的一本二胡曲集。

我问："拉哪支曲子呢？"

黄先生说："拉《二泉映月》吧！"

我说："这个曲子的味道和现在不对路呀！"

黄先生停了片刻，笑了，说："您请便！"

于是我就选了一首刘天华创作的著名乐曲《光明行》。此时它符合我的心情，也应该符合大家的心情。

结果，我这样一投入拉开了可不得了。这座癌症楼由于它的内向性结构，宽敞的楼宇内部简直就是个大音箱，琴声被放大出许多倍，产生了极强的共鸣效果，相信在楼外边的人都听得到。天井里散步的人们停下来观望，各病房都有人出来，连打扫卫生的总务人员也停下手里的活计，惊奇地向这边看着。

拉完一曲，我停下来，觉得再演奏下去不太合适，内心里也略感不安，因为我不能预测我的这种"行为"会产生什么效应，是否已经很"造次"了。

因为这里是"癌症楼"，住在这里的，都是在生死线上艰难挣扎着的癌症病人。

按照计划，今天还要去看那块药材基地。

我走进住宅楼的二层去找董草原，却听到他的书房里传出呜咽的洞箫声。

三次前来，我从没听到他的箫声。尽管听他说这枝洞箫陪伴他闯荡了大半个中国，陪伴他度过了大半生艰难岁月。"文革"最难过时，他就整夜坐在尖岗岭山顶上吹箫，一直吹到天明。而且，此时的音调也不是他常吹的那首"不忘阶级苦"之类苦大愁深的老调子，分明能听出是一种古曲，但听不出是具体哪一首。等到箫声停顿时，董草原用他半生不熟的普通话吟诵着："昨夜寒蛩不住鸣，惊回千里梦……欲将心事付瑶筝，知音少，弦断有谁听？"

听出来了，是岳飞的词《小重山》。正如壮怀激烈的岳飞也有过这种孤寂凄冷的诗作，一向倨傲不恭的董草原，内心深处也有柔软多情的一面。

不过我纳闷，一直没有听过他的箫声，此时，是什么触动了他的这份心情？

莫不是被我在癌症楼内的琴声所感染？

（未完待续）

参考文本：

台湾有鹿文化出版公司《发现治癌大药—中医攻克癌症实证》

上海人民出版社《中外书摘》杂志"直击民间中医药抗癌患者"

注：本文摘选自赵中月、田原所著《发现大药：中国民间中医药抗癌现场纪实》一书

奇人·绝学·绝技·命运的真相
"田原寻访中医"十年品牌丛书

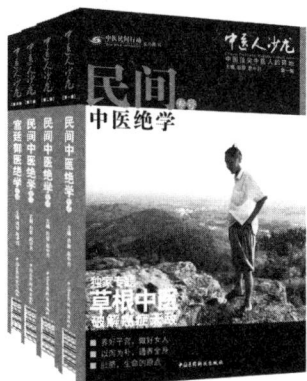

《中医人沙龙》系列

中医原来是这样！

我们遍访海内外有绝学、秘技的中医奇人，不论院府或民间，将他们毕生的经验精华、千百年的家学传承及对宇宙、生命的独到感悟，以通俗易懂的语言一一呈现，旨在多元化、大视角地挖掘和展现与人类文明共同"进化"的古老中医的真实面貌。

第一辑
广东草根中医董草原 **破解癌症天敌**

八百年古传王氏女科——养好子宫，做好女人
秘方中医董有本——以泻为补，通养全身
腹针创始人薄智云——肚脐，生命的原点

第三辑
广东本土中医陈胜征 **发现脸上真相**

农民医师姚建民——阳气就是正气 温阳才能健康
中国督灸第一人崇桂琴——打通人体1号线
气功按摩大师连佑宗——用"太极"品味生活
身心中医徐文兵——话说"神"与身体

第二辑
湖南儿科老中医何曙光 **揭开体重秘密**

台湾医师萧圣杨——来自海峡那边的中医新感悟
爱蜂之人姜德勇——养小蜜蜂，过慢生活
沙龙直播室——《求医不如求己》幕后一日游

第四辑
北京御医之后王兴治 **解秘宫廷竹罐**

御医传人刘辉——不健康的皮肤＝不健康的身体
满针传人王修身——破禁忌 见神奇
沙龙直播室——中里巴人的"药之道"

注：《中医人沙龙》5～9辑已上市，更多大医、奇人，更多绝学、绝技。

《中医传承与临床实战》系列

奇人·奇医·奇术
临床·案例·验方·秘方

高手在民间！本丛书为"田原寻访中医"拓展读本。本系列陆续将访谈中出现的民间奇医，其数十年珍藏的医案整理出版，怪病、杂病，验方、秘方一一独家呈现。目前已出版《陈胜征治疗疑难重症经验专辑》一、二；《符氏祖传中草药火灸治疗疑难重症经验专辑》（全彩图录）。

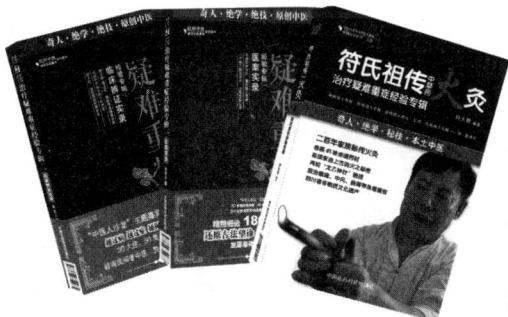

247

"田原寻访中医"系列读本

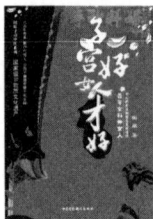

★ 子宫好女人才好：百年女科养女人

妇科病不是无故发生的，这一切的秘密，都在子宫里。

山西平遥道虎壁"王氏女科"专治妇女胎前产后、崩漏带下、月经不调、不孕不育等女人病，传承800余年。第8代传人，与明末清初医家傅青主交好，深得其女科精华。本书寻访到"王氏女科"第28代其中一脉传人，四兄弟首次公开祖传绝技、秘方，全方位解析妇科病始末。

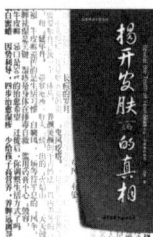

★ 揭开皮肤"病"的真相

不健康的皮肤 = 不健康的身体

与御医后人、中医皮肤病专家刘辉一起，揭开湿疹、青春痘、荨麻疹、银屑病（牛皮癣）、白癜风和带状疱疹等皮肤病的致病真相。

★ 脸上的真相：民间中医解"毒"现代身体

鼻梁发青、发黄，意味着什么？

大肠藏有浊毒，在眼皮和嘴唇上如何表现？

多动的孩子为何嘴唇都偏红？

红鼻头象征着脾和大肠正处于怎样的危机之中？

伟人都长了一个大鼻子吗？

哪种长相的人吃肉也不胖？

舌头的颜色、胖瘦，透露了哪些健康的重要情报？

⋯⋯

您仔细观察过自己的脸吗？脸上的种种异常，意味着身体发生了哪些变化？你的五官形态，构造出了怎样的命运格局？寻访岭南奇医，解析脸上的健康秘密。

·其他·

中医名家的中国智慧（新生态生命文化丛书合订本）人体阳气与疾病

深入腹地：掌握腹部治病密码	生活处处有中医
破解重大疾病的迹象	你的眼睛还好吗
解密中国人的九种体质	现在女人那些事
中里巴人健康私房话	拿什么拯救你我的中医
祛湿一身轻	21世纪中医现场（2005 ~ 2008 四卷本）
中国男人书	

田原主编丛书一

"九种体质人生攻略"系列读本

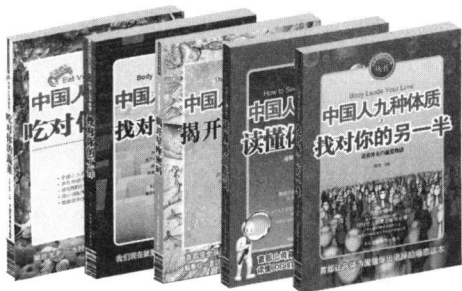

"你是谁？"
"你什么样？"
"你能做些什么？"
……

本丛书为《解密中国人的九种体质》拓展读本，以获得国家科技奖项的"中医体质学说"为基础，首次以中医视角，全方位解答关于爱情、事业、健康、生命的困惑。

中国人九种体质之 吃对你的蔬菜

你是哪种体质？易得哪些病病？千百种蔬菜，哪些是适合你的，常吃能够帮助调整体质，预防疾病发生？哪些蔬菜不宜多吃，易导致体质的进一步偏颇？……

中国人九种体质之 找对你的另一半

爱情向左，身体向右。体质决定了你的情感特质，这样的你，与哪种体质的伴侣结合更容易获得幸福？你的Ta是哪种体质？你们是命定的一对吗？为什么如此相爱，却矛盾重重，冲突不断？你和Ta容易生下什么体质的孩子？孩子将来的健康倾向是什么？……

中国人九种体质之 揭开星座密码

星座决定命运，还是体质决定命运？你是双子，为什么既不外向，也不乐观？你是金牛，怎么没了沉稳，多了暴躁？你是白羊，居然胆小如鼠，常怀忧郁……

中国人九种体质之 找对你的工作

体质决定了你是哪种性格？选择什么样的工作，更符合你身体和内心的需求，能轻松胜任并大有前途？哪些工作是不适合你的，勉强为之可能事倍功半？……

中国人九种体质之 读懂你的上司

你知道吗？不同的上司因为体质不同，才有了不同的性格和喜恶，从他们的外形和性格特点能够轻易辨认你的上司是什么体质？什么样的下属易得青睐？你的体质与哪类上司更合拍，更容易获得赏识？哪类上司是你的"体质大敌"，与其彼此纠结，不如另谋出路……

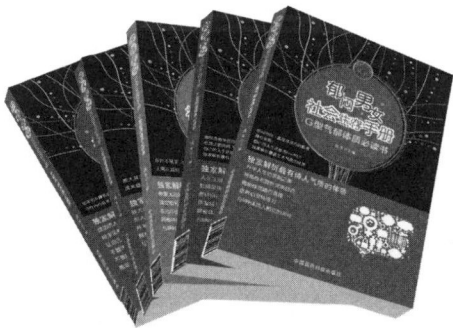

B 型气虚体质 **白弱男女** 社会生存手册
C 型阳虚体质 **虚胖男女** 社会生存手册
D 阴虚体质 **败犬男女** 社会生存手册
E 型痰湿体质 **熟男熟女** 社会生存手册
G 型气郁体质 **郁闷男女** 社会生存手册

田原主编丛书二

"新生态生命文化"系列读本

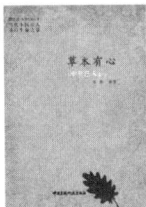

★ 草本有心

每一夜 每一页 侧耳倾听 草生叶长

本书根据田原访谈中里巴人的《中里巴人健康私房话》部分内容编写而成，给我们的日常生活一个"心"的认识：跟大自然学习智慧，感悟世界的万般现象，守住真心，实现心灵的健康与自由。

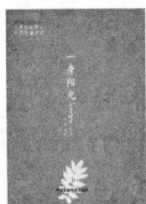

★ 一身阳光

在光里 在尘里 来于此 归于此

本书根据田原访谈李可的《人体阳气与疾病》部分内容编写而成，让名老中医李可告诉你，"阳气"到底是怎么回事儿，对每个人为什么那么重要？愿"阳光"每时每刻照在你的心里。

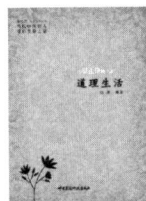

★ 道理生活

一起看天地间最有趣的秘密

本书根据田原访谈樊正伦的《生活处处有中医》部分内容编写而成，不谈道理，只谈如何用"道"来理顺生活中的万般细节，如何用中医思维打开我们脑袋里不曾打开的窗子。

★ 性感阴阳

生命的力量来自冷热相宜

本书根据田原访谈董草原的《破解重大疾病的迹象》部分内容编写而成。世界躁扰？不妨将阴阳视作放大镜，从容窥得山水风物、身体和健康的诸多奥妙。

· 单行本 ·

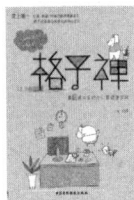

★ 格子禅

在格子间里打坐？——最囧最欢乐的办公室健康宝典

扶正"树干"，修整"树杈"，灵活四肢，疏通能量循环通道……整天为琐事郁闷的格子间白领猴小欢，遇到了"格子禅"传人河马大叔之后，会发生怎样的故事？星云大师曾说：禅，是在衣食住行的生活里扎的根！